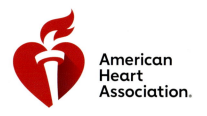

# 二次救命処置

## プロバイダーマニュアル

AHAの各マニュアルは，受講前の準備，講習中の使用，およびコース修了後の復習のために，受講者が個別に使用するために設計されています。コースで提示された重要な情報の学習と保持を最適化するために，学生はオンラインのコース資料と併せてマニュアルを使用する必要があります。このマニュアルは共用で使われることは想定されておらず，当該ガイドライン講習が有効な間に限り使用できます。

本プロバイダーマニュアルは _____ のものである。

©2021 American Heart Association

日本にて発行: Global Speed 2-6-34, Takashima, Nishi-ku, Yokohama-shi, Kanagawa, 220-8515 Japan

登録番号: 0107-03-002847

ISBN: 978-1-61669-914-7. 日本語版 20-2111JP. 発行日：5/24

オリジナルの英語版
Advanced Cardiovascular Life Support Provider Manual
©2020 American Heart Association

**謝辞**

アメリカ心臓協会（American Heart Association, AHA）は，このマニュアルの開発に貢献された以下の方々に感謝いたします。 Elizabeth Sinz, MD, MEd; Kenneth Navarro, MEd, LP; Adam Cheng, MD; Elizabeth A. Hunt, MD, MPH, PhD; Sallie Johnson, PharmD, BCPS; Steven C. Brooks, MD, MHSc; Mauricio G. Cohen, MD; Edward C. Jauch, MD, MS; Sarah Livings, PharmD; Venu Menon, MD; Susan Morris, RN; David Slattery, MD; Brian K. Walsh, PhD, RRT; Julie Crider, PhD; and the AHA ACLS Project Team.

日本語版：野々木　宏，菊地　研，高橋　弘，花田　裕之，齋藤　博則，瀬尾　宏美，鈴木　秀一，加藤　正哉，真弓　俊彦，平井　信孝，船﨑　俊一，金子　一郎，中山　英人，境田　康二，弘本　光幸，北原　浩，桝井　良裕，鈴木　淳一，武安　法之，松本尚浩，加塩信行，鹿瀬陽一，片山正夫，木村相樹，木村光利，佐藤浩之，杉木大輔，富澤　稔，西山靖将，蛯原大作，大森正樹，河波弘晃，佐方祐貴，山寺　圭．若月優子, and the AHA ECC International ACLS Project Team.

ACLS 受講者用リソースは **eLearning.heart.org** （使用可能な場合）で確認できる。コース前の資料へのアクセスに関する詳細は，国際トレーニングセンターのコーディネーターに連絡のこと。

このテキストの最新情報や修正情報を入手するには **www.international.heart.org** を参照のこと。

# 目次

## パート 1
## ACLS の概要　　1

### はじめに　　1
- コースの内容と目的　　1
- コースの目標　　1
- コースの構成　　2
- コースの必要条件と準備　　2
- コース教材　　3
- コース修了の要件　　5
- 二次救命処置　　5
- 継続的な質向上　　6

### 治療システム　　7
- 心停止および心拍再開後の治療システム　　7
- STEMI 治療システム　　13
- 脳卒中治療システム　　14

### 体系的なアプローチ　　15
- BLS アセスメント　　17
- ACLS 一次アセスメント　　20
- ACLS 二次アセスメント　　22
- 参考資料　　24

## パート 2
## 心停止の予防　　27

### 認識：臨床的悪化の徴候　　27
- 迅速対応　　27
- 迅速対応システムの設置　　28

### 急性冠症候群　　29
- ACS 患者に関する目標　　29
- OHCA 対応　　30
- ACS の病態生理　　30
- ACS の管理：急性冠症候群アルゴリズム　　33
- 虚血または梗塞を示唆する症状　　34
- EMS による評価, ケア, および病院の準備　　35
- 救急部での迅速な評価と治療　　37
- ST 変化による患者の分類　　39
- STEMI　　40

## 急性期脳卒中　44

- 概要　44
- 脳卒中の主な種類　45
- 脳卒中治療に対するアプローチ　45
- 脳卒中治療の目標　46
- 重要な時間枠　47
- 脳卒中が疑われる成人のアルゴリズムの適用（図21）　50
- 脳卒中センターおよび脳卒中ユニット　53
- 即時の全般的および神経学的評価　56
- 血栓溶解療法　59
- 血管内療法　63
- 一般的な脳卒中治療の開始　64

## 徐脈　66

- 概要　66
- 症候性徐脈　68
- 徐脈の管理：徐脈アルゴリズム　68

## 頻拍：安定した頻拍と不安定な頻拍　75

- 概要　75
- 不安定な頻拍に対するアプローチ　76
- 不安定な頻拍の管理：成人の脈拍のある頻拍アルゴリズム　78
- 成人の脈拍のある頻拍アルゴリズムを不安定状態の患者に適用　79
- 電気ショック　81
- 同期電気ショック　82
- 安定した頻拍　84
- 安定した頻拍に対するアプローチ　85
- 安定した頻拍の管理：成人の脈拍のある頻拍アルゴリズム　86
- 成人の脈拍のある頻拍アルゴリズムを安定状態の患者に適用　86
- 参考文献　89

# パート3
# 高い能力を持つチーム　91

## 高い能力を持つチームの役割とダイナミクス　93

- 高い能力を持つチームにおける役割　93
- 高い能力を持つチームの一部としての, 効果的なチームダイナミクスの要素　95

## 呼吸停止　100

- 概要　100
- 正常な呼吸と異常な呼吸　100
- 重症度による呼吸障害の判定　100
- BLSアセスメント　102
- ACLS一次アセスメント　102
- 呼吸停止の管理　103
- 酸素投与　103
- 気道管理　103
- 基本的な換気の実施　105
- 基本的な気道補助用具：OPA　106

| | |
|---|---|
| 基本的な気道補助用具：NPA | 109 |
| 吸引 | 111 |
| 定量的波形表示呼気 $CO_2$ モニターとバッグマスクの併用 | 112 |
| パルスオキシメトリ | 112 |
| 高度な気道管理器具を用いた換気の施行 | 112 |
| 外傷患者に対する注意事項 | 113 |

## 心停止：VF／無脈性 VT　　115

| | |
|---|---|
| 概要 | 115 |
| VF／無脈性 VT の管理：成人の心停止アルゴリズム | 116 |
| 成人の心停止アルゴリズムの適用：VF／無脈性 VT 治療パス | 118 |
| CPR 中の生理学的モニタリング | 125 |
| 薬物の投与経路 | 128 |
| 超音波検査による VF／無脈性 VT／心静止／PEA の確認 | 129 |
| 自己心拍再開 | 129 |

## 心停止：PEA と心静止　　130

| | |
|---|---|
| 概要 | 130 |
| PEA の説明 | 130 |
| 心静止へのアプローチ | 131 |
| 心静止／PEA の管理：成人の心停止アルゴリズム | 132 |
| DNAR 指示の患者 | 135 |
| 蘇生努力の中止 | 135 |

## 心停止：特殊な状況の例　　138

| | |
|---|---|
| 偶発的低体温における VF／無脈性 VT の治療 | 138 |
| オピオイド過量摂取による呼吸停止または心停止 | 138 |
| ECPR（VF／無脈性 VT／心静止／PEA の場合） | 139 |
| 心室補助人工心臓 | 140 |
| 妊娠に関連する心停止 | 144 |

## 心拍再開後の治療　　150

| | |
|---|---|
| 概要 | 150 |
| 心拍再開後の治療へのマルチシステムアプローチ | 151 |
| 心拍再開後の治療管理：成人の心拍再開後の治療アルゴリズム | 152 |
| 成人の心拍再開後の治療アルゴリズムの適用 | 154 |
| そのほかの蘇生後のケア | 158 |
| 神経学的予後予測 | 158 |
| 参考文献 | 159 |

# 付録

## テストチェックリストおよび学習ステーションチェックリスト　　165

| | |
|---|---|
| 成人に対する質の高い BLS スキルテストチェックリスト | 166 |
| 気道管理スキルテストチェックリスト | 167 |
| メガコードテストチェックリスト：シナリオ 1／3／8 | 168 |
| メガコードテストチェックリスト：シナリオ 2／5 | 169 |
| メガコードテストチェックリスト：シナリオ 4／7／10 | 170 |
| メガコードテストチェックリスト：シナリオ 6／11 | 171 |

| | |
|---|---|
| メガコードテストチェックリスト：シナリオ 9 | 172 |
| メガコードテストチェックリスト：シナリオ 12 | 173 |
| 成人の心停止の学習ステーションチェックリスト（VF／無脈性 VT） | 174 |
| 成人の心停止の学習ステーションチェックリスト（心静止／PEA） | 175 |
| 成人の徐脈の学習ステーションチェックリスト | 176 |
| 成人の脈拍のある頻拍の学習ステーションチェックリスト | 177 |
| 成人の心拍再開後の治療の学習ステーションチェックリスト | 178 |
| 成人の心停止の学習ステーションチェックリスト（VF／無脈性 VT／心静止／PEA） | 179 |
| 妊娠中の院内での心停止の ACLS 学習ステーションチェックリスト | 180 |
| 成人の心室補助装置の学習ステーションチェックリスト | 181 |

## ACLS Pharmacology（ACLS 薬理）の要約表　　182

## サイエンス要約表　　185

## 用語集　　186

## 索引　　189

**投与量に関する注意事項**

救急心血管治療（Emergency Cardiovascular Care，ECC）は，動的なサイエンスであり，その治療と薬物療法は急速に発展し続けている。読者は，各薬物および医療機器の添付文書を使用して，推奨されている投与量，適応，および禁忌の変更の有無を確認し，コースの最新情報については www.heart.org/courseupdates で絶えず確認する必要がある。

目次

# パート 1

# ACLS の概要

## はじめに

### コースの内容と目的

ACLS（Advanced Cardiovascular Life Support，二次救命処置）プロバイダーコースは，心肺停止やそのほかの心血管エマージェンシーの処置を行う，またはこれに携わる医療従事者を対象としている。理論的な説明，およびシミュレートされたケースでの積極的な参加により，受講者は心肺停止，心拍再開直後，急性不整脈，脳卒中，および急性冠症候群（Acute Coronary Syndrome，ACS）の認識・治療における技術を向上させることができる。本コースの目的は，高い能力を持つチームによる早期認識と介入を通し，心停止などの心血管エマージェンーを発症した成人患者の転帰を改善することである。

### コースの目標

このコースを修了した時点で，以下のことができるようになる。

- 治療システムを定義する
- 成人患者の系統的評価のために BLS（Basic Life Support，一次救命処置）アセスメント，ACLS 一次アセスメント，および ACLS 二次アセスメントの手順を使用する
- Rapid Response Team（RRT）または Medical Emergency Team（MET）の利用が，どのように患者の予後を改善できるかについて話し合う
- ACS の早期認識と早期治療の開始（適切な処置を含む）について討論する
- 脳卒中の早期認識と早期治療の開始（適切な処置を含む）について討論する
- 心停止の発症，または蘇生転帰の悪化を招く可能性のある徐脈と頻脈を認識する
- 心停止の発症，または蘇生転帰の悪化を招く可能性のある徐脈と頻脈の早期処置を実施する
- 高い能力を持つチームのメンバーまたはリーダーとして効果的なコミュニケーションの模範となる
- チームダイナミクスがチームの活動能力全体に与える影響を認識する
- 呼吸停止を認識する
- 呼吸停止の早期治療を実施する
- 心停止の認識
- 迅速な胸骨圧迫の優先，自動体外式除細動器（Automated External Defibrillator，AED）の早期使用の統合など，迅速で質の高い BLS を実施する
- 蘇生中止または治療交代まで心停止の早期処置を実施する（心拍再開直後の治療を含む）
- 心肺蘇生（Cardiopulmonary Resuscitation，CPR）の質の継続的な評価，患者の生理的反応のモニタリング，およびチームへのリアルタイムフィードバックの提供により，心停止中の蘇生努力を評価する

## コースの構成

受講者が前述の目標を達成できるように，ACLS プロバイダーコースには「学習ステーション」と「メガコード評価ステーション」が用意されている。学習ステーションには以下のような項目を設けている。

- シミュレートされた臨床シナリオ
- ビデオまたはインストラクターによるデモンストレーション
- 討論とロールプレイ
- 効果的で高い能力を持つチームを実現するためのグループでの練習

このような学習ステーションにより，個人として，およびチームの一員としての重要な技能を身に付ける。このコースでは，蘇生処置に不可欠な要素である効果的なチームスキルに重点を置いているため，チームメンバーとして，およびチームリーダーとして練習を行う。

クラスの終了時のメガコード評価ステーションでは，シミュレートされた心停止シナリオに参加して，以下について自身の評価を行う。

- 主要な資料および技能の統合
- アルゴリズムの適用
- 不整脈の解釈
- 適切な ACLS 薬物療法の使用
- 高い能力を持つチームの効果的なリーダーおよびメンバーとしてのパフォーマンス
- 胸骨圧迫の割合（Chest Compression Fraction，CCF）などの客観的尺度の達成

## コースの必要条件と準備

アメリカ心臓協会（American Heart Association，AHA）では，このコースに登録できる医療従事者を以下のように限定している。

- 院内または院外で患者の蘇生を指揮する，またはこれに携わる者
- インストラクターやほかの受講者とともに積極的に参加できる基本知識およびスキルを備えている者

クラス開始前に，『ACLS プロバイダーマニュアル』を通読し，ACLS 受講者用リソース（**eLearning.heart.org** からアクセス）で必須の受講前作業を実施して，自分に不足している知識を確認し，さらに『ACLS プロバイダーマニュアル』または ACLS 受講者用リソースを含むほかの補完資料の該当箇所を学習することで，そうした知識不足の修正を実施されたい。受講前の自己評価は **70 %** 以上のスコアで合格する必要がある。自己評価は合格するまで何度でも再受講できる。**修了証 およびスコアレポート は，印刷して受講時に持参すること。**

コースを適切に修了するには，以下の知識および技能が必要になる。

- BLS スキル
- 心電図（ECG）リズムの判読による主要な ACLS リズムの特定
- 気道管理および補助器具に関する知識
- 基本的な ACLS 薬物および薬理学的知識
- ACLS リズムおよび薬物の実用的応用
- 効果的な高い能力を持つチームスキル

### 「BLS スキル」

優れた BLS スキルが ACLS の基礎となるため，本コースを終了するには，質の高い BLS テストステーションに合格する必要がある。クラスを受講する前に，BLS スキルに習熟していることを確認しておく。

## 「心電図リズムの判読による主要な ACLS リズムの特定」

基本的な心停止アルゴリズムおよび心停止前後アルゴリズムでは，受講者は以下の心電図リズムを判別できる必要がある。

- 洞調律
- 心房細動と心房粗動
- 洞性徐脈
- 洞性頻脈
- 上室性頻拍
- 房室ブロック
- 心静止
- 無脈性電気活動（Pulseless Electrical Activity，PEA）
- 心室頻拍（Ventricular Tachycardia，VT）
- 心室細動（Ventricular Fibrillation，VF）

ACLS 受講前自己評価には「心電図リズムの判定」の項が含まれている。自己評価スコアとフィードバックを使用することで，クラス参加前に自分の得意な分野と不得意な分野を特定できる。コース練習中および最終的なメガコード評価ステーションにおいて，心電図を判定および判読できる能力が求められる。

## 「基本的な ACLS 薬物および薬理学的知識」

ACLS アルゴリズムに使用される薬物および投与量についての知識が必要となる。また，臨床状況に応じ，「どの」薬物を「いつ」使用するかについても理解している必要がある。

ACLS 受講前自己評価には薬理の質問が含まれている。自己評価スコアとフィードバックを使用することで，クラス参加前に得意な分野と不得意な分野を特定できる。

## コース教材

コース教材には，『ACLS プロバイダーマニュアル』，ACLS 受講者用リソース，および 3 つのリファレンスカードが含まれている。

コンピューターのアイコンは，ACLS 受講者用リソース（**eLearning.heart.org** からアクセス）上の補足情報の参照先を示す。

## 「ACLS プロバイダーマニュアル」

『ACLS プロバイダーマニュアル』には，心肺危機への体系的なアプローチ，効果的な高い能力を持つチームのコミュニケーションに関する情報，ACLS のケースとアルゴリズムなど，コースに参加するために必要となる基本情報が含まれている。**このマニュアルはクラスに参加する前によく確認し，クラス参加時に持参すること。**電子書籍版を使用している受講者は，インターネットに接続できない場合に備えて，デバイスの eReader アプリにマニュアルをダウンロードし，携帯すること。

『ACLS プロバイダーマニュアル』では，注意すべき重要な情報が「重要な概念」と「注意」のコールアウトボックスにも記載されている。

### 「重要な概念」

「「重要な概念」ボックスには，特定の治療に関連する特定のリスクや，このコースの対象となる主要なトピックに関する追加の背景など，知っておくべき最も重要な情報が含まれている。」

**「注意」**

「「注意」ボックスは，治療に関連する特定のリスクを強調する。」

### 「ACLS 受講者用リソース」

ACLS 受講者用リソース（**eLearning.heart.org** からアクセス）には，必須の受講前準備教材と補助教材が含まれている。
- 受講前自己評価（合格スコア 70 % 以上）
- 受講前作業（対話型ビデオレッスンの完了）

以下の Web サイトの資料を使用して，ACLS コースの基本概念を保管すること。一部は補足情報だが，そのほかの領域は関心のある受講者や上級プロバイダーに追加情報を提供している。

- 受講前準備チェックリスト（受講者がクラスへの参加準備が整っていることを確認するために使用）。
- ACLS 補助教材
  - 基本的な気道管理
  - 高度な気道管理
  - ACLS の主要な心リズム
  - 除細動
  - 薬物投与経路
  - 急性冠症候群
  - ECC および ACLS に関する人道的，倫理的，および法的な側面
- オプションのビデオ
  - 骨髄路確保
  - 死への対応

### 「リファレンスカード」

『ACLS プロバイダーマニュアル』に付属している（個別パッケージでも販売されている）3 つの独立したリファレンスカードを使用すると，実際の緊急事態で以下の項目についての訓練を迅速に参照できる。

- 心停止と不整脈，およびその治療
  - 成人の心停止アルゴリズム
  - 薬物および投与量を確認できる表
  - 成人の心拍再開後の治療アルゴリズム
  - 成人の脈拍のある徐脈アルゴリズム
  - 成人の脈拍のある頻拍アルゴリズム
- ACS および脳卒中
  - 急性冠症候群アルゴリズム
  - STEMI に対する血栓溶解療法の禁忌
  - 脳卒中が疑われる成人のアルゴリズム
  - 急性期脳卒中の救急医療サービスルーティング
  - 急性虚血性脳卒中における高血圧の管理

- 特定の特殊な状況における心停止と神経学的予後予測
  - 医療従事者向けのオピオイドによる緊急事態アルゴリズム
  - 成人の心室補助人工心臓アルゴリズム
  - 妊娠中の院内での心停止 ACLS アルゴリズム
  - 神経学的予後予測図

これらのカードは，クラスの準備中や学習ステーション中，実際の緊急事態の際に，参照用に使用すること。リファレンスカードはメガコード試験と認知試験の際に参照できる。

## コース修了の要件

ACLS プロバイダーコースを修了し，コース修了カードを取得するための要件は，次のとおりである。

- 成人への質の高い BLS スキルテストに合格する。
- 気道管理スキルテストに合格する。これには，口咽頭エアウェイ／鼻咽頭エアウェイの挿入が含まれる。
- 学習ステーションにおける技能の習熟度を実証する。
- 高い能力を持つチーム：メガコードテストに合格する。
- 資料持ち込み可の試験に，84％以上の正解率で合格する。

## 二次救命処置

ACLS プロバイダーは，患者の命を救うために一次救命処置と二次救命処置を実施するチームとして機能するという重要な課題に直面している。『AHA 心肺蘇生と救急心血管治療のためのガイドライン 2020（2020 AHA Guidelines for Cardiopulmonary Resuscitation and Emergency Cardiovascular Care）』では，院内と院外のどちらにおいても，多くの心停止患者は質の高い CPR を受けておらず，大半が生存に至っていないことを示すエビデンスが確認されている。院内での心停止（In-Hospital Cardiac Arrest，IHCA）に関するある調査は，CPR の質に一貫性がなく，必ずしもガイドラインの推奨事項に従っていたわけではないことを示していた[1]。しかしながら，年月とともに患者の心停止後の転帰は改善されている。表 1 は米国における IHCA と院外での心停止（Out-of-Hospital Cardiac Arrest，OHCA）の両方の生存率の近年の傾向を示したものである[2]。

### 表 1. 近年の心停止の生存率データ

| 統計の更新 | OHCA 発生数, n | OHCA バイスタンダーによる CPR（全体），% | OHCA 生存率*（全体），% | IHCA 発生数,[†] n | IHCA 生存率*（成人），% |
|---|---|---|---|---|---|
| 2020 | 356 461 | 41.6 | 10.4 | 209 000 | 25.8 |
| 2019 | 356 461 | 46.1 | 10.4 | 209 000 | 25.6 |
| 2018 | 347 322 | 46.1 | 11.4 | 209 000 | 25.8 |
| 2017 | 356 500 | 45.7 | 11.4 | 209 000 | 23.8 |
| 2016 | 356 500 | 46.1 | 12.0 | 209 000 | 24.8 |
| 2015 | 326 200 | 45.9 | 10.6 | 209 000 | 25.5 |
| 2014 | 424 000 | 40.8 | 10.4 | 209 000 | 22.7 |
| 2013 | 359 400 | 40.1 | 9.5 | 209 000 | 23.9 |
| 2012 | 382 800 | 41.0 | 11.4 | 209 000 | 23.1 |
| ベースライン | | 31.0 | 7.9 | | 19.0 |

*生存退院。
[†] 同様の 2011 年「Get With The Guidelines®-Resuscitation」調査に基づいて発生数を外挿。

複数のエビデンス評価が，CPRの必要性，救命の連鎖における鎖，BLSとACLSの統合に焦点を当てている。胸骨圧迫の中断とショック適用との間隔を最小化（ショック適用前の休止時間の最小化）することで，ショックの成功率[3]，および患者の生存率が高まる[4]。専門家は，院外および院内の突然の心停止からの高い生存率は強力な治療システムにより可能であると考えている。

心停止の患者の生存率の増大には，複数の要因が関係している。

- 生存率を高める要因に精通することを目的とした医療従事者への訓練の実施
- 医療従事者が心停止への対応を実践して改善する機会を得られるようにする事前計画と心停止のシミュレーション
- 突然の心停止の速やかな認識
- 質の高いCPRの迅速な実施
- 早期除細動（除細動器が利用可能になったら直ちに実施）
- 目標指向性で一刻を争う心拍再開後の治療の実施

強力な治療システムの中での熟練した人々による迅速な介入は，最良の結果につながる。

「重要な概念：
ACLSの最適化」

「チームリーダーは，質の高いCPRと，最小限の中断で行う胸骨圧迫を，二次救命処置戦略（除細動，投薬，高度な気道管理など）と統合することで，ACLSを最適化できる。

研究により，圧迫と電気ショック実施の間隔を減らすことで，ショックが成功する可能性が高くなることがわかっている。圧迫の中断は重要な介入（リズム解析，電気ショック実施，挿管など）の際に限り，必要な中断期間を10秒以下に抑える。」

## 継続的な質向上

すべての救急医療サービス（Emergency Medical Services，EMS）および病院システムは，決められたデータ収集およびレビューのプロセスによる継続的な質向上（Continuous Quality Improvement，CQI）を通じて，蘇生介入および転帰を評価しなければならない。現在では，院内および院外での突然の心停止の生存率を改善するには，標準的な品質改善モデルを「救命の連鎖」になぞらえて修正していくことが最適な方法であると認められている。連鎖の各鎖は，システムが検証，測定および記録できる構造的因子，プロセス因子および転帰の因子で構成されている。システム管理者は，観察されたプロセスおよび転帰と，地域の期待または公開され標準との間にあるギャップを速やかに特定できる。実際の蘇生における自分のパフォーマンスを定期的に確認する個人およびチームは，概して，その後の蘇生イベントでのパフォーマンスが改善する。そのため，蘇生チームがすべての蘇生後すぐにまたは後のある時点で，デブリーフィングの時間を見つけることは重要である。

# 治療システム

システムとは，規則に従って相互に作用し合うことで全体を構成する，相互依存する要素の集合である。システムの機能は以下のとおりである。

- 救命の連鎖を構成する鎖を提供する
- 個々の鎖と連鎖全体の強度を決定する
- 最終的な転帰を決定する
- 全体的なサポートおよび組織を提供する

ヘルスケアの提供には，**構成**（人材，器材，教育など）および**プロセス**（方針，プロトコル，手順など）が必要で，これらが統合されて**システム**（プログラム，組織，文化）となり，**最適な転帰**（患者の安全性，質，満足感）につながる。「治療システム」と呼ばれるこの統合された対応には，CQI（図1）という枠組みのなかにこれらすべての要素，すなわち構成，プロセス，システム，および患者転帰を含む。

**図 1.** 治療システムの分類。

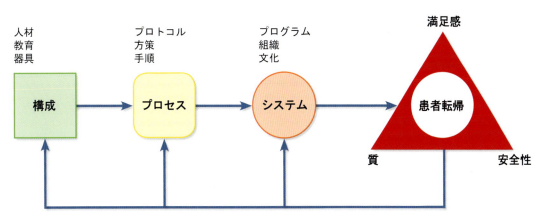

これらのシステムでは，個人とグループが情報を共有して，システムを評価および改善できるようにする必要がある。こうしたチームアプローチでは，リーダーシップと説明責任を持つことが重要な要素となる。治療システムの参加者とリーダーは，各システム要素のパフォーマンスを継続的に評価する必要がある。この評価を行って初めて，効果的な介入で転帰を改善できるようになる。

CQI プロセスでは以下の手順を繰り返す。

- 蘇生治療および転帰の系統的評価
- 関係者からのフィードバックに基づくベンチマークの作成
- 特定された欠陥への戦略的な取り組み

## 心停止および心拍再開後の治療システム

蘇生の成功には，統合的な連携行動が必要である。専門家は，院外および院内の突然の心停止からの高い生存率は強力な治療システムにより可能であると考えている。

心停止の患者の生存率の増大には，複数の要因が関係している。

- 生存率を高める要因に精通することを目的とした医療従事者への訓練の実施
- 医療従事者が心停止への対応を実践して改善する機会を得られるようにする事前計画と心停止のシミュレーション
- 心停止の速やかな認識
- 質の高いCPRの迅速な実施
- 早期除細動（除細動器が利用可能になったら直ちに実施）
- 目標指向性で一刻を争う心拍再開後の治療の実施

強力な治療システムの中での熟練した人々による迅速な介入は，最良の結果につながる。

システム固有の救命の連鎖を構成する各鎖がこれらの行動を表している。救命の連鎖とは，生存率を最大限高めるために必要な，一刻を争う一連の連携行動を整理し説明する比喩として使われる言葉である。エビデンスに基づく教育および実践により，この連鎖を構成する各鎖は強固なものとなる。ただし，院内での心停止（IHCA）への対応と，院外での心停止（OHCA）への対応に必要な手順の違いを反映するために，2つの別個の連鎖（図2）が作成された。

心停止は，街頭，自宅，病院の救急部（Emergency Department，ED），病室のベッド，集中治療室（Intensive Care Unit，ICU）など，あらゆる場所で起こる可能性がある。治療システムの要素および救命の連鎖における行動の順序は，状況に応じて異なる。治療は，傷病者が心停止を起こした場所が院内か院外かで異なる。また，治療は，傷病者が成人か，小児か，または乳児かによっても異なる。

### 「救命の連鎖の要素」

救命の連鎖は，傷病者の年齢と心停止の発生場所に応じてわずかな違いがあるものの，いずれも以下の要素を含む。

- **予防と準備**：救助者の訓練，心停止の早期認識，迅速な対応を含む
- **救急対応システムへの出動要請**：院外，院内いずれの場合も
- **質の高いCPR**：VF および 無脈 VT の**早期除細動**を含む
- **高度な蘇生介入**：投薬，高度な気道管理介入，体外循環補助を用いたCPRを含む
- **心拍再開後の治療**：救命救急介入，目標を設定した体温管理を含む
- **リカバリー**：身体的，認知的，感情的，家族のニーズに対する効果的なサポートを含む

心停止の発生場所を問わず，蘇生後の治療は病院，一般的にはEDまたはICUでの治療に集約される。この心拍再開後の治療は，両方の救命の連鎖の最後の鎖として描かれ，病院用ベッド，モニター，温度計の記号で示されている。これはそれぞれ救命救急介入，高度なモニタリング，目標を設定した体温管理を表している。いずれの状況でも心停止後にROSCを達成した患者には，「心拍再開後症候群」と呼ばれる複雑な病態生理学的プロセスが生じる。この症候群は患者の死亡率に重大な影響を及ぼす。以下のような症状がある。

- 心拍再開後の脳損傷
- 心拍再開後の心筋機能不全
- 全身性虚血および再灌流反応
- 心停止の原因と考えられる持続的な急性および慢性の病変[5]

心拍再開後患者の治療のために，包括的かつ体系的で，一貫性のある分野横断的な治療システムを医療システムに確立する必要がある。換気と血行動態の最適化，目標体温管理（Targeted Temperature Management，TTM），対象となる患者への経皮的冠動脈インターベンション（Percutaneous Coronary Interventions，PCI）による即時の冠動脈再灌流，神経学的治療と予後予測，そのほかの体系的な介入に対応できるプログラムでなければならない。心停止患者を高い頻度で扱う個々の病院では，以下の介入を提供することで，患者の生存可能性が高まることが分かっている。

上記のとおり，2つの救命の連鎖の集約前の構造とプロセス要素は大きく異なる。OHCAを起こした患者をサポートするのは，地域社会である。市民救助者が患者の心停止を認識し，通報し，CPRと早期除細動（市民による電気ショック［Public Access Defibrillation，PAD］）を開始して，専門的な訓練を受けたEMSプロバイダーチームが責任を引き受けるまで続けなければならない。その後，EMSプロバイダーチームが患者をEDおよび／または心臓カテーテル室に搬送し，心拍再開後の治療のためICUに入院させる。OHCAを起こしたすべての傷病者がバイスタンダーによるCPRと除細動を受けることが望ましい。EMS要員が到着するまでCPRと除細動が行われないと，傷病者の生存の可能性が大幅に低くなる。通信指令員の指示によるCPR実施率を測定して改善することが不可欠である。

対照的に，IHCAを起こした患者の転帰は，心停止の適切な早期認識と予防のシステムによって決まる。これは，最初の鎖の拡大鏡で表されている。心停止が起こった場合，迅速に救急対応システムの出動を要請し，心停止への対応として質の高いCPR，早期除細動，二次救命処置を行うことで，医師，看護師，呼吸療法士などの医療従事者で構成される集学的チームの円滑な相互作用につながる。最後の鎖は回復で，心拍再開後の患者と家族のニーズに対する留意事項が含まれる。ここでも連鎖の比喩は有効だ。連鎖の強度は，その一番弱い鎖で決まる。

**図2.** システム固有の救命の連鎖。

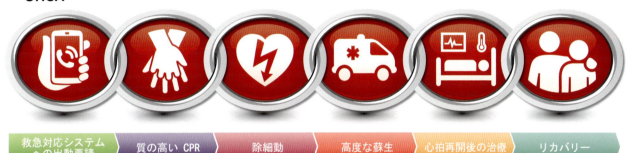

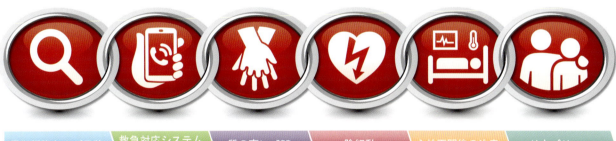

蘇生における救命の連鎖の典型的な概念は，コミュニティを EMS に，EMS を病院につなげ，病院での治療を最終目的としていた[6]。だが心臓に緊急状態の生じた患者は，街頭，自宅，病院の ED，病室のベッド，ICU，手術室，カテーテル室，画像検査部など，治療システムのどの時点でも発生する可能性がある（図3）。心臓の緊急事態がいつ起きても，治療システムで対応できる必要がある。

**図 3.** 患者の発生ポイント。

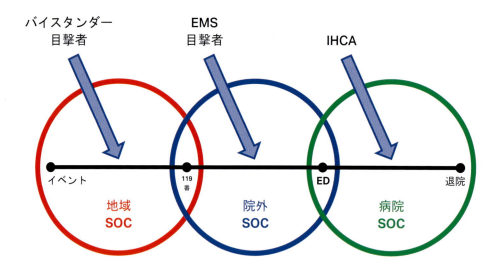

略語：SOC：治療システム。

### 「測定」

蘇生の転帰の改善に継続的に取り組むシステムは，蘇生の教育，プロセス，および転帰に関連するデータを記録して検討し，より良い患者ケアにつながりうる対策を特定する。質の向上を目指す取り組みは，蘇生のパフォーマンスと患者転帰を適切に評価することが重要である。

ウツタインガイドラインおよびテンプレートを使用することで，外傷および溺水後の蘇生の転帰を報告できる[7]。これらの OHCA ガイドライン[8]では，次のような主要なパフォーマンスの測定に関するガイダンスを規定している。

- バイスタンダーによる CPR 実施率
- 卒倒から除細動器配置までの時間
- 高度な気道管理までの時間
- 蘇生薬物の初回投与までの時間
- 生存退院

これらの IHCA ガイドライン[9]では，次のような主要なパフォーマンスの測定に関するガイダンスを規定している。

- 患者背景
- 患者のカテゴリー（入院または外来）および病気のカテゴリー
- 心停止の詳細：
    - 日付／時刻／場所
    - 目撃者
    - 蘇生チームの招集
    - 心停止のモニタリング
    - 胸骨圧迫
    - AED または除細動器
    - 初期リズム
    - 使用した ECPR
- 蘇生後の詳細：
    - TTM
    - 発熱
    - 冠動脈造影
    - 冠動脈再灌流療法
- 患者転帰：
    - 日付／時刻／CPR を停止した理由
    - ROSC を達成したか？
    - 生存退院，または 30 日間生存したか？
    - 神経学的転帰
    - 死亡日時
    - 臓器提供

生理的エンドポイントは一般的に，蘇生の有効性を表す最適な指標と考えられており，院外では通常，$ETCO_2$ を利用できる。CPR 実施中，$ETCO_2$ は心拍出量の相対的な指標であり，自己心拍再開（ROSC）の合図にもなるため，可能であれば使用すべきである。CPR パフォーマンスモニターは広く利用できるようになっており[10]，救助者が蘇生処置時に行っている CPR の質に関する貴重なリアルタイムフィードバックを提供する。ほかの CPR パフォーマンスモニターが利用できる機会も増えており，医療従事者にリアルタイムのフィードバックを提供できる。蘇生処置後，これらのモニターは，デブリーフィング用のデータと，システム全体の CPR CQI プログラム用の情報も提供する。CPR を測定してそのパフォーマンスを理解する方法がなければ，CPR のパフォーマンスは改善できない。

CPR パフォーマンス特性のなかには，フィードバックとしてすぐに使用できるものもあるが，現在のテクノロジーでは CPR 後でなければ使用できない，またはまったく使用できないものある。次の項目に関するフィードバックをすぐに受け取ることができるかどうかは，利用可能なテクノロジーのレベルによって異なる。

- 即座に利用できるフィードバック
    - 胸骨圧迫速度
    - 深さ
    - 胸郭の戻り
- 後で利用できるフィードバック
    - 胸骨圧迫の割合
    - ショック適用前，適用中，適用後の休止時間
    - 適切に評価できないフィードバック
    - 換気速度
    - 気道内圧
    - 1 回換気量
    - 膨張時間
    - 利用可能な場合，そのほかの生理的エンドポイント（$ETCO_2$，動脈内血圧，心臓超音波など）

現在の CPR モニタリング装置は常に最適なフィードバックを提供するわけではない。例えば，加速度計はマットレスの圧縮を感知せず，その厳密なアルゴリズムはフィードバックの順序に現実的に優先順位付けを行わない。CPR 実施者の体が過度に傾くと深度を測定できないため，加速度計はフィードバックを優先して深度の前に傾きを修正する。現在，ソフトウェア（自動アルゴリズム）やハードウェア（スマートバックボード，二重加速度計，基準マーカーなど）を含むいくつかのソリューションがあるが，パフォーマンスの継続的な改善には CPR モニタリングの継続的な改善が必要になる。

### 「ベンチマークとフィードバック」

システムでは，フィードバックデータを確認し，その情報を以前の内部パフォーマンスや同様の外部システムと比較する必要がある。既存のレジストリは，データのベンチマークに役立つ。既存のレジストリの例には，以下のようなものがある。

- OHCA のための **Cardiac Arrest Registry to Enhance Survival (CARES)**
- IHCA のための **Get With The Guidelines-Resuscitation プログラム**

### 「変更点」

治療を評価しベンチマーキングを行うだけで，システムは転帰に好ましい影響をもたらす。しかし，改善すべき領域を特定するには，データの確認および解析が必要となる。以下に例を挙げる。

- バイスタンダーによる CPR 実施率の引き上げ
- CPR 技能の向上
- 除細動を行うまでの時間短縮
- 市民の意識改革
- 市民および医療従事者の教育と訓練

これまでの 50 年間，救助者は，早期の認識および迅速対応システムへの出動要請，早期 CPR，早期除細動といった現代の BLS 基本原則を使用して，世界中の数十万の人命を救ってきた。しかし，数年前に特定された生存率の格差続いているため，治療の改善を継続して，救命の連鎖の可能性を十分に発揮させる必要がある。幸いにも，私たちには，医療における多くの格差に対処するための救命の連鎖によって代表されるような知識と手段がある。また，将来の新たな発見によって，生存率を向上させる機会が増えるであろう。

# STEMI 治療システム

STEMI 治療の目標は，心臓障害を最小限に抑え，患者を最大限に回復させることである。STEMI の鎖（図4）は，患者，家族，医療従事者が迅速に行うことで STEMI の回復を最大化できる行動を示している。

- STEMI の警告徴候の認識と対応
- EMS 出動指令と EMS システムによる受け入れ病院への迅速な搬送および到着前通知
- 救急部（または心カテ室）での評価および診断
- 治療

### 「出動から開始」

すべての通信指令員と EMS プロバイダーは，ACS の症状と考えうる合併症を認識するための訓練を受ける必要がある。通信指令員は，アスピリンに対するアレルギーや活動性の消化管（GI）出血またはその最近の既往がない患者に，EMS プロバイダーが到着するまでの間，アスピリン（162〜325 mg）を噛み砕くように指示する。これは，メディカルコントロールやプロトコルによって，そのような指示が通信指令員に認められている場合に限る。

**図 4.** STEMI の救命の連鎖。

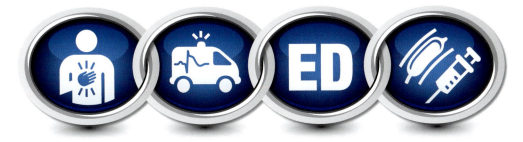

### 「EMS への出動要請」

迅速な診断と治療により心臓を救える可能性が最も高くなるため，医療従事者は ACS の可能性のある患者を認識し，評価，トリアージ，および管理を可能な限り迅速に開始する必要がある。

### 「EMS の要素」

- 到着前心電図を記録する
- 患者の受け入れ施設に対して，ST 上昇型心筋梗塞（STEMI）の可能性について通知する（「STEMI の警告」）
- 再灌流までの時間を短縮するため，心臓カテーテルチームの参加を要請する
- 継続的に質の確認と向上を行う

### 「病院ベースの要素」

- ED のプロトコル
  - 心臓カテーテルチームのプロセスを合理化する
  - 冠動脈 ICU に移送する
  - 質の保証，リアルタイムフィードバック，医療従事者の教育を実施する
- 救急医の役割
  - 最適な再灌流療法を選択する
  - 必要に応じて心臓カテーテルチームに参加を要請する
- 病院のリーダーシップの役割
  - STEMI 再灌流療法のプロセスに介入し，迅速な実施を支援することに尽力する

## 脳卒中治療システム

脳卒中治療の目標は，脳損傷を最小限に抑え，患者を最大限に回復させることである。脳卒中の救命の連鎖（図5）は，脳卒中を最大限に回復させるために患者，家族，医療従事者が行うべき行動をつなげている。連鎖を構成する鎖は以下のとおりである。

- 脳卒中の警告徴候と症状の迅速な認識と対応
- EMSの迅速な出動要請
- EMSによる迅速な脳卒中の認識，トリアージ，搬送，および受け入れ病院への到着前通知
- 病院での迅速な診断および治療

最近の臨床試験から，血管内療法（Endovascular Therapy，EVT）の適応患者全例を対象に，静注アルテプラーゼに加えて血管内療法を検討すべきであることが示唆されている。急性虚血性脳卒中の地域脳卒中治療システムを整備し，適応患者を地域の指定プロトコルに従って現場から迅速に搬送できるようにする，あるいはEVT非対応の施設からこれらの治療を行える包括的または血栓切除可能な脳卒中センターに移送できるようにする必要がある。

**図5.** 脳卒中の救命の連鎖。

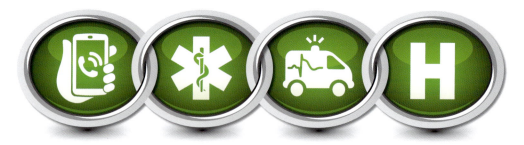

## 体系的なアプローチ

最適な治療のため，医療従事者は体系的なアプローチを用いて，心停止，急性疾患および外傷のある患者の評価・治療を行う。呼吸停止または心停止患者に対して，高い能力を持つチームは，酸素化，換気，および循環を効果的に支援および回復させ，正常な神経機能状態に戻すことを目指す。蘇生の中間目標は，ROSCである。3つのチームは，以下の体系的アプローチをそれぞれの行動の指針として使用する。

- **初期アセスメント**（視覚化と現場の安全性）
- **BLSアセスメント**
- **ACLS一次アセスメント**（A，B，C，D，E）
- **ACLS二次アセスメント**（SAMPLE，HとT）

患者に近づく前に，現場の安全性（プロバイダーへの脅威がないこと）を迅速に確認する。現場が安全であると判断したら，体系的なアプローチ（図6と図7）を使用して患者の意識レベルを判断する。

- 患者に意識がないように見える場合は，BLSアセスメントを使用して初期評価を行い，ACLS一次アセスメントとACLS二次アセスメントを使用してさらに高度な評価と治療を行う。
- 患者に意識があるようであれば，ACLS一次アセスメントを使用して初期評価を行う。

**図6.** 体系的なアプローチ。

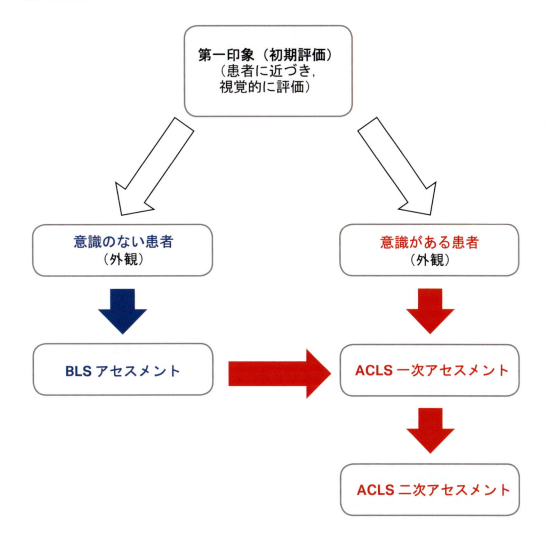

**図 7.** 展開した体系的なアプローチ。

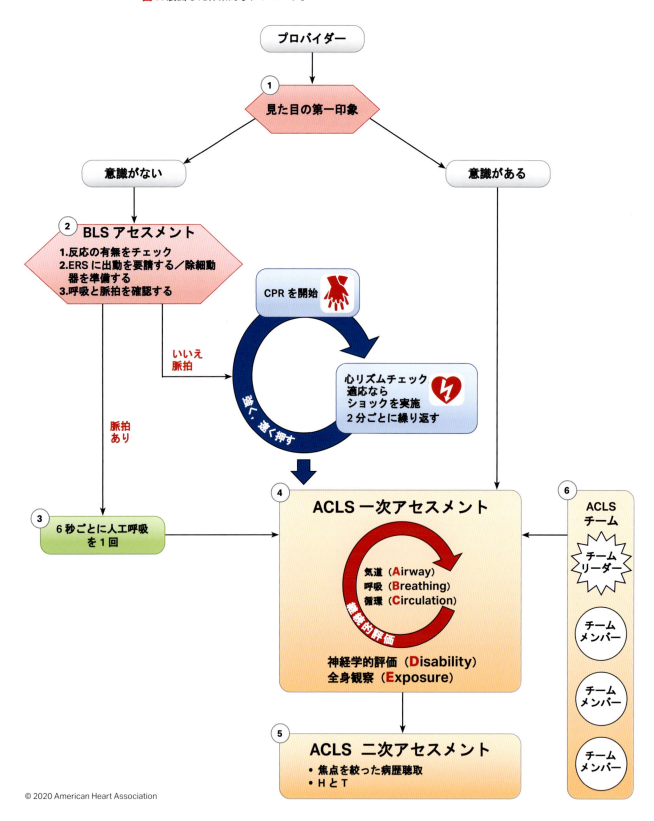

## BLS アセスメント

BLS アセスメントは，訓練を受けた医療従事者向けの一次救命処置の体系的なアプローチである。このアプローチで重視するのは**基本的な気道管理と除細動による早期 CPR** であり，高度な気道管理手法や投薬ではない。BLS アセスメントを使用することで，医療従事者は，患者が ROSC に達するまで，あるいは ACLS プロバイダーが介入するまで，酸素化，換気，および循環を効果的に支援および回復させることができる。BLS アセスメントの実行は，患者の生存可能性，および良好な神経学的転帰を大幅に向上させる。

「重要な概念：
質の高い CPR」

「質の高い CPR を実施するには，救助者は以下のことを行う必要がある。」

- 「胸骨を 100〜120/分（30：2，または CCF の割合を最大化する別の高度なプロトコル）のテンポで 5 cm 以上の深さ まで強く速く圧迫する。」
- 「圧迫を行うたびに胸郭を完全に元に戻す。」
- 「約 2 分ごと，または疲労した場合はそれより早く，胸骨圧迫担当を交代する。交代には約 5 秒以上かからないようにする。」
- 「胸骨圧迫の中断は 10 秒以内に留める（CCF を高くする）。」
- 「過換気を避ける。」

**最初に評価を実施し，次に適切な行動を取ることに留意する。**

BLS アセスメントに高度な機器は不要だが，入手可能であれば，バッグマスク換気装置などの利用しやすい器具を使用することができる。可能であれば，患者を安定した平らな面上に仰向けに寝かせることで，胸骨圧迫の効果が最大化される。表 2 は BLS アセスメントの概要であり，図 8〜12 は BLS アセスメントの実施に必要な手順を示している。

### 表2. BLSアセスメント

| 評価 | 評価方法と行動 | 補足画像 |
|---|---|---|
| 反応の有無をチェックする。 | ・肩などを軽くたたき，「大丈夫ですか！」と大きな声で尋ねる | 図8. 反応の有無をチェックする。 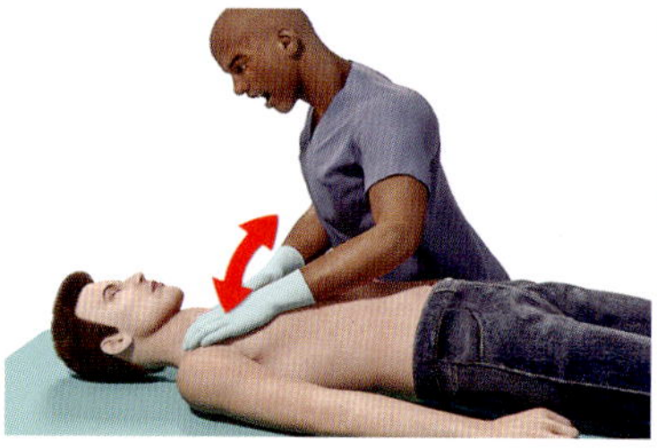 |
| 近くにいる人たちに助けを求め／救急対応システムに出動を要請し，AEDまたは除細動器を用意する。 | ・大声で周囲に助けを求める。<br>・救急対応システムに通報する。<br>・利用可能であればAEDを用意する。または，誰かに出動要請とAEDまたは除細動器の入手を依頼する。 | 図9. 近くにいる人たちに助けを求め／救急対応システムに出動を要請し，AEDを用意する。 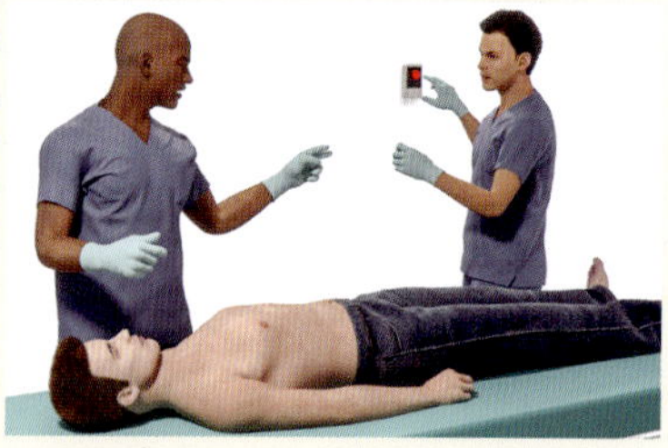 |
| 呼吸と脈拍を確認する。 | ・**呼吸の有無または異常な呼吸**（呼吸なしまたは死戦期呼吸のみ）**をチェックするには，胸が上下しているかどうかを目で確認する**（5秒以上10秒以内）。<br>・脈拍の触知は，「5秒以上10秒以内」に行う。<br>・脈拍チェックと呼吸チェックを**10秒以内**で同時に行い，CPRまでの遅延時間を最小限に抑える。<br>・10秒以内に呼吸および脈拍を確認できない場合は，胸骨圧迫からCPRを開始する。<br>・脈拍を触知した場合は，6秒ごとに1回の人工呼吸を開始する。約2分ごとに脈拍をチェックする。 | 図10. 呼吸と脈拍を同時にチェックする。 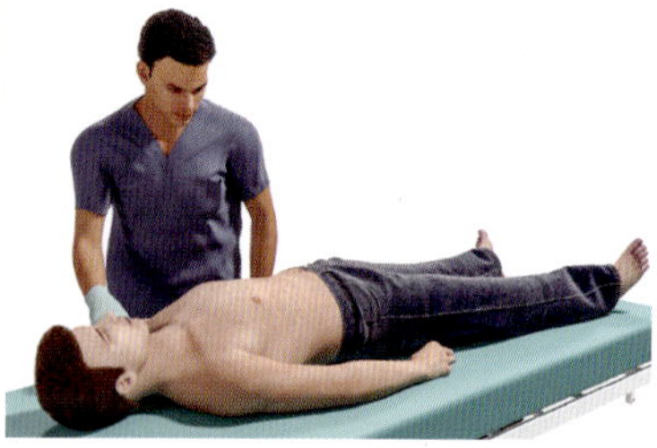<br><br>図11. 頸動脈の脈拍をチェックします。 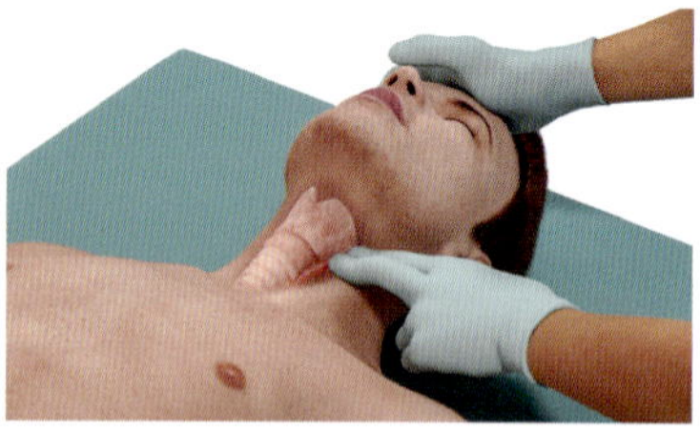 |
| 除細動を行う。 | ・脈拍がない場合は，AEDまたは除細動器が到着次第，ショック適応のリズムの有無をチェックする<br>・適応の場合はショックを施行する。<br>・ショック後，毎回ただちに胸骨圧迫からCPRを再開する。 | 図12. 除細動。 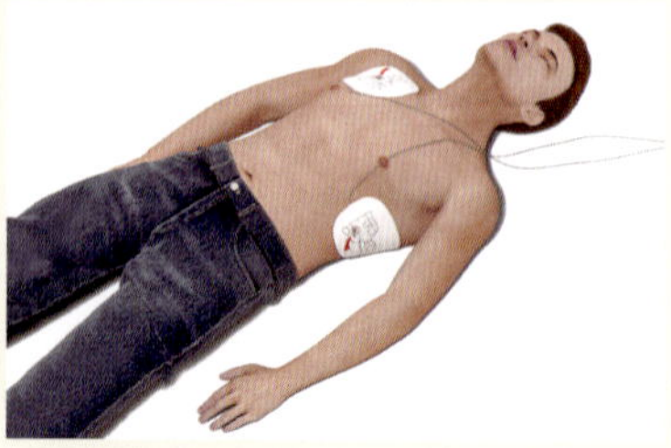 |

「注意：
胸骨圧迫の深さ」

「胸骨圧迫は深すぎる場合より浅すぎる場合のほうが多い。しかし，研究から，成人の場合 6 cm より深く圧迫することは心停止からの生存には最適ではなく，傷害の原因となる場合があるということが示唆されている。CPR の質をフィードバックする装置がある場合，圧迫の深さの目標値を 5～6 cm とする。」

「行動の調整」

救助者が 1 人の場合，最も可能性の高い心停止の原因に合わせ，救助行動の手順を手直ししてもかまわない。例えば，青少年が突然倒れた現場（胸を強打した後など）を医療従事者が目撃した場合，この患者が突然の心停止を起こしたものと仮定することは，理にかなっている。このケースでは，救助者は携帯電話で救急対応システムに出動を要請し，近くにあれば AED を用意し，患者のもとに戻って AED を装着し，CPR を実施する必要がある。しかし，心停止の原因が低酸素症であると思われる（溺水者など）場合，救助者は救急応答システムに出動を要請する前に，人工呼吸を含む約 2 分間の CPR を実施してもよい。

「重要な概念：
胸骨圧迫の中断を最小限にする」

「胸骨圧迫を中断すると，脳および心臓への血流が止まってしまうため，中断回数を最小限に抑える必要がある。また，除細動やリズム解析のための中断時間も 10 秒以内になるよう試みる。ただし患者を危険な環境から移動させる場合を除く。図 13 を参照。」

#### 避けるべきこと
- 長時間のリズム解析
- 頻回すぎる，または不適切な脈拍チェック
- 長時間の換気
- 患者の不必要な移動

**図 13.** 胸骨圧迫中断の最小化の必要性を示す，質の高い CPR と冠動脈灌流圧（CPP）の関係。

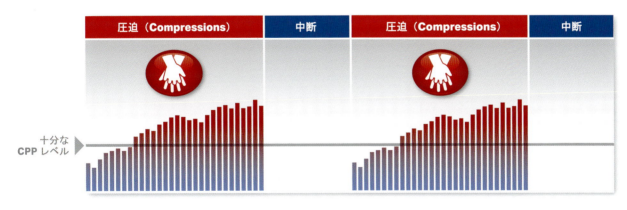

冠動脈灌流圧（Coronary Perfusion Pressure，CPP）は，圧迫解除時の大動脈圧から右心房血圧を引いたものである。CPR の実施中，CPP は心筋血流と ROSC の両方と相関する。ヒトを対象としたある研究では，CPR 時に≧15 mm Hg の CPP が得られない限り，ROSC に達しなかった。$ETCO_2$ は心停止中の胸骨圧迫による心拍出量と関連があるため，＜10 mm Hg の $ETCO_2$ が持続すると，ROSC に達する可能性も同様に低くなる。

### 脈拍を明確に確認できない場合には CPR を開始

脈拍を触知しているかわからない場合は，CPR を開始する。不必要な圧迫を行う方が，脈拍のない患者に圧迫を行わないことよりもよい。CPR が遅れると生存の可能性が低下する。

### 死戦期呼吸

突然の心停止から数分以内に死戦期呼吸が認められることがあるが，死戦期呼吸は正常な呼吸ではない。これは心停止の徴候である。死戦期呼吸をしている患者は，非常に速く空気を吸い込んでいるように見える場合がある。口を開き，あえぎとともに下顎，頭部，頸部が動くことがある。死戦期呼吸は，力強く見えることもあれば，弱々しく見えることもあり，通常は呼吸のテンポが遅く不規則なため，呼吸と呼吸の間にしばらく間が空く。死戦期呼吸は，鼻息，いびき，あるいはうめきのように聞こえることもある。死戦期呼吸を認めたら，遅れることなく胸骨圧迫を開始する。

「注意：死戦期呼吸」

- 「死戦期呼吸は，突然の心停止から数分のうちに生じることがある。」
- 「死戦期呼吸は正常な呼吸ではない。」

「死戦期呼吸は，鼻息，いびき，あるいはうめきのように聞こえるかもしれない。死戦期呼吸は，心停止の徴候である。」

## ACLS 一次アセスメント

ACLS 一次アセスメントでは，患者が次の段階の治療に移送されるまで，患者の評価と適切な行動を続行する。多くの場合，高い能力を持つチームのメンバーは，ACLS の評価と行動を同時に行う。

心停止または呼吸停止を起こしていて意識のない患者には，ACLS 一次アセスメントの前に BLS アセスメントを完了する。意識があり，より高度な評価および治療技術が必要な可能性がある患者には，最初に ACLS 一次アセスメントを実施する。表 3 は，ACLS 一次アセスメントの概要を示す。

**最初に評価を実施し，次に適切な行動を取ることに留意する。**

## 表3. ACLS 一次アセスメント

| 評価 | 行うこと |
|---|---|
| 気道（**A**irway）<br>・「患者の気道は開通しているか？」<br>・「高度な気道管理は必要か？」<br>・「気道管理器具の位置が適切であることを確認したか？」<br>・「チューブが固定されており，位置が適切であることを頻繁に，かつ移動するたびに確認しているか？」 | ・頭部後屈－あご先挙上法，口咽頭エアウェイ，または鼻咽頭エアウェイを使用して，意識のない患者の気道開通を維持する。<br>・必要に応じて，高度な気道管理を行う（ラリンゲアルマスクエアウェイ，ラリンゲアルチューブ，気管チューブなどを使用）。<br>　－ 高度な気道管理器具留置の有益性を，胸骨圧迫中断の悪影響と比較して実施を検討する。バッグマスク換気で十分な場合には，最初のCPRおよび除細動に患者が反応しないことが確認されるまで，またはROSCに達するまで，高度な気道管理器具の挿入を遅らせてもかまわない。ラリンゲアルマスクエアウェイ，ラリンゲアルチューブ，コンビチューブなどの高度な気道管理器具は，胸骨圧迫を継続中でも挿入可能である。<br>　－ 高度な気道管理器具を使用する場合：<br>　　・CPRと換気が適切に連携しているかどうかを確認する<br>　　・高度な気道管理器具の適切な挿入を，身体検査と定量的波形表示呼気 $CO_2$ モニターで確認する<br>　　・チューブが抜けないよう固定する<br>　　・定量的波形表示呼気 $CO_2$ 連続モニターにより，気道管理器具の留置，CPRの効果，およびROSCをモニタリングする |
| 呼吸（**B**reathing）<br>・「換気および酸素化は十分か？」<br>・「定量的波形表示呼気 $CO_2$ モニターおよび酸素飽和度はモニタリングされているか？」 | ・適応のある場合は，酸素投与を行う。<br>　－ 心停止患者に対しては100％酸素を投与する。<br>　－ ほかの場合は，パルスオキシメトリで酸素飽和度が95～98％になるように酸素投与を調整する（ACSの場合は90％，心拍再開後の治療の場合は92～98％）。<br>・以下によって，換気および酸素化が適切かどうかをモニタリングする。<br>　－ 臨床基準（胸の上がり，チアノーゼ）<br>　－ 定量的波形表示呼気 $CO_2$ モニター<br>　－ 酸素飽和度<br>　－ 過換気を避ける |
| 循環（**C**irculation）<br>・「胸骨圧迫は効果的か？」<br>・「心リズムは？」<br>・「除細動または電気ショックの適応となるか？」<br>・「静脈路／骨髄路は確保されているか？」<br>・「ROSCが認められるか？」<br>・「患者は脈拍があり不安定か？」<br>・「心リズムや血圧の回復に薬物投与は必要か？」<br>・「蘇生に循環血液量増加（輸液）は必要か？」 | ・CPRの質をモニタリングする。<br>　－ 定量的波形表示呼気 $CO_2$ モニター（呼気段階の最後の呼気中の $CO_2$ の分圧，または $PETCO_2$ が＜10 mm Hg の場合は，CPRの質の向上を試みる）。波形表示呼気 $CO_2$ モニターの値は，CPRの質を向上しながら可能な限り高くすべきである。呼気二酸化炭素の量は肺を通過する血液の量と関連しているため，定量的波形表示呼気 $CO_2$ 連続モニターにより，胸骨圧迫中の心拍出量を間接的に測定できる。胸骨圧迫中の $ETCO_2$ が＜10 mmHg の場合，ROSCにいたることは稀である。<br>　－ $ETCO_2$ は35-40 mm Hg 以上でROSCと整合性を付けるとすると上記への修正が妥当。<br>　－ 動脈圧（弛緩期［拡張期］圧が＜20 mm Hg の場合はCPRの質の向上を試みる）。動脈圧は，CPRの質を向上しながら可能な限り高くすべきである。動脈圧モニタリングが可能な場合は，血圧を最適化するよう努力する。胸骨圧迫中の弛緩期（拡張期）圧が20 mm Hg 未満の場合，ROSCに達することはまずない。<br>・モニターまたは除細動器を取り付け，不整脈または心停止リズム（VF，無脈性 VT，心静止，PEAなど）をモニタリングする。<br>・除細動／電気ショックを実施する。<br>・静脈路／骨髄路を確保する。<br>・適切な薬物投与により，心リズムおよび血圧を管理する。<br>・必要に応じて輸液を静脈内／骨髄内に投与する。<br>・グルコースおよび体温を確認する。<br>・灌流の問題を確認する。 |
| 神経学的評価（**D**isability） | ・神経機能を確認する。<br>・反応，意識レベル，瞳孔散大をすばやく評価する。<br>・AVPU：意識清明（Alert），声に反応（Voice），痛みに反応（Painful），反応なし（Unresponsive）の略 |
| 全身観察（**E**xposure） | ・身体診察を行えるように衣服を脱がせる。<br>・外傷の明らかな徴候，出血，熱傷，不自然な外傷，または，メディカルブレスレットの有無を確認する。 |

## ACLS 二次アセスメント

ACLS 二次アセスメントには，焦点を絞った病歴聴取や基本疾患の発見と治療など，鑑別診断が含まれる（HとT）。可能であれば，焦点を絞った患者の病歴の収集を行う。患者の状態に関して具体的に質問する。

### 「SAMPLE」

「SAMPLE」と覚えるとよい。

- 自他覚症状（**S**igns and symptoms）
  - 呼吸困難
  - 頻呼吸，頻拍
  - 発熱，頭痛
  - 腹痛
  - 出血
- アレルギー（**A**llergies）
  - 薬物，食物，ラテックスなど
  - 関連する反応
- 薬物（最終投与量を含む）（**M**edications）
  - 市販薬やビタミン剤，吸入器，ハーブサプリメントなど，患者が使った薬剤
  - 最後に投与／服用した薬物の用量と時刻
  - 患者の自宅にある薬物
- 病歴（特に現在の疾患に関連するもの）（**P**ast medical history）
  - 既往歴（過去の疾患，入院歴など）
  - 家族の既往歴（ACS または脳卒中の場合）
  - 重大な基礎疾患
  - 手術歴
  - 予防接種の状態
- 最後に摂取した食事（**L**ast meal consumed）
  - 最後に摂取した飲料または食物の摂取時刻および内容
- イベント（**E**vents）
  - 現在の疾患または外傷につながるイベント（発症が急か緩徐か，外傷のタイプなど）
  - 現場の危険性
  - 疾患または外傷の発生から評価までの間に行われた治療
  - 推定発症時間（院外発症の場合）

これらの質問への答えは，可能性の高い診断や疑わしい診断をすばやく判定するのに役立つ。一般的な可能性を見過ごすことがないように，HとTを検討して基礎原因を調べ，治療する。HとTは考えうる診断および患者の治療介入に対する指針となる。

### 「HとT」

HとTは，心停止および心肺の緊急状態の治療可能と考えられる原因を覚えやすくしたものである。各要素の詳細については，「ACLS のケース」を参照のこと。

「H」
- 循環血液量減少（Hypovolemia）
- 低酸素症（Hypoxia）
- 水素イオン（アシドーシス）（Hydrogen ion（acidosis））
- 低／高カリウム血症（Hypo-/hyperkalemia）
- 低体温症（Hypothermia）

「T」
- 緊張性気胸
- （心）タンポナーデ（Tamponade（cardiac））
- 毒物（Toxins）
- 肺動脈血栓症（Thrombosis（pulmonary））
- 冠動脈血栓症（Thrombosis（coronary））

### 「重要な概念：PEAの一般的な基礎原因」

- 「PEAの基礎原因の中で，循環血液量減少と低酸素血症は最もよく見られるものであり，また治療可能と考えられる。」
- 「患者を評価する際にはこれらの原因の徴候を探し，ただちに治療する。」

### 「基礎原因の診断と治療」

心停止（VF／無脈性 VT／心静止／PEA）患者に対しては速やかな評価と管理を行い，治療可能と考えられる基礎原因が心停止を引き起こしたかどうかを判別する必要がある。特定の疾患のすばやい判別で，ROSCを達成できる場合がある。心停止の場合には，基礎原因の特定は極めて重要である。基礎原因に対応することで，蘇生が成功する可能性が最大になる。超音波は基礎原因の迅速な特定に役立つ場合がある。また，次の治療手順を決定する際に役立つ情報を得られることもある。介入に対する患者の反応に注意を払うことで，鑑別診断を絞り込める場合もある

基礎原因を探索するには，次の手順に従う。
- HとTを思い出すことで，治療可能な原因を検討する
- 基礎原因の手掛かりを見つけるためにECGを解析する
- 循環血液量減少を認識する
- 薬物の過剰投与や中毒を認識する

### 「循環血液量減少（Hypovolemia）」

PEAの原因として多く見られる循環血液量減少では，最初は一般的な生理的反応として，「速くて狭いQRS幅の頻拍（洞性頻脈）」が生成され，普通は拡張期血圧が上昇し，収縮期血圧が低下する。失血が続くにつれて血圧が低下し，最終的には測定不能になるが，狭いQRS幅と速いレートは継続する（すなわち，PEA）。

低血圧の原因としては，PEAまで悪化する可能性のある循環血液量減少を考慮する。早い段階で治療を施し，循環血液量減少を迅速に是正することにより，無脈状態から復帰できる可能性が出てくる。循環血液量減少の非外傷性の原因として多く見られるものに，不顕性の内出血や重度の脱水がある。狭いQRS幅を伴う頻脈性PEAでは輸液を検討する。

### 「心肺の状態」

大量の心筋が関与する ACS は，PEA，VF，無脈性 VT，心静止として現れることがある。つまり，左冠動脈主幹部または前下行枝近位部の閉塞によって心原性ショックとなり，心停止や PEA へと急速に進行することが考えられる。ただし，心停止患者で既知の肺塞栓症（Pulmonary Embolism，PE）がない，または PE もしくは STEMI の疑いもない場合，CPR 中に血栓溶解療法を実施しても効果がないので，血栓溶解療法は推奨されない。

広範肺塞栓症または鞍状肺塞栓症は，肺血管系への血流を阻害し，急性右心不全の原因となる。原因として PE が疑われる／PE が確認された心停止の患者では，血栓溶解療法の実施が妥当である。

心タンポナーデは心膜穿刺で治療可能な場合があり，心停止前後においては，決定的治療を開始する一方で，大量輸液も効果的なことがある。緊張性気胸を認識した場合は，胸腔穿刺減圧と胸腔ドレーンチューブ挿入で効果的に治療する必要がある。

心タンポナーデ，緊張性気胸，広範肺塞栓症は，確診されない限り，治療できない。熟練したプロバイダーが携帯型超音波診断を実施すると，タンポナーデ，緊張性気胸，および心エコーでの肺塞栓症の徴候を迅速に特定できる。

### 「薬物の過量投与または毒物曝露」

特定の薬物の過量投与と毒物曝露は，末梢血管拡張や心筋機能障害につながり，低血圧や心血管虚脱を引き起こすことがある。毒物の効果は急速に進行するため，毒性患者は積極的に治療するが，この間に，心筋機能不全および不整脈は治療できる可能性がある。

サポートを提供できる治療法には，以下のものがある。

- 特殊な蘇生状況（偶発性低体温など）で長時間の基本 CPR
- 体外循環式 CPR
- 大動脈内バルーンポンプ療法
- 腎臓透析
- 脂溶性毒素のための静注用脂肪乳剤
- 特定の薬物解毒剤（ジゴキシン免疫 Fab，グルカゴン，炭酸塩）
- 経皮ペーシング
- 重度の電解質平衡異常の是正（カリウム，マグネシウム，カルシウム，アシドーシス）
- 特殊な補助薬

**注意**：患者に ROSC の兆候が見られたら，心拍再開後の治療を開始する。

### 参考資料

1. Abella BS, Alvarado JP, Myklebust H, et al. Quality of cardiopulmonary resuscitation during in-hospital cardiac arrest. JAMA. 2005;293(3):305-310. doi: 10.1001/jama.293.3.305

2. Benjamin EJ, Muntner P, Alonso A, et al; for the American Heart Association Council on Epidemiology and Prevention Statistics Committee and Stroke Statistics Subcommittee. Heart disease and stroke statistics—2019 update: a report from the American Heart Association. Circulation. 2019;139(10):e56-e528. doi: 10.1161/CIR.0000000000000659

3. Edelson DP, Abella BS, Kramer-Johansen J, et al. Effects of compression depth and pre-shock pauses predict defibrillation failure during cardiac arrest. Resuscitation. 2006;71(2):137-145. doi: 10.1016/j.resuscitation.2006.04.008

4. Edelson DP, Litzinger B, Arora V, et al. Improving in-hospital cardiac arrest process and outcomes with performance debriefing. Arch Intern Med. 2008;168(10):1063-1069. doi: 10.1001/archinte.168.10.1063

5. Neumar RW, Nolan JP, Adrie C, et al. Post-cardiac arrest syndrome: epidemiology, pathophysiology, treatment, and prognostication: a consensus statement from the International Liaison Committee on Resuscitation (American Heart Association, Australian and New Zealand Council on Resuscitation, European Resuscitation Council, Heart and Stroke Foundation of Canada, InterAmerican Heart Foundation, Resuscitation Council of Asia, and the Resuscitation Council of Southern Africa); the American Heart Association Emergency Cardiovascular Care Committee; the Council on Cardiovascular Surgery and Anesthesia; the Council on Cardiopulmonary, Perioperative, and Critical Care; the Council on Clinical Cardiology; and the Stroke Council. Circulation. 2008;118(23):2452-2483. doi: 10.1161/CIRCULATIONAHA.108.190652

6. Cummins RO, Ornato JP, Thies WH, Pepe PE. Improving survival from sudden cardiac arrest: the "chain of survival" concept: a statement for health professionals from the Advanced Cardiac Life Support Subcommittee and the Emergency Cardiac Care Committee, American Heart Association. Circulation. 1991;83(5):1832-1847. doi: 10.1161/01.cir.83.5.1832

7. Jacobs I, Nadkarni V; and the ILCOR Task Force on Cardiac Arrest and Cardiopulmonary Resuscitation Outcomes. Cardiac arrest and cardiopulmonary resuscitation outcome reports: update and simplification of the Utstein templates for resuscitation registries: a statement for healthcare professionals from a task force of the International Liaison Committee on Resuscitation (American Heart Association, European Resuscitation Council, Australian Resuscitation Council, New Zealand Resuscitation Council, Heart and Stroke Foundation of Canada, InterAmerican Heart Foundation, Resuscitation Councils of Southern Africa). Circulation. 2004;110(21):3385-3397. doi: 10.1161/01.CIR.0000147236.85306.15

8. Cummins RO, Chamberlain D, Hazinski MF, et al. Recommended guidelines for reviewing, reporting, and conducting research on in-hospital resuscitation: the in-hospital 'Utstein style'. Circulation. 1997;95(8):2213-2239. doi: 10.1161/01.cir.95.8.2213

9. Nolan JP, Berg RA, Andersen LW, et al; for the Utstein Collaborators. Cardiac arrest and cardiopulmonary resuscitation outcome reports: update of the Utstein resuscitation registry template for in-hospital cardiac arrest: a consensus report from a task force of the International Liaison Committee on Resuscitation (American Heart Association, European Resuscitation Council, Australian and New Zealand Council on Resuscitation, Heart and Stroke Foundation of Canada, InterAmerican Heart Foundation, Resuscitation Council of Southern Africa, Resuscitation Council of Asia). Circulation. 2019;140(18):e746-e757. doi: 10.1161/CIR.0000000000000710

10. Meaney PA, Bobrow BJ, Mancini ME, et al; for the CPR Quality Summit Investigators, the American Heart Association Emergency Cardiovascular Care Committee, and the Council on Cardiopulmonary, Critical Care, Perioperative and Resuscitation. Cardiopulmonary resuscitation quality: improving cardiac resuscitation outcomes both inside and outside the hospital: a consensus statement from the American Heart Association. Circulation. 2013;128(4):417-435. doi: 10.1161/CIR.0b013e31829d8654

パート ❶

# パート 2

# 心停止の予防

## 認識：臨床的悪化の徴候

### 迅速対応

多くの場合，看護師や医師のほか，患者の症状悪化を心配する家族が病院の迅速対応システム（RRT）の出動を要請する。一部の迅速対応システムでは，出動要請が妥当かどうかを決定するために，特定の生理学的基準を重み付けし，組み合わせ，スコアリングする。次の一覧は，成人患者に対するこのような基準の例を示す。

- 気道に問題がある
- 呼吸数が 6 回/分未満または 30 回/分を超える
- 心拍数が 40 回/分未満または 140 回/分を超える
- 収縮期血圧（Systolic Blood Pressure，SBP）が ＜ 90 mm Hg
- 症候性高血圧
- 予期せぬ意識レベル低下
- 原因不明の興奮
- 痙攣
- 尿量の有意な低下
- 患者に対する直感的な懸念

IHCA の発生率や場所のばらつきが大きいことは，質を標準化し，一部の心停止を予防できる可能性がある領域があることを示唆している。IHCA の半数以上は呼吸不全または循環血液量減少性ショックの結果であり，頻呼吸，頻拍，低血圧といった生理学的変化がこれらのイベントの大半の前兆となる。したがって，IHCA は生理学的不安定状態の悪化，および患者を迅速に特定して安定させることができていないことを表している場合が多い。このシナリオは看護師に対する患者比率がより高く，患者のモニタリングも集中的ではない一般病棟，集中治療室や手術室以外の領域ではより一般的である。この状況でバイタルサインのモニタリングを断続的に手動で実施しており，医師による直接観察の頻度が少なければ，認識が遅れる可能性が高まる。

この 10 年間，いくつかの国の病院では，患者の臨床的悪化を特定して早期に治療するための迅速対応システムが設計され，救命救急の専門家によって患者転帰が向上している。迅速対応システムは，次のいくつかの要素によって構成される。

- イベント検出および対応指示部門
- RRT または MET などの計画された対応部門
- 質管理部門
- 管理支援部門

### 「RRT と MET」

病院は，IHCA を予防することを目的に，状態が悪化している患者に早期介入を実施する RRT または MET を確立した[1,2]。これらのチームには，救命救急の経験と技能を持ち，致死的な状況に介入できる医師，看護師，呼吸療法士が含まれる。チームの各メンバーは，悪化を報告した人物がスタッフ，家族，または患者のいずれかに関係なく，悪化していると特定された患者を診察するよう求められる。これらのチームは，モニタリング機器および蘇生機器を持ち込んで患者の迅速な評価を行い，適切な治療と薬物療法を開始して生理的悪化を食い止め，不良転帰を防止する。これは入院前環境で呼び出された場合の EMS サービスによる介入と同じである。

### 「公表文献」

MET または RRT の理想的な構成は不明だが，MET または RRT の導入前後を比較した公表文献の多くは，これらのチームの介入後の心停止発生率の低下を報告している[3,4]。これらのチームの導入による死亡率全体の低下を報告していない文献もあるが[5]，これらのチームは心停止前に患者や家族との話し合いを開始し，重篤患者への不要な介入を防ぐことができるため，終末期ケアの改善など，ほかの利点もあると考えられる。

そのほか，これらのシステムによってもたらされた利点として明らかにされているのは次のような点である。

- ICU への予定外の緊急入室率の低下
- ICU および病院全体での入院期間の短縮
- 手術後の有病率および死亡率の低下
- 心停止からの生存率の向上

## 迅速対応システムの設置

どのようなタイプの迅速対応システムであっても，その設置には，ほとんどの病院で文化的な大転換が必要となる。システムの設計および管理の担当者は，病院におけるシステムの効果的な利用を妨げる課題に対してとりわけ注意を払う必要がある。たとえば，リソースの不足，教育の不足，チームの出動を要請することへのためらい，患者治療の管理を失うことへの恐怖，チームメンバーからの抵抗といった問題である。

迅速対応システムを設置するには，継続的な教育，完全なデータ収集と評価，およびフィードバックが必要となる。こうしたプログラムを開発して維持するには，病院経営陣の文化的および財政的取り組みが長期間にわたり必要となる。病院経営陣および医療従事者は，救急医療状況への対処方法についての考え方を改め，心停止発症率および死亡率の低下を主目的とするべきである。患者の安全を重視した文化を確立しなければならない。

# 急性冠症候群

急性冠症候群アルゴリズム（図 16）は，急性心筋梗塞（Acute Myocardial Infarction，AMI）の可能性を含む ACS の自他覚症状が患者に認められた場合の臨床戦略の指針となる。このアルゴリズムを効果的に適用するには，ACS 患者を評価し，安定させるための基本的な知識を有している必要がある。

初期の 12 誘導心電図を使用して，心筋梗塞の 2 種類の心電図カテゴリーに患者を分類する。このカテゴリーはそれぞれ治療方針と管理が異なる。この 2 種類の心電図カテゴリーは，急性冠症候群アルゴリズムに記載されている。

- ST 上昇型 MI（STEMI：ST-elevation myocardial infarction）
- 非 ST 上昇型 ACS（NSTE-ACS：Non-ST-elevation acute coronary syndrome）
    - ST 低下，T 波陰転，一過性の ST 上昇
    - 診断できない心電図，または正常な心電図

以下この章では最初のカテゴリーである，一刻を争う再灌流療法で治療する STEMI に重点を置く

- 急性虚血性胸部不快感の特定，評価，およびトリアージ
- 急性冠症候群の可能性がある患者への初期治療の実施
- ACS/STEMI 患者に対する早期再灌流の強調

## ACS 患者に関する目標

第 1 目標は次のとおりである。

- 死亡，非致死性心筋梗塞，梗塞後の緊急血行再建の必要性などの主要心血管事故の防止
- STEMI 患者の特定と，早期の再灌流療法に向けたトリアージの実施
- 虚血性胸部不快感の緩和
- VF／無脈性 VT，症候性徐脈，心室壁破裂，乳頭筋断裂，非代償性）ショック，そのほかの不安定頻拍など，ACS の急性で致死的な合併症の治療

再灌流療法では，機械的手段または薬物により，閉塞した冠動脈を再開通させる。冠動脈造影に続いて心臓カテーテル検査で実施する PCI により，薬物の投与または不安定な徐脈に対するペーシングなどの迅速な介入を行える体勢を整える。

### 「ACS のリズム」

突然の心停止，心室頻拍，および徐脈性低血圧は，急性虚血により生じる。このようなリズムの発生を予測したうえで，除細動または電気ショックだけでなく，薬物の投与または症候性徐脈に対するペーシングなどの迅速な介入を行える体勢を整える。

### 「ACS 向けの薬物」

ACS の分野では，薬物療法と治療戦略が急速に発展を続けているため，重要な変化を常に把握しておくようにする。

ACS の治療には，最初に以下のような薬物を使用して，虚血性不快感の緩和，血栓の溶解，およびトロンビンと血小板の抑制を行う。

- 酸素
- アスピリン
- ニトログリセリン
- 鎮静薬（例，モルヒネ）
- 血栓溶解療法（概要）
- ヘパリン（未分画，低分子ヘパリン）

このコースで説明しないが，そのほか以下のような補助薬がある。

- β遮断薬
- Bivalirudin
- $P2Y_{12}$阻害薬（クロピドグレル，プラスグレル，チカグレロール）
- アンジオテンシン変換酵素阻害薬
- HMG-CoA還元酵素阻害薬（スタチン療法）
- Glycoprotein IIb/IIIa阻害薬

### 「STEMIの救命の連鎖」

STEMIの救命の連鎖（図14）は，突然の心停止の救命の連鎖と同様である。その鎖は，患者，家族，医療従事者が迅速に行うことでSTEMIの回復を最大化できる行動を示している。

- STEMIの警告徴候の認識と対応
- EMS出動指令とEMSシステムによる受け入れ病院への迅速な搬送および到着前通知
- 救急部（または心カテ室）での評価および診断
- 治療

**図14.** STEMIの救命の連鎖。

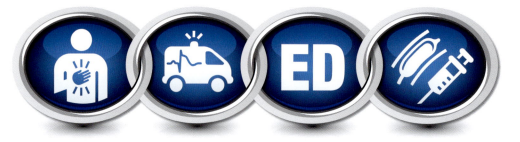

### OHCA対応

ACSによる死亡の半分は，患者が病院に到着する前に発生している。ほとんどのケースでVFまたは無脈性VTのリズムが原因であった。VFは，発症後最初の4時間以内に生じる可能性が極めて高いため，地域社会では，ACSに迅速に対応できるEMSおよび入院前の体勢を整えておく必要がある。このような体勢では，次の事項を重視すべきである。

- ACSの症状を確認する
- EMSシステムに出動を要請し，EMSは到着前通知を行う
- 心停止が発生した場合は早期CPRを実施する
- 市民による電気ショックプログラムに沿って，第1救助者がAEDを使用した早期除細動を行う
- EMS，ED，心カテ室，および心臓専門医間で調和した治療を実施する

### ACSの病態生理

アテローム性冠動脈硬化症患者は，冠動脈閉塞のさまざまな程度を示す，一連の臨床症候群を生じることがある。これらの症候群には，NSTE-ACSおよびSTEMIなどがある。これらのどの症候群によっても，心臓突然死が起こり得る。図15はACSの病態生理を示している。

図 15. ACS の病態生理。

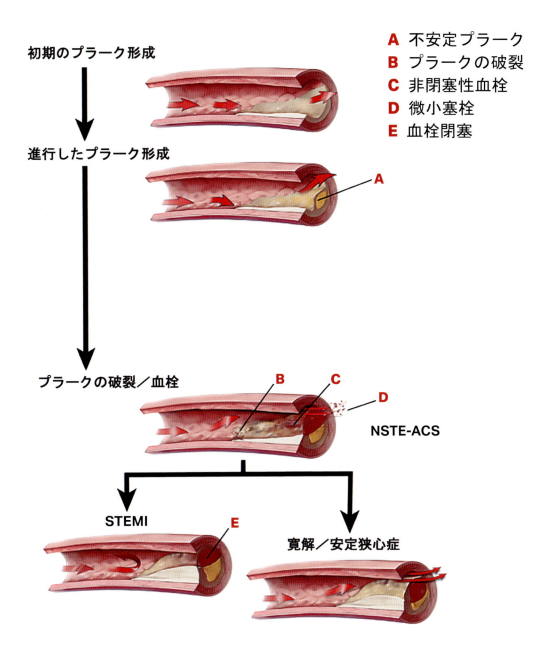

図 16. 急性冠症候群アルゴリズム。

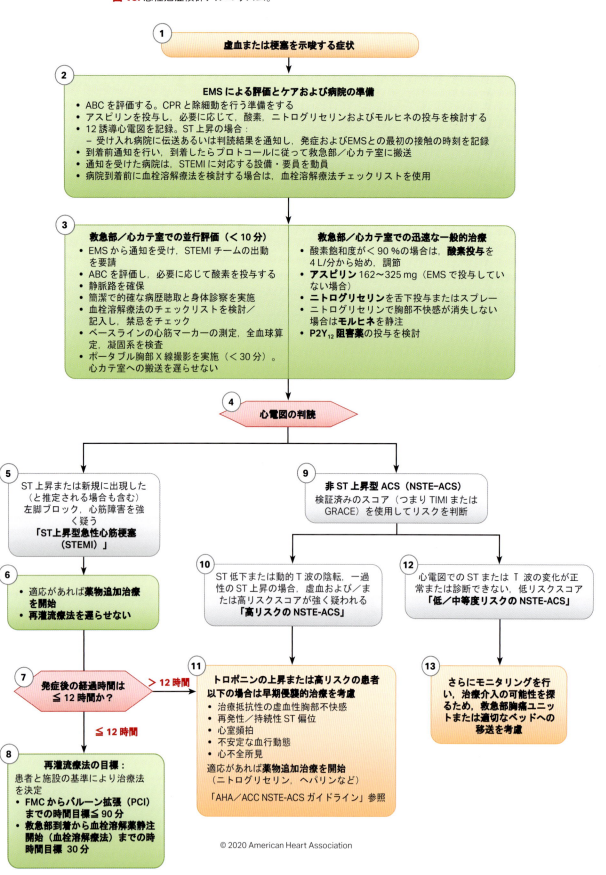

## ACS の管理：急性冠症候群アルゴリズム

急性冠症候群アルゴリズム（図 16）には，虚血または梗塞を示唆する症状を示す患者の評価と管理のための手順が示されている（ACS の症状，手順 1）。EMS による評価とケアおよび病院の準備には以下を含める必要がある（手順 2）。

- ABC（気道，呼吸，循環）を評価する。CPR と除細動を行う準備をする。
- アスピリンを投与し，必要に応じて，酸素，ニトログリセリンおよびモルヒネの投与を考慮する。
- 12 誘導心電図を記録する。ST 上昇が認められる場合は，受け入れ病院に伝送あるいは判読結果を通知し，発症および EMS との最初の接触の時刻を記録する。
- 到着前通知を行い，到着したらプロトコルに従って救急部／心カテ室に搬送する。
- 通知を受けた病院は，STEMI に対応する院内設備・要員を動員し，STEMI 診療体制を始動する。
- 病院到着前に血栓溶解療法を検討している場合は，血栓溶解療法チェックリストを使用する。
- 患者の病院到着までに病院外の救助者がこれらの初期手順を完了できなかった場合は，救急部スタッフがこれらを実施しなければならない。

以降の治療は，地域のプロトコルに基づいて EMS プロバイダーが開始することができる。また，患者が病院に到着してから開始しても構わない。救急部または心カテ室での並行評価（手順 3）を 10 分以内に実施する。内容は以下のとおりである。

- EMS から通知を受け，STEMI チームを招集する。
- ABC を評価し，必要に応じて酸素を投与する。
- 静脈路を確保する。
- 簡潔で的確な病歴聴取および身体診察を実施する。
- 血栓溶解療法のチェックリストを検討および記入し，禁忌をチェックする。
- ベースラインの心筋マーカーの測定，全血球算定，凝固検査を行う。
- ポータブル胸部 X 線撮影を実施する（30 分以内）。心カテ室への搬送を遅らせてはならない。

救急部／心カテ室での迅速な一般的治療（手順 3）には以下が含まれる。

- 酸素飽和度が 90 %未満の場合は酸素投与を 4 L/分から始め，調節
- アスピリン 162〜325 mg（EMS で投与していない場合）
- ニトログリセリンを舌下投与または経舌投与
- ニトログリセリンで胸部不快感が消失しない場合はモルヒネを静注
- $P2Y_{12}$ 阻害薬の投与を検討

治療に関する推奨事項は，グループごとに異なっている。

- STEMI
- NSTE-ACS
  - 高リスクの NSTE-ACS
  - 中または低リスクの NSTE-ACS

ACS の管理では，STEMI 患者の早期再灌流療法を重点的に取り上げ，再灌流療法に向けた初期ケアと迅速なトリアージを重要視している。

### 「重要事項」

ACS アルゴリズム（図 16）は，患者の症状と 12 誘導心電図に基づく，患者の初期トリアージのための一般的なガイドラインである。多くの場合，患者で得られる一連の心筋マーカー（CK-MB，心筋トロポニン）を使用することで，補足的なリスク分類と治療上の推奨事項を知ることができる。STEMI では，次の 2 点を重視する必要がある。

- 初期のリスクと治療の分類プロセスにおいて，中心となるものは心電図である。
- STEMI 患者では，血栓溶解療法や冠動脈インターベンション（血管形成／ステント）の実施を決定するために，心筋マーカー上昇を確認する必要はない。

### 「ACSアルゴリズムの適用」

アルゴリズムの各手順では，評価と治療について次のような指針が示されている。

- 手順1では，胸や肩の痛み，呼吸困難，吐き気など，虚血または梗塞を示唆する症状を特定する。
- 手順2では，EMSは患者を評価し，ケア，搬送，および病院到着前通知を行う。到着前心電図の取得および評価が重要である。
- 手順3では，救急部／心カテ室が迅速に患者を評価し，10分以内に患者を治療する。次に救急部／心カテ室が，酸素投与や投薬などの迅速な一般的治療を行う。
- 手順4での心電図の判読後に，手順5と手順9を使用して，STの解析に基づき患者を分類する。
- 解析結果がSTEMIを示している場合は，手順5から手順8を使用して患者を治療する。

## 虚血または梗塞を示唆する症状

心虚血を示唆する症状の特定方法を知っておく必要がある（手順1）。最初からACSの可能性がある症状を訴えている患者に対しては，ただちにACSを念頭においた評価を行う。

心筋虚血と心筋梗塞で多く見られる症状は，胸骨後方の不快感である。患者はこの不快感を，実際の疼痛ではなく，圧迫感や絞扼感として感じていることもある。

胸部不快感はACS患者のほとんど（男女両方）に見られる主要な症状だが，患者はこの症状を否定し，ほかの症状と誤って解釈することが多い。高齢者，女性，糖尿病患者，および高血圧患者は治療が遅れる可能性が非常に高いが，1つの理由としては，非定型的な症状や状態を示す可能性が高いためである。救急車を呼ぶという決断をすることでも，治療の遅れを減らせる。症状の発症から病院への搬送までの時間に影響を与える可能性のあるほかの要因には，時刻，場所（職場や自宅など），家族の存在などがある。

ACSを示唆する症状には，次のようなものもある。

- 胸の中央部で数分間（通常は2～3分以上）継続する不快な圧迫感，膨満感，絞扼感，または疼痛
- 肩，首，片腕または両腕や顎まで広がる胸部不快感
- 背中や肩甲骨の間まで広がる胸部不快感
- ふらつき，めまい，失神，発汗，吐き気，または嘔吐
- 原因不明の突然の息切れ（胸部不快感を伴う場合も，伴わない場合もある）
- 頻度はあまり高くないが，上腹部に不快感が生じ，消化不良と説明される。

これらの症状は，大動脈解離，急性肺塞栓症（PE: Pulmonary Embolism），心タンポナーデを伴った急性心のう液貯留，緊張性気胸などそのほかの致命的な疾患を示唆する場合がある。

### 「出動から開始」

すべての通信指令員とEMSプロバイダーは，ACSの症状と考えうる合併症を認識するための訓練を受ける必要がある。通信指令員は，アスピリンに対するアレルギーや活動性の消化管（GI）出血またはその最近の既往がない患者に，EMSプロバイダーが到着するまでの間，アスピリン（162～325 mg）を噛み砕くように指示する。これは，メディカルコントロールやプロトコルによって，そのような指示が通信指令員に認められている場合に限る。

## EMS による評価，ケア，および病院の準備

アルゴリズムの手順 2 には，EMS による評価，ケア，および病院の準備が示されている。EMS 救助者は，患者の安定化，トリアージ，および適切な施設へ搬送の間，次の評価と処置を行うことができる。

- ABC の評価CPR と除細動を行う準備をする。
- アスピリンを投与し，必要に応じて，酸素，ニトログリセリンおよびモルヒネの投与を考慮する。
- 12 誘導心電図を記録する。ST 上昇が認められる場合は，受け入れ病院に伝送あるいは判読結果を通知し，発症および EMS との最初の接触の時刻を記録する。
- 到着前通知を行い，到着したらプロトコルに従って救急部／心カテ室に搬送する。
- 通知を受けた病院は，STEMI に対応する院内設備・要員を動員し，STEMI 診療体制を始動する。
- 病院到着前に血栓溶解療法を検討している場合は，血栓溶解療法チェックリストを使用する。

### 「ABC の評価」

ABC の評価には次のものが含まれる。

- バイタルサインと心リズムのモニタリング
- CPR の実施準備
- 必要に応じた除細動器の使用

### 「酸素と薬物の投与」

これらの薬物の作用，適応，使用上の注意，および副作用の治療方法に通じている必要がある。

#### 酸素

患者が呼吸困難または低酸素血症である場合，心不全の明らかな兆候を示している場合，または動脈血酸素飽和度が 90 ％未満または不明である場合，EMS プロバイダーは**酸素**を投与するべきである。酸素量は，非侵襲的モニタリングで測定される酸素飽和度が 90 ％以上になるように調節する。酸素療法は，ACS が疑われるまたは確認されている，酸素化が正常な患者ではその有用性が確立されていないため，そのような患者に対しては差し控えることを検討してもよい。

#### アスピリン（アセチルサリチル酸）

162〜325 mg の非腸溶錠または噛み砕くタイプのアスピリンは，血小板シクロオキシゲナーゼ（COX-1）の阻害により，ほぼすべてのトロンボキサン $A_2$ 産生を即座に阻害する。血小板は，血栓形成の重要な因子の 1 つであり，早期に作用する。また，この早期の阻害作用により，血栓溶解療法後や血栓溶解療法とは無関係に発現する冠動脈再閉塞およびそのほかのイベントの再発を抑制できる。

患者がまだ**アスピリン**を服用しておらず，真性アスピリンアレルギーの既往がなく，また最近の消化管出血の形跡がなければ，アスピリン（162〜325 mg）を投与して噛み砕くように指示する。ACS の最初の数時間は，アスピリンは飲み込むより噛み砕いたほうが吸収がよく，特に患者がモルヒネを投与されている場合，その傾向が強い。悪心，嘔吐，活動性消化性潰瘍，またはそのほかの上部消化管の疾患がある患者には，アスピリンの坐薬（300 mg）を使用する。アスピリンは，ACS 患者の死亡率の低下と関連している。

#### ニトログリセリン（三硝酸グリセリン）

ニトログリセリンは虚血性胸部不快感の軽減に効果的であり，有効な血行学的効果を示す。硝酸薬の生理作用で，末梢動脈および末梢静脈の膨張により，左心室（LV）および右心室（RV）の負荷が減少する。

メディカルコントロールの許可がある場合，禁忌でなければ，ニトログリセリン舌下錠 1 錠（またはスプレー投与）を，症状が継続する間 3〜5 分間隔で投与する。投与は合計 3 回（初回投与後さらに 2 回）まで繰り返してよい。ニトログリセリンは，血行動態が安定している患者にのみ投与する。安定した血行動態とは，収縮期血圧＞ 90 mm Hg または，既知のベースラインからの低下が ≦ 30 mm Hg であり，心拍数が 50〜100 回/分であることをいう。

ニトログリセリンは静脈拡張薬であることから，心室前負荷が不十分な患者には慎重に使用するか，または使用しないこと。このような状況として，以下のような場合が考えられる。

- **下壁心筋梗塞および右室梗塞。**右室梗塞は下壁心筋梗塞を悪化させることがある。急性右室梗塞の患者は，心拍出量と血圧を維持するために右室充満圧に依存している。右室梗塞を除外できない場合，下壁の STEMI の患者に対しては硝酸薬の投与を慎重に行わなければならない。右側胸部誘導によって右室梗塞を確認した場合，または熟練したプロバイダーが臨床的所見によってこれを確認した場合は，ニトログリセリン，そのほかの血管拡張薬（モルヒネ），および体液排出剤（利尿薬）も禁忌となる。
- **低血圧，徐脈または頻拍。**低血圧（収縮期血圧＜ 90 mm Hg），著明な徐脈（心拍数＜ 50 回/分），または著明な頻拍の患者では，ニトログリセリンの使用を避ける。
- **ホスホジエステラーゼ阻害薬の最近の使用。**過去 24 時間以内にシルデナフィルまたはバルデナフィルを服用しているか，過去 48 時間以内にタダラフィルを服用していると疑われる，またはそれがわかっている場合は，ニトログリセリンの使用を避ける。これらの薬物は一般に勃起不全または肺高血圧に使用され，硝酸薬と併用すると血管収縮薬に不応性の重度の低血圧を引き起こすことがある。

ニトログリセリン療法と ACS 患者の生存率との間に関連はないと思われる。

### 鎮静薬（例，モルヒネ）

プロトコルまたはメディカルコントロールの許可があれば，舌下投与やスプレー投与のニトログリセリンに反応しない重度の胸部不快感にはモルヒネの投与を検討する。モルヒネは，硝酸薬に反応しない胸部不快感のある STEMI に対して適応となる。死亡率の上昇を伴うことから，NSTE-ACS ではモルヒネの使用に注意を要する。また，モルヒネは心筋虚血の症状を隠し，抗血小板薬（P2Y$_{12}$ 阻害薬）などの重要な経口投与薬の吸収を低下させる可能性がある。現時点で，モルヒネと ACS 患者の生存率改善の関連を示唆するデータはない。

モルヒネは，以下の理由から ACS の管理に使用されることがある。

- 中枢神経系に鎮痛作用をもたらすことにより，神経体液の活性化，カテコールアミンの放出，および心筋酸素需要量の増加の悪影響を抑制する
- 呼吸困難を緩和する
- 静脈を拡張することにより，左室の前負荷と酸素需要量を低減する
- 体血管抵抗を下げることにより，左室後負荷を低減する
- 急性肺水腫の患者の血液再分布に効果的である

モルヒネは静脈拡張薬であることに注意する。ニトログリセリンと同様に，前負荷に依存していると考えられる患者では少量を投与し，投与を追加する前に生理反応を注意深く観察する。低血圧が現れた場合，最初に行うべき治療は輸液である。

「重要な概念：ニトログリセリンによる鎮痛効果」

「ニトログリセリンによる鎮痛は，ED で胸痛または胸部不快感を示す患者の症状の原因の診断には役立たない。消化管（GI）およびそのほかの原因による胸部不快感も，ニトログリセリン投与により改善する可能性があるため，硝酸薬療法に対する患者の反応は ACS の診断手段とはならない。」

### 「注意：非ステロイド系抗炎症薬」

「COX-2 選択的および非選択的阻害薬を含む非ステロイド系抗炎症薬（アスピリン以外）は，STEMI による入院中には投与すべきではない。これはその使用と関連して，死亡，再梗塞，高血圧，心不全，および心筋破裂のリスクが増大するためである。」

### 「12 誘導心電図の記録」

AHA は，すべての EMS システムに病院外 12 誘導心電図診断プログラムを整備することを推奨しており，EMS システムは表 4 に記載されている行動を取らなければならない。

**表 4.** AHA の推奨事項に基づき EMS が取るべき行動

| EMS が行うこと | 推奨事項 |
| --- | --- |
| 可能であれば 12 誘導心電図を記録する。 | AHA では，ACS の可能性がある自他覚症状が見られる患者には，院外での 12 誘導心電図のルーチン使用を推奨している。 |
| 受け入れ先の病院に到着前通知を行う。 | 救急部へ到着前通知を行うことで，治療までの時間が短縮されるとともに（臨床研究では 10～60 分の短縮を実現），血栓溶解療法または PCI あるいはその両方による再灌流療法を迅速化することで，死亡率を低下させ心筋傷害を抑制する可能性がある。 |
| 適切であれば血栓溶解療法チェックリストを記入する。 | 12 誘導心電図で STEMI が確認された場合は，適切であれば血栓溶解療法チェックリストを記入する。地域のプロトコルに従って病院到着前に血栓溶解療法を検討する。 |

## 救急部での迅速な評価と治療

ED および心カテ室での評価は，最初の 10 分以内で同時に行わなければならない。ACS の可能性がある患者が到着したら，高い能力を持つチームがただちに評価し，12 誘導心電図を記録して（到着前に記録していない場合），患者の評価を行う。

「12 誘導心電図（図 17 の例）は虚血性胸部不快感の管理における決定経路の中心にあり，STEMI を特定する唯一の方法である。」

ABC を評価し，（必要に応じて）酸素を投与して，静脈路を確保する。簡潔で的確な病歴聴取と身体診察を実施する。その際，胸部不快感，心不全の自他覚症状，心疾患の既往，ACS の危険因子，および血栓溶解療法の使用を妨げうる病歴に焦点を当てる。血栓溶解療法のチェックリストを検討および記入し，禁忌をチェックする。ベースラインの心筋マーカーの測定，全血球算定，凝固検査を行い，ポータブル胸部 X 線撮影を 30 分以内に実施する（心カテ室への搬送を遅らせてはならない）。STEMI 患者に対する再灌流療法の目的は以下のとおりである。

- PCI は最初の医療従事者接触（FMC：First medical Contact）からバルーン拡張までを 90 分以内に実施する。
- 血栓溶解薬の投与は，患者が ED に到着してから 30 分以内に開始する。

図 17. 前壁 STEMI の 12 誘導心電図。

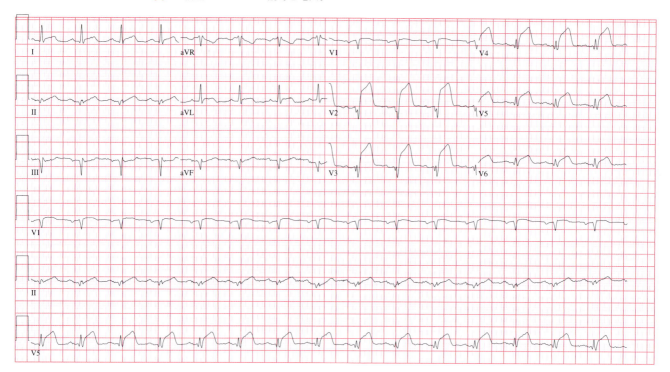

図 18 は ST 変化の測定法を示している。

図 18. ST 変化の測定法。A，下壁梗塞。ST に低点が認められない（凸型か凹型である）。B，前壁梗塞。

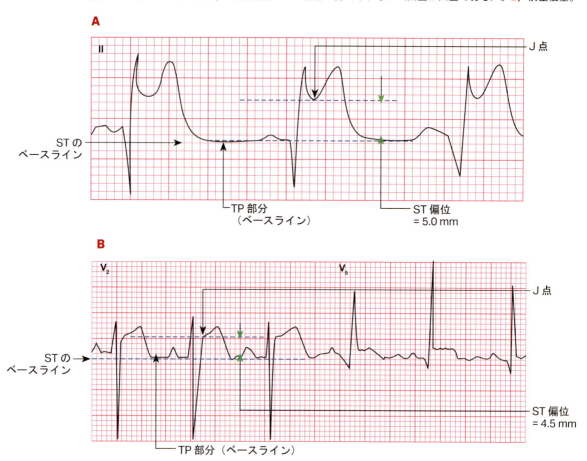

### 「最初の 10 分」
ED／心カテ室の並行評価では，最初の 10 分で以下のことを行う。
- EMS から通知を受け，STEMI チームを招集する。
- ABC を評価し，必要に応じて酸素を投与する。
- 静脈路を確保する。
- 簡潔で的確な病歴聴取および身体診察を実施する。
- 血栓溶解療法のチェックリストを検討および記入し，禁忌をチェックする。
- ベースラインの心筋マーカーの測定，全血球算定，凝固検査を行う。
- ポータブル胸部 X 線撮影を実施する（30 分以内）。心カテ室への搬送を遅らせてはならない。臨床的必要性がある場合（大動脈解離や血液凝固障害の疑いなど）を除き，心筋マーカー，胸部 X 線，および臨床検査の結果によって再灌流療法の開始が遅れてはならない。

### 「救急部／心カテ室での迅速な一般的治療」
アレルギーまたは禁忌が存在しない限り，虚血性の胸部不快感がある患者に対しては，以下の 4 種類を検討する。
- 酸素飽和度が 90％未満の場合は酸素投与を 4 L/分から始め，調節
- アスピリン 162〜325 mg（EMS で投与していない場合）
- ニトログリセリンを舌下投与または経舌投与
- ニトログリセリンで胸部不快感が消失しない場合はモルヒネを静注

P2Y$_{12}$ 阻害薬の投与を検討する。これらの薬剤は院外プロバイダーによって投与されている可能性があるため，適応に応じて初回または追加の用量を投与する。（これらの薬剤については，「EMS による評価とケアおよび病院の準備」に記載されている説明を参照）。

**「重要な概念：酸素，アスピリン，硝酸薬，および鎮静薬」**

- 「禁忌でない限り，重度の虚血性胸部不快感が疑われるすべての患者に対し，アスピリン，硝酸薬，および適応があれば酸素による初期治療が推奨される。痛みが抑制されていない場合は，痛みとそれに伴うカテコールアミン放出を最小限に抑えるためにモルヒネを検討する。ただし，モルヒネは経口抗血小板薬の吸収を低下させる可能性がある。」
- 「ニトログリセリンおよびモルヒネの主な禁忌は，右室塞栓などを原因とする低血圧である。アスピリンの主な禁忌は，真性アスピリンアレルギーと，消化管出血またはその最近の既往である。」

## ST 変化による患者の分類
初回 12 誘導心電図を確認し（手順 4），患者を次の 2 つの主要臨床グループのいずれかに分類する（手順 5 および 9）。
- 「STEMI」は，近接する 2 ヵ所以上の誘導での ST 上昇，または新規に出現した左脚ブロック（LBBB: Left Bundle Branch Block）を特徴とする。STEMI に合致する ST 上昇の閾値は，V$_2$ および V$_3$ 誘導における＞ 2 mm（0.2 mV）の J 点上昇（40 歳未満の男性で 2.5 mm，すべての女性で 1.5 mm），そのほかすべての誘導における 1 mm 以上の上昇，または新規に出現した（と推定される場合も含む）LBBB によって判断する。
- NSTE-ACS（手順 9）：
  - 「高リスクの NSTE-ACS」（手順 10）は，痛みあるいは不快感を伴う ≧ 0.5 mm（0.05 mV）の虚血性の ST 低下，または活動的な T 波の陰転を特徴とする。持続時間が＜ 20 分の非持続的または一過性の ≧ 0.5 mm の ST 上昇も，このカテゴリーに含まれる。トロポニンが上昇した場合，または高リスクの患者の場合で，以下が認められた場合は早期侵襲的治療を検討する（手順 11）。
    - 治療抵抗性で虚血性の胸部不快感
    - 再発性／持続性 ST 変化
    - 心室頻拍
    - 不安定な血行動態
    - 心不全所見

適応があれば薬物追加治療（ニトログリセリン，ヘパリンなど）を開始する。詳細については『2014 AHA/ACC Guideline for the Management of Patients With Non-ST-Elevation Acute Coronary Syndromes：A Report of the American College of Cardiology/American Heart Association Task Force on Practice Guidelines』を参照すること[6]。

- 「中または低リスクの NSTE-ACS」（手順 12）は，ST または T 波の正常または診断不能な変化を特徴とし，リスクの層別化を要する。この分類には，心電図が正常な患者や，いずれかの方向への ST 変化が＜ 0.5 mm（0.05 mV），または T 波の陰転が≦ 2 mm（0.2 mV）の患者も含まれる。一連の心臓検査および生理機能検査を行うことが望ましい。なお，初回の分類後に，追加情報（トロポニン）によって患者がより高リスクの分類へ移行する場合がある。さらにモニタリングを行い，治療介入の可能性を探るため，救急部胸痛ユニットまたは適切なベッドへの移送を検討する（手順 13）。

虚血性症候群の心電図の分類は，上述のものに尽きるわけではない。例えば，正常心電図の患者のごく一部にも，心筋梗塞が認められることがある。初回の心電図が診断不能であり，臨床状況から必要と判断される場合は（胸部不快感が続くなど），心電図検査を繰り返すこと。ACS が疑われる患者の分類には，1 回の心電図の使用では不十分である。ACS が疑われる患者の急性評価を完了するためには，症状が持続している患者の心筋酵素と経時的な心電図の評価が必要である。

## STEMI

STEMI 患者では，冠動脈は通常完全に閉塞している。

**「プライマリー PCI または血栓溶解薬による早期再灌流療法を実施することで，STEMI を治療する。」**

STEMI に対する再灌流療法は，近年の心血管疾患の治療における最も重要な進歩といえる。早期の血栓溶解療法またはカテーテルによる直接の再灌流は，禁忌でない場合には，発症後 12 時間以内の STEMI 患者に対する標準治療となっている。再灌流療法により，死亡率を下げ心筋を保護することができる。再灌流の開始までの時間が短いほど効果は高くなる。実際に，発症後 1 時間以内に血栓溶解療法を実施すると，死亡率は 47 ％低下する。

「重要な概念：
治療の遅れ」

- 「曖昧なケースや不確実なケースを除き，心臓病専門医や別の医師への相談によって診断および治療を遅らせてはならない。こうした遅れは病院での死亡率上昇と関連している。」
- 「院内での評価中に遅れが発生する可能性があるのは，救急部到着（Door）からデータ取得（ECG），データ（Data）取得から治療法決定，および治療法決定（Decision）から薬物（Drug）処方（または PCI）の間である。この院内治療における主な 4 つのポイントは，一般に「4D」と呼ばれている。」
- 「医療従事者全員が，この各ポイントにおいて遅れを最小限に抑えることに集中しなければならない。」

### 「早期再灌流療法」

迅速に STEMI の患者を特定し，該当する場合は血栓溶解療法チェックリストを用いて，

血栓溶解療法の適応および禁忌のスクリーニングを行う。

STEMI の患者を最初に診た専門医が，12 誘導心電図の解析と確認を行い，再灌流療法のリスク／効果を判断し，血栓溶解療法または PCI チームへの参加要請を指示しなければならない。プロトコルが確立されていれば，早期の PCI 実施も可能である。以下の推奨される時間枠を使用する。

- PCI では，最初の医療従事者接触からバルーン拡張までの時間を 90 分以内とすることを目標とする。PCI が実施できない病院に搬送された患者については，プライマリー PCI を考慮する場合は，最初の医療従事者接触から装置使用までを 121 分未満とするが，可能な限り最短の時間を達成するよう努力することが求められる。
- 再灌流を意図した血栓溶解療法の場合，救急部到着から静注開始までの許容可能な最長時間（静注開始とは血栓溶解薬の投与開始時間を指す）を 30 分とするが，可能な限り最短の時間を達成するよう努力することが求められる。
- 血栓溶解療法が適応とならない患者は，たとえ遅れが発生したとしても PCI 施設への搬送を考慮するべきであるが，到着から出発までの時間が 30 分となるよう準備する。

薬物追加治療が適応の場合もある。

## 「プライマリー PCI の選択」

最も一般的な PCI の形態は，ステント留置を含む冠動脈インターベンションであり，プライマリー PCI は血栓溶解薬投与よりも優先される。多数の研究により，発症後 3〜12 時間以内の患者を対象とした死亡，脳卒中，再梗塞の複合エンドポイントにおいて，PCI は血栓溶解療法よりも優れていることがわかっている。

STEMI の管理を目的とした介入戦略は以下のとおりである。

1. プライマリー PCI：患者は病院到着後ただちに PCI のためカテーテル検査室に搬送する。
2. レスキュー PCI：患者は最初に血栓溶解療法で治療する。患者は再灌流の徴候を示さず（血栓溶解療法実施の 1 時間後に 50 %を超える ST の回復の欠如），そのためレスキュー PCI を推奨される。
3. 薬物＋侵襲的治療戦略：適応であれば，冠動脈造影および PCI を実施することを前提として，最初に血栓溶解療法で患者を治療する。

プライマリー PCI の実施に関する考慮事項には次のようなものがある。

- PCI は，PCI の技能に熟達した施設で，熟達したプロバイダーが，最初の医療従事者接触からバルーン拡張まで 90 分未満で効果的に実施できる場合，STEMI の管理における最適な治療法となる。
- PCI を実施できない施設に搬送された患者に対しては，最初の医療従事者接触から 120 分以内で迅速に PCI を開始できる場合，プライマリー PCI も実施できる。
- PCI を実施できない施設に搬送された患者については，最初の医療従事者接触から 121 分以内で PCI を実施できる場合，現場で血栓溶解療法を実施するよりも PCI 施設に搬送することに，再梗塞，脳卒中抑制についてはある程度の効果があり，死亡率は低下する傾向があると考えられる。
- PCI は血栓溶解療法が禁忌となる患者でも選択され，高リスクの所見のある患者，心不全により心筋梗塞が悪化している患者，心原性ショックの患者に対しても適応がある。

## 「血栓溶解療法の使用」

血栓溶解薬（「血栓バスター」）は，$V_2$ と $V_3$ 誘導で ≧ 2 mm（0.2 mV），そのほかすべての誘導で ≧ 1 mm の J 点の ST 上昇が見られる患者，または新規に出現した（または新規と推定される）LBBB（例：III 誘導と aVF，$V_3$ と $V_4$ 誘導，I と aVL 誘導）が見られる患者に対し，禁忌ではない場合に投与する。フィブリンを特異的に溶解する薬物を使用すると，これを投与した患者のおよそ 50 %で正常な血流が得られる。フィブリンを特異的に溶解する薬物の例としては，アルテプラーゼ，reteplase，tenecteplase などが挙げられる。当初はストレプトキナーゼが血栓溶解薬として広く使用されたが，これはフィブリンを特異的に溶解するものではない。

血栓溶解療法の使用に関する考慮事項には次のようなものがある。

- 禁忌が存在せず，リスク対利益比が好ましいものである場合，血栓溶解療法は「発症後 12 時間以内」で心電図所見が適格である STEMI の患者に対し，最初の医療従事者接触から 90 分以内に PCI を実施できない場合の再灌流の選択肢の 2 つとなる。
- 禁忌が存在しない場合は，「発症後 12 時間以内」で心電図所見が純後壁梗塞と一致している患者に対しても，血栓溶解療法を行うことが妥当である。これは，経験を積んだプロバイダーが，早期の前胸部誘導の ST 低下がほかの誘導の ST 上昇に相当していることから判断する。こうした変化がほかの心電図所見と関連している場合は，心臓の後壁における「STEMI」を示唆している。

- 血栓溶解療法は通常，「発症後 12 時間以上」が経過している患者には推奨されない。ただし虚血性胸部不快感が持続し，ST 上昇も継続している場合は，血栓溶解療法を考慮できる。
- 以下の患者には血栓溶解療法を行ってはならない。
    - 「発症後 24 時間以上」が経過している患者
    - ST 低下が見られる患者。ただし，純後壁梗塞が疑われる場合は除く

### 「薬物追加治療」

適応があれば，酸素，舌下投与またはスプレーによるニトログリセリン，アスピリン，モルヒネ，および血栓溶解療法以外に以下のような薬物も有用である。

- 未分画または低分子ヘパリン
- Bivalirudin
- $P2Y_{12}$ 阻害薬（クロピドグレル，プラスグレル，およびチカグレロール）
    - クロピドグレルおよびプラスグレルは，活性代謝物への肝生体内変換を必要とするチエノピリジンである。チカグレロールは可逆的 $P2Y_{12}$ 阻害薬であり，肝生体内変換を必要としない。$P2Y_{12}$ 阻害薬投与のタイミングは，現場の慣行の自由裁量で決定するものとする。
- ニトログリセリン静注
- β 遮断薬
- Glycoprotein IIb/IIIa 阻害薬

ニトログリセリン静注およびヘパリンは，STEMI 患者の早期管理によく使用される。ヘパリンとニトログリセリン静注については簡単に説明するが，Bivalirudin，$P2Y_{12}$ 阻害薬，β 遮断薬，Glycoprotein IIb/IIIa 阻害薬は取り上げない。これらの薬物には，より高いリスク分類能力と，ACS の範囲に関する詳細な知識，および場合によっては最新の臨床試験結果についての継続的な情報収集が必要となる。

#### ヘパリン（未分画または低分子ヘパリン）

ヘパリンは，PCI およびフィブリンを特異的に溶解する薬物（アルテプラーゼ，reteplase，tenecteplase）を使用した血栓溶解療法でルーチンに使用される補助薬である。これらの薬物を使用する場合，個々の臨床戦略の投与スケジュールを熟知している必要がある。

**「ヘパリン療法での不適切な投与量およびモニタリングにより，STEMI の患者に過剰な脳内出血および大出血が引き起こされている。ヘパリンを使用するプロバイダーは，個々のACS カテゴリーでの適応，投与量，および用法を知っておく必要がある。」**

**「投与量，用法，および投与時間は臨床試験での使用に基づいている。特定の患者では，用量調整が必要な場合がある。体重に基づく投与量ガイドライン，投与の間隔，および腎機能に応じた低分子ヘパリンの調整（必要な場合）については，ECC ハンドブックを参照。個々のカテゴリーの詳細な説明は，「American College of Cardiology/AHA ガイドライン」参照。」**

#### ニトログリセリン静注

ニトログリセリン静注のルーチン使用は適応とならず，STEMI での死亡率を有意に下げる効果は報告されていない。ただし，ニトログリセリン静注は虚血性症候群に適応であり，広く使用されている。また血行動態の安定性や臨床症状に応じて調節が可能なため，塗り薬や長時間作用型製剤よりも望ましい。STEMI におけるニトログリセリン静注開始の適応は次のとおりである。

- 舌下またはスプレーによるニトログリセリンに反応しない，再発性または持続性の胸部不快感
- 肺水腫を合併している STEMI
- 高血圧を合併している STEMI

ニトログリセリン静注使用の治療目標は次のとおりである。

虚血性胸部不快感を緩和するには：
- 効果が出るまで用量を調節する
- SBP を ≧ 90 mm Hg に保つ
- 高血圧患者の場合，SBP の低下をベースラインより 30 mm Hg 下までに制限する

肺水腫および高血圧を改善するには：
- 効果が出るまで用量を調節する
- 正常血圧の患者の場合，SBP の低下をベースラインの 10 ％以内に制限する
- 高血圧患者の場合，SBP の低下をベースラインより 30 mm Hg 下までに制限する

## 急性期脳卒中

**概要**

急性期脳卒中患者の特定と初期管理は，ACLS プロバイダーの目的の一部である。

急性期脳卒中の院外治療では，EMS による重要な評価と行動に焦点を当てる（手順 2）。

- ABC を評価し，必要に応じて酸素を投与する。
- 脳卒中プロトコルを開始する。
- 身体診察を実施する。
- 検証済みの入院前脳卒中スクリーニングと脳卒中重症度ツールを実施する。
- 発症時刻（最後に正常であった時間）を確定する。
- 最適な脳卒中センターにトリアージする。
- 血糖をチェックし，必要であれば治療する。
- 到着前通知を行い，到着したら脳画像検査室に搬送する。

注意：本セクションの「救急医療サービスの急性期脳卒中経路」を参照する。

急性期脳卒中の院内治療は，ED または脳画像検査室で行う。ED を経由せず，脳画像検査室に直接搬送することがベストプラクティスである。病院または脳卒中チームによる即時の全般的および神経学的評価（手順 3）には，以下が含まれる。

- EMS 通知を受け，脳卒中チームを招集する。
- 到着後すぐに，脳の緊急 CT 検査または MRI 検査を準備する。
- EMS は到着したら脳卒中チームに引き継ぐ。
- ABC を評価し，必要に応じて酸素を投与する。
- 静脈路を確保し，血液検査を実施する。
- 血糖をチェックし，必要であれば治療する。
- 患者の病歴，薬歴，処置歴を確認する
- 発症時刻または最後に正常であった時間を確定する。

NIH 脳卒中評価スケールまたはカナダ神経学的スケールなどを用い，身体診察および神経学的検査を行う。2010 年，AHA/ASA は治療適応を有する急性期脳卒中患者における救急部到着から静注開始までの時間短縮を目標とした全国的な品質改善イニシアチブ「Target：Stroke」を開始した。現在のベストプラクティスの最も新しい実践である「Target Stroke：III」では，患者が良好な回復を得られる可能性を最大にするというより積極的な新しい目標を設定している。Target Stroke：III の再灌流療法戦略の時間目標には，以下のものが含まれる。

- 静注血栓溶解薬で治療した急性期虚血性脳卒中患者の 85 %以上で，救急部到着から静注開始までの時間を 60 分以内にする。
- 血管内治療（EVT：Endovascular therapy）を行った急性期虚血性脳卒中患者の 50 %以上で，ED 到着−デバイス時間（door-to-device times：到着から血栓回収デバイスの初回通過までの時間）を，直接に搬入された患者では 90 分以内，転送されてきた患者では 60 分以内とする。

### 「脳卒中に対する薬物」

脳卒中に対する薬物には以下のものが含まれる。

- 承認されている血栓溶解薬（アルテプラーゼ）
- グルコース（$D_{10}/D_{50}$）
- ラベタロール※1
- ニカルジピン
- Clevidipine※2
- アスピリン

※1 ラベタロールは日本では錠剤のみ

※2 Clevidipine は日本では未承認

## 脳卒中の主な種類

脳卒中とは総括的な言葉であり，脳の特定の領域に対する血液供給中断に続いて発生する，急性の神経学的障害を指す。迅速な脳卒中治療はすべての患者にとって重要だが，本項では急性期虚血性脳卒中の再灌流療法に重点を置く。

脳卒中には主に以下の種類がある。

- 虚血性脳卒中：すべての脳卒中の 87 %を占め，通常は脳の特定の領域に血液を供給する動脈の閉塞が原因で発症する（図 19）。
- 出血性脳卒中：すべての脳卒中の 13 %を占め，脳の血管が突然破裂して周囲の組織に血液が流れ込むことで発症する。この種類の脳卒中では，血栓溶解療法は禁忌である。また，抗凝固薬の使用は避ける。

男性対女性の発生率比は，55〜64 歳で 1.25，65〜74 歳で 1.50，75〜84 歳で 1.07，85 歳以上で 0.76 である。黒人が初めての脳卒中を患うリスクは，白人と比較して 2 倍近い。

**図 19.** 脳卒中の種類。脳卒中の 87 %が虚血性脳卒中であり，患者が適応の対象であれば再灌流療法に適格となる可能性がある。脳卒中の 13 %が出血性脳卒中であり，その大部分が脳内出血である。

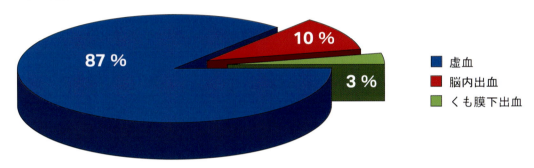

## 脳卒中治療に対するアプローチ

世界では，毎年約 1190 万人が脳卒中を発症している。アメリカでは脳卒中は，依然として死亡および障害の主要な死原因となっている。脳卒中のリスクは年齢とともに増大するが，脳卒中で入院する患者の約 3 分の 1 は 65 歳未満である[7]。

発症から再灌流までの時間が鍵となるため，急性期虚血性脳卒中の早期認識は極めて重要である。静注による血栓溶解療法はできるだけ早く実施する必要があり，通常は発症から 3 時間以内，一部の患者については 4.5 時間以内である。EVT は，適切に選定された患者では発症から 24 時間以内に実施可能だが，治療までの時間が短いほど転帰が良い。脳卒中の多くは自宅で発症するが，病院への搬送に EMS を利用する急性期脳卒中患者は半数にすぎず，これが評価および治療介入までに時間を遅らせる原因となっている。脳卒中患者が症状を否定したり理屈付けたりするのはよくあることである。心房細動や高血圧を伴う高リスク患者でさえ，脳卒中の徴候を判別できない。このために EMS の出動要請や治療が遅れ，罹患率と死亡率の上昇につながる。

地域の市民救助者と専門教育は不可欠であり，血栓溶解療法による治療が可能な脳卒中患者の比率向上に貢献している。医療従事者，病院，および地域の市民救助者は，脳卒中治療の効率と効果を向上させるための地域の脳卒中治療システムの開発を継続させていかなければならない。

### 「脳卒中救命の連鎖」

脳卒中治療の目標は，脳損傷を最小限に抑え，患者を最大限に回復させることである。AHA とアメリカ脳卒中協会（American Stroke Association，ASA）が示す脳卒中救命の連鎖（図 20）は，突然の心停止の救命の連鎖と同様である。脳卒中からの回復を最大限に高めるために，患者，家族，医療従事者が行うべき行動をつなげている。その連鎖を構成する鎖は以下のとおりである。

- 脳卒中の警告徴候と症状の迅速な認識と対応
- EMS の迅速な出動要請
- EMS による迅速な脳卒中の認識，トリアージ，搬送，および受け入れ病院への到着前通知
- 病院での迅速な診断および治療

**図 20.** 脳卒中の救命の連鎖。

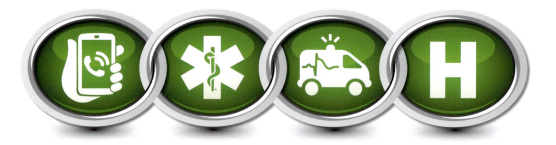

### 「脳卒中治療の 8 つの D」

脳卒中治療の 8 つの D は，脳卒中の診断と治療における主要な手順と，遅れが発生しかねない重要な時点を表している。

- **D**etection（発見）：脳卒中の自他覚症状の迅速な認識
- **D**ispatch（出動）：素早い 119 番への通報と EMS の出動
- **D**elivery（搬送）：EMS による脳卒中の迅速な認識，管理，トリアージ，搬送，受け入れ病院への到着前通知
- **D**oor（到着）：救急部／画像検査室による緊急トリアージ，および脳卒中チームによる即時評価
- **D**ata（データ）：迅速な臨床評価，臨床検査，脳画像検査
- **D**ecision（決定）：脳卒中の診断確定と最適な治療選択肢の決定
- **D**rug/**D**evice（薬物／器具）：血栓溶解療法，または適応である場合は血管内療法（EVT）の実施
- **D**isposition（移送）：脳卒中ユニットまたは集中治療室への迅速な搬送，または EVT のための緊急施設間搬送

これらの重要事項の詳細については，「脳卒中が疑われる成人のアルゴリズム」（図 21）を参照のこと。

### 脳卒中治療の目標

時間に関する最初の目標は，アルテプラーゼの承認直後，1997 年に開催されたアメリカ国立神経疾患・脳卒中研究所によるコンセンサス会議が基になっている。その後約 20 年間 AHA がプロセス改善プロジェクトを進めてきた結果，新たに更新された目標が確立された。すべての脳卒中センターは Stroke プログラムで確認された各ベストプラクティスを，個々の環境に合わせて採用する必要がある。総合的な目標は，これまでどおり再灌流療法までの遅延を最小化することである。脳卒中が疑われる成人のアルゴリズムには，患者の評価と治療に重要な意味を持つ，院内での処置開始までの時間は以下のとおりである。

1. 理想的には到着時，あるいは到着後 10 分以内に，病院または脳卒中チームによってただちに全般的評価および神経学的評価を行う。EMS からの通知後すぐに脳卒中チームを招集する。到着時，緊急脳 CT 検査または MRI を準備する。到着時に EMS は脳卒中チームと引き継ぎを行う。ABC（気道・呼吸・循環）を評価し，必要に応じて酸素投与を行う。静脈路を確保し，臨床検査による評価を行う。血糖をチェックし，必要であれば治療する。患者の病歴，服薬歴，処置歴を確認する。発症時刻，または最終健常確認時刻を特定する。NIH 脳卒中評価スケールまたはカナダ神経学的スケールなどを用い，身体診察および神経学的検査を行う（手順 3）。

2. 病院到着後 20 分以内に，脳卒中チームまたは指名された専門医による神経学的評価，単純 CT（NCCT），または MRI を実施する。EMS が現場から CT（コンピュータ断層撮影）／MRI 処置室へ直行できることが望ましい（手順 3）。
3. ED または脳画像検査室に到着後 45 分以内に NCCT/MRI の結果を判読する（ボックス 4）。
4. 適応のある患者（禁忌に該当しない患者）の場合，病院への到着後 60 分以内に血栓溶解療法を開始する（手順 6～8）。
5. 到着からディバイス適用までの時間を，直接到着した患者で 90 分以内，施設間転送患者で 60 分以内に抑える（手順 9）。
6. EVT の可能性があり搬送する患者の入室から退出までの時間を 60 分以内に抑える（手順 9～11）。
7. 到着から入床（脳卒中ユニットまたは神経科集中治療室）までの時間を 3 時間以内に抑える（手順 12，13）。

## 重要な時間枠

急性期虚血性脳卒中を発症した患者が再灌流療法から得られる効果は，治療開始までの時間に依存する。これは，STEMI の患者と同様であるが，時間的猶予はそれよりはるかに短い。薬剤投与による再灌流療法開始までの時間はきわめて重要であり，発症時刻から算定される。病院到着後の重要な時間枠（最大時間）は以下のとおりである。

- 即時の全般的評価：**10 分以内**
- 即時の神経学的評価：**20 分以内**
- 頭部 CT/MRI 検査の実施：**20 分以内**
- CT/MRI 検査結果の判読：**45 分以内**
- 救急部または脳画像検査室到着から血栓溶解療法の開始まで：**60 分以内**
- 発症から血栓溶解療法の開始まで：**3 時間以内（一部の患者においては 4.5 時間以内）**
- 発症から EVT の開始まで：**主幹動脈閉塞 (LVO：Large vessel occlusion) 患者において 24 時間以内。発症から 0～6 時間であれば適格な NCCT 検査が，発症から 6～24 時間であれば適格なペナンブラ画像が適格であることが必要となる。**
- モニタリングできるベッドへの入床：**3 時間**
- EVT のための搬送（入室から退出まで）：**1 時間**

「脳卒中が疑われる成人のアルゴリズム」（図 21）は，脳卒中の可能性がある患者に対する院外治療および院内治療の重要事項を強調したものである。また，「救急医療サービスの急性期脳卒中経路アルゴリズム」（図 22）は，脳卒中が疑われる患者の最良の搬送先病院を判断するための重要な評価基準を強調している。このような行動には，脳卒中スクリーニングや重症度判定ツールの使用，病院への迅速な搬送が含まれる。ACS と同様に，受け入れ病院への到着を事前に知らせることで，到着時の脳卒中患者の治療が迅速に行える。

図 21. 脳卒中が疑われる成人のアルゴリズム。

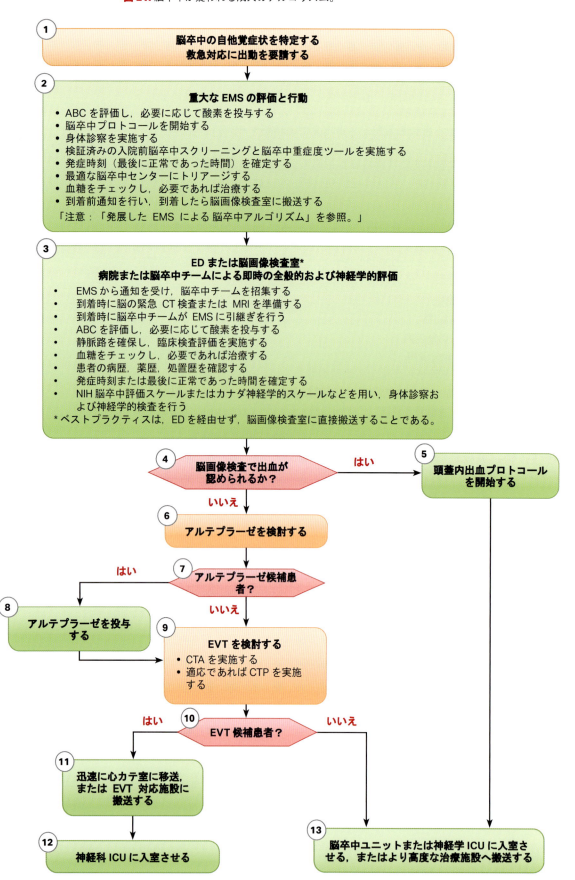

**図 22.** 救急医療サービス（EMS）のための急性期脳卒中経路決定（routing）アルゴリズム。

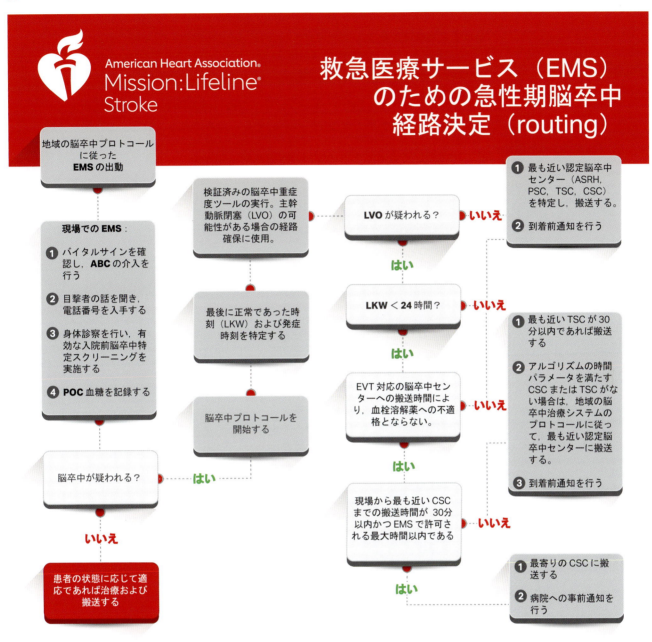

## 脳卒中が疑われる成人のアルゴリズムの適用（図 21）

ここでは，アルゴリズムの各手順と，そのほかの関連するトピックについて説明する。

- 脳卒中の可能性を示す自他覚症状を特定し，緊急時の対応を開始（手順 1）
- EMS による重大な評価と行動（手順 2）
- 病院または脳卒中チームによる即時の全般的および神経学的評価（救急部または脳画像検査室）（手順 3）
- 脳画像検査（CT/MRI 検査）（手順 4）：脳撮像で出血が示されているか？
- アルテプラーゼを使用できるか？（適応である場合は血栓溶解療法のリスク分類）（手順 7）
- EVT の検討と患者の適応性の判断（手順 9 および 10）
- カテーテル検査室または EVT 対応施設への迅速な搬送（手順 11）
- 神経科 ICU または脳卒中ユニットへの入室，あるいはより高度な治療施設への搬送（手順 12 および 13）
- 適応である場合は LVO およびペナンブラの有無を確認するための追加画像検査（手順 9 および 10）
- 一般的な脳卒中治療（手順 12 および 13）

### 「脳卒中の可能性を示す徴候の特定と救急対応システムの出動要請」

#### 警告自他覚症状

脳卒中の自他覚症状はわかりにくいことがある。このような例として，以下のものが挙げられる。

- 特に一側性の顔面，腕，足の脱力や無感覚が突然現れる
- 話すことや理解することが困難
- 片眼または両眼の突発的な視覚障害
- 突然の歩行困難
- 目まいや平衡感覚障害，協調運動障害
- 原因不明の重度の頭痛が突然認められる
- 突然の意識混濁

#### EMS システムの緊急出動要請

現在のところ，脳卒中患者の半数が家族または友人によって ED に搬送されている。したがって，脳卒中患者とその家族は，脳卒中の疑いのある自他覚症状に気づいた場合，ただちに 119 番に通報して EMS の出動を要請するように教育を受けている必要がある。

EMS では，最も安全で効率的な方法により，最も適切な脳卒中対応病院まで救急搬送が行われる。EMS による搬送の利点には次のようなものがある。

- 脳卒中の可能性がある場合の治療は一刻をあらそうものであり，救急サービスの出動指令者は，以下のような重要な役割を担う。
    - 脳卒中の可能性がある患者を特定する
    - 最優先の出動指令を出す
    - EMS プロバイダーが到着するまでの間，必要に応じてバイスタンダーに対し，救命のため CPR スキルなどの対症療法を指示する
- 対応する医療従事者が，必要に応じて ABC を評価して酸素投与を行える。
- EMS 要員は脳卒中プロトコルの開始，身体診察の実施，発症時刻（患者が最後に正常であったと確認できる時刻）の確定，血糖チェックを行え，適応である場合は治療を開始できる。
- EMS は検証済みの入院前脳卒中スクリーニングおよび脳卒中重症度判定ツール，並びに患者の特徴に基づき，地域の搬送先プロトコルに従って最適な脳卒中センターに患者をトリアージできる。
- 病院側で患者を最も効率の良い方法で評価および管理するための準備を可能にし，到着時に脳画像検査室に直接搬送できるようにするため，EMS が到着前に病院に通知する必要がある。

## 「EMSによる重大な評価と行動」

院外EMSプロバイダーは，発症時刻から患者のEDまたは脳画像検査室到着までの時間をできるだけ短縮しなければならない。脳卒中に特異的な治療は適切な受け入れ病院のEDでのみ可能であるため，現場で時間をとられれば根本的治療を遅らせる（場合によっては不可能にする）だけである。より広範な評価と補助療法の開始は，病院への搬送中やEDまたは脳画像検査室で継続すればよい。

### EMSによる重大な評価と行動

脳卒中と考えられる患者に最良の転帰を実現するために，EMSプロバイダーは脳卒中の可能性を示す自他覚症状を特定する必要がある（手順1）。これには以下が含まれる。

- ABCを評価し，必要に応じて低酸素状態（酸素飽和度≦94％）の患者，または酸素飽和度が不明な患者に酸素を供給する。
- 脳卒中プロトコルを開始する。
- 身体診察を実施する。
- 病院到着前に，検証済みの脳卒中重症度判定ツールを使用する。迅速な入院前脳卒中スクリーニング（CPSSなど）および脳卒中重症度評価を実施して，主幹動脈閉塞の有無を確認する（Los Angeles運動機能スケール［LAMS］，動脈閉塞迅速評価［RACE］，Cincinnati脳卒中トリアージ評価ツール［CSTAT］，現場での脳卒中評価による救急搬送トリアージ［FAST-ED］など）。
- 発症時刻（最後に正常であった時間）を確定する。発症時刻，患者が最後に正常であったと確認できる時刻，あるいは神経症状を発症する前の時刻を特定する。これをゼロ時間をとする。患者が脳卒中の症状を伴って睡眠状態から覚醒した場合，ゼロ時間は患者が最後に正常であるように見えた時刻ということになる。
- 最適な脳卒中センターにトリアージする。患者が最後に正常であったと確認できる時刻，脳卒中の重症度判定ツール，地域の脳卒中患者搬送プロトコルに基づき，患者を迅速に移送し，適切な脳卒中センターにトリアージする。搬送中，心肺機能を補助する。可能であれば目撃者，家族，介護者に同行してもらい，脳卒中の症状を発症した時刻を確認する。
- 必要に応じて血糖をチェック。プロトコルやメディカルコントロールの許可があれば，搬送中に血糖をチェックする。
- 受け入れ病院に到着前に通知し，到着時には脳画像検査室に搬送する。
- 急性期脳卒中患者は，誤嚥，上気道閉塞，低換気，および神経原性肺水腫（まれなケース）により，呼吸困難に陥るおそれがある。循環不良と低酸素血症を併発すると，虚血性脳損傷を悪化させることになり，脳卒中による予後の悪化をまねく。

院外および院内のどちらの医療スタッフも，低酸素状態（酸素飽和度が94％以下）の脳卒中患者または酸素飽和度が不明な患者には酸素を補給する必要がある。

## 「脳卒中の評価ツール」

AHAでは，すべてのEMS要員が，Cincinnatiプレホスピタル脳卒中スケール（CPSS，表5）やLos Angelesプレホスピタル脳卒中スクリーンなど，検証され簡潔にまとめられた院外神経学的評価ツールを使用して，脳卒中を特定できるように訓練を受けることが推奨されている。

### Cincinnatiプレホスピタル脳卒中スケール

CPSSでは，以下の3つの身体所見を基に脳卒中を特定する。

- 顔面下垂（笑ったり，歯を見せたりするよう患者に指示する）
- 上肢の下降（眼を閉じ，手のひらを上に向けて両手を前に出すよう患者に指示する）
- 言語障害（患者に次のように言わせる「瑠璃（るり）も玻璃（はり）も照らせば光る」など）

CPSSを使用することで，医療スタッフは1分未満で患者を評価することができる。院外のプロバイダーが確認して，CPSSの所見が1つ見つかった場合は，脳卒中の可能性は72％と予測される。

**表 5.** Cincinnati プレホスピタル脳卒中スケール

| テスト | 所見 |
|---|---|
| **顔面下垂**：歯を見せたり，笑ったりするよう患者に指示する（図 23） | **正常**―顔面の両側が同じように動く<br>**異常**―顔面の片側が反対側と比べて動きが悪い |
| **上肢の下降**：患者は眼を閉じ，手のひらを上にして両手をまっすぐ前に出し，10 秒間その状態を保持する（図 24） | **正常**―両上肢が同様に動く，「または」両上肢がまったく動かない（回内運動のようなほかの所見も有用である）<br>**異常**―一方の上肢が動かない，「または」他方の上肢より下がる |
| **言語障害**：患者に次のように言わせる「瑠璃（るり）も玻璃（はり）も照らせば光る」など | **正常**―不明瞭な発語はなく，正確な言葉を用いる<br>**異常**―発語が不明瞭であったり，間違った言葉を使ったり，話すことができない |
| **判定**：上記の 3 所見のうち 1 つでも異常がある場合，脳卒中である確率は 72 ％である。 ||

Kothari RU, Pancioli A, Liu T, Brott T, Broderick J. Cincinnati Prehospital Stroke Scale: reproducibility and validity. Ann Emerg Med.1999;33(4):373-378. を改変。Elsevier の許可を得る。

**図 23.** 顔面下垂。  **図 24.** 一側上肢の下降（右上肢）。

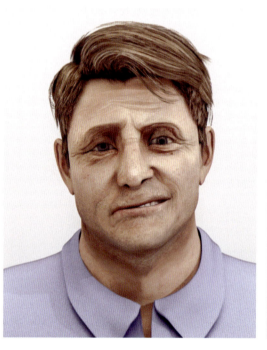
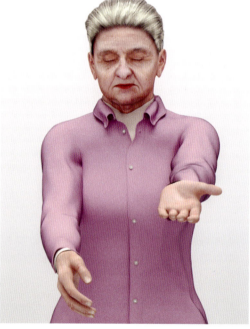

次のリストは，入院前脳卒中スクリーニングおよび脳卒中重症度スコアの一例を示す。

**入院前脳卒中スクリーニング：**
- Cincinnati プレホスピタル脳卒中スケール（CPSS/FAST）
- Los Angeles プレホスピタル脳卒中スクリーン（LAPSS）
- Melbourne 救急隊員向け脳卒中スクリーン（MASS）
- Miami 緊急時神経脱落症状スコア（MENDS）
- 救急治療室での脳卒中確認スコア（ROSIER）

**脳卒中重症度スコア：**
- 米国立衛生研究所（NIH）脳卒中スケール
- 5項目および8項目による米国立衛生研究所脳卒中簡略スケール（sNIHSS-5，sNIHSS-8）
- Cincinnati プレホスピタル脳卒中重症度スクリーン（CPSSS）
- 現場での脳卒中評価による救急トリアージ（FAST-ED）
- Los Angeles 運動機能スケール（LAMS）
- 動脈閉塞迅速評価（RACE）
- 3項目脳卒中スケール（3ISS）

## 脳卒中センターおよび脳卒中ユニット

脳卒中患者を指定された認定脳卒中センターに直接トリアージすることの利点は，エビデンスによって明らかにされている。地域関係者は，その地域の脳卒中関連リソースに基づき，脳卒中搬送先のプロトコルを確立すべきである。

『Guidelines for the Early Management of Patients With Acute Ischemic Stroke: 2019 Update to the 2018 Guidelines for the Early Management of Acute Ischemic Stroke』で述べるように，独立した外部団体（「Center for Improvement in Healthcare Quality」，「Det Norske Veritas」，「Healthcare Facilities Accreditation Program」，「The Joint Commission」，あるいは州保健局など）による脳卒中センターの認定が推奨される。このことは，脳卒中センターの開発により，患者ケアと臨床的予後が改善することを示すデータからも裏付けられる。表6は，脳卒中患者の搬送先病院のさまざまなレベルと対応能力を示す。現時点では4段階の脳卒中対応施設認定が存在し，病院固有の対応能力に基づいて認定が行われる。

### 「急性期脳卒中対応病院」

急性期脳卒中対応病院は通常，地方の，医療資源が限られる地域で運用される。救急現場で患者の病態を特定し，適応であればアルテプラーゼで治療する場合は，通常は遠隔治療を介して急性神経疾患専門医にアクセスする。一般的には，患者はその後脳卒中ユニットに入院するか，適応であれば高度治療を受けるための施設に搬送される。

### 「一次脳卒中センター」

一次脳卒中センターは，脳卒中治療システムの基盤である。これらの施設は，脳卒中患者を迅速に特定でき，適応であればアルテプラーゼ療法を実施でき，専門の脳卒中ユニットに患者を入院させることのできる，幅広い種類の病院である。米国では，全脳卒中患者の約半数が一次脳卒中センターで治療を受けている。

### 「血栓回収療法対応の脳卒中センター」

血栓回収療法対応の脳卒中センターの認証は，AHAおよびJoint Commissionにより共同で作成された。一次脳卒中センターと同等の高品質水準を満たし，さらにLVO患者に対するEVTにも対応する施設を識別するための認証である。血栓回収療法対応の脳卒中センターの認証は，総合脳卒中センターが利用できない地域において，EVT対応施設を認識するために作成された。

### 「総合脳卒中センター」

総合脳卒中センターとして認定された病院は，虚血性および出血性を含め，あらゆる病態と重症度の脳卒中を管理できる施設である。さらに，脳神経外科，EVT，神経集中治療といった特殊医療も365日24時間対応で提供可能である。一般的に総合脳卒中センターは，地域の脳卒中医療システムの中心拠点として機能し，搬送された患者を受け入れ，搬送元の施設にフィードバックを提供し，教育を施す役割を担う。

**表 6. 脳卒中認定病院のレベルと対応能力**

| 病院の属性 | ASRH | PSC | TSC | CSC |
|---|---|---|---|---|
| 部位 | 主に地方 | 主に大／中都市 | 主に大都市 | 主に大都市 |
| 脳卒中チームが 365 日 24 時間対応可能 | はい | はい | はい | はい |
| 単純 CT 検査を 365 日 24 時間実施可能 | はい | はい | はい | はい |
| 高度な画像検査（CTA/CTP/MRI/MRA/MRP）を 365 日 24 時間実施可能 | いいえ | はい | はい | はい |
| アルテプラーゼ静脈内投与に対応 | はい | はい | はい | はい |
| 血栓回収療法に対応 | いいえ | おおむね可能 | はい | はい |
| 脳卒中の発症機序を診断，および脳卒中発症後の後遺症を管理 | 通常は不可 | はい | はい | はい |
| 出血性脳卒中患者の入院 | いいえ | おおむね可能 | おおむね可能 | はい |
| 破裂動脈瘤のクリッピング／コイリング | いいえ | おおむね可能 | おおむね可能 | はい |
| 専門の脳卒中ユニット | いいえ | はい | はい | はい |
| 専門の神経集中治療ユニット／ICU | いいえ | おおむね可能 | おおむね可能 | はい |

略語：ASRH：急性期脳卒中対応病院，CSC：総合脳卒中センター，CTA：コンピュータ断層血管撮影，CTP：コンピュータ断層撮影画像法灌流，MRA：磁気共鳴血管造影，MRI：磁気共鳴画像法，MRP：磁気共鳴灌流画像法，PSC：一次脳卒中センター，TSC：血栓回収療法対応の脳卒中センター

地域の病院は，可能な限り高いレベルの脳卒中センター認定を受け，その対応機能を活用し，地域の脳卒中治療システムを設計するべきである。各病院の対応能力は，地域の EMS システムおよびコミュニティに周知される必要がある。

患者が ED に到着したら，多数の評価行動および管理行動を迅速に開始しなければならない。確定診断と治療の遅れを最小限に抑えるため，プロトコルを使用する。Target Stroke プログラムのベストプラクティスを実践することで，救急部到着から静注開始までの時間は全体的に短縮され，臨床的予後が改善するとともに，総合的な安全性が維持できることが明らかになった。また，これらのベストプラクティスは，1997 年にアメリカ国立神経疾患・脳卒中研究所のコンセンサス会議で初めて確立されたさまざまな時間枠の短縮にも貢献していることが示された。

「脳卒中チーム，救急医，またはそのほかの専門医の目標は，脳卒中の疑いがある患者を救急部または脳画像検査室への到着から 10 分以内に評価することであり（手順 3），「時は脳なり（Time is Brain）」である。」

### 「Target: Stroke II のベストプラクティス戦略」

1. **EMS による事前通知**：EMS プロバイダーは現場で脳卒中を確認した場合，受け入れ病院に早めに事前連絡する必要がある。
2. **脳卒中ツールの使用**：脳卒中ツールキットには，迅速トリアージプロトコル，臨床判断支援ツール，脳卒中用の指示セット，ガイドライン，病院固有のアルゴリズム，クリティカルパス，NIH 脳卒中スケール，そのほかの脳卒中ツールが含まれる，これらを利用するべきである。
3. **迅速なトリアージプロトコルの採用と脳卒中チームへの通知**：急性期トリアージプロトコルが確立されていると，脳卒中を速やかに確認でき，治療までの時間が短縮される。急性期脳卒中チームが積極的に脳卒中治療を進められるように，EMS 要員から脳卒中患者について入院前通知を受けた時点，あるいは ED で脳卒中患者が特定された時点ですぐに招集する必要がある。
4. **1 回の連絡で招集を可能にするシステムの使用**：1 回の連絡で，脳卒中チーム全体を招集できるようにする。
5. **カルテ，クリップボード，または患者のベッドにタイマーまたは時計を取り付ける**：急性期虚血性脳卒中の治療では，患者を正確に，速やかに，組織的に，かつ系統的に評価する必要がある。医療従事者全員から見える場所に共通の時計を配置することは，医療の質を向上させるために有効である。
6. **EMS から CT または MRI 検査室へ直接搬送**：事前に策定されたプロトコルに従うことで，プロバイダーは適格な脳卒中患者を ED トリアージ現場から CT/MRI 検査室に直接搬送し，初期の神経学的検査および脳画像検査を実施できるため，最初に ED に入院させることなく組織プラスミノゲンアクチベータの適格性を判断できる。
7. **脳画像検査の迅速な実施と判読**：患者の到着後，できるだけ早く脳 CT 検査（または MRI）を開始することが重要である。最初の CT 判読は脳卒中神経科医に依頼することを検討し，高度な画像検査は不明な症例のみに実施するようにする。アルテプラーゼを検討する場合は，追加的に脳画像検査を実施し，LVO および救済可能なペナンブラの有無を判定することもある。
8. **迅速な臨床検査の実施（適応であればベッドサイド検査も含む）**：適応があれば，血糖値のほか，凝固異常が疑われる場合やワルファリン治療中の場合は凝固パラメータ評価しておく。国際標準化比（INR：international normalization ratio）（プロトロンビン時間）／部分トロンボプラスチン時間の結果は可能な限り迅速に算出する必要があり，ED 到着後 30 分以内に取得すべきである。
9. **アルテプラーゼの事前準備**：患者がアルテプラーゼの適応候補である可能性が高いと判断された場合，脳画像検査の前であっても，可能な限り迅速に薬剤を調合し，ボーラス投与および 1 時間分の注入ポンプを準備しておく。
10. **アルテプラーゼへの迅速なアクセスおよび静脈内投与**：適応が確認され，頭蓋内出血が除外されたら，アルテプラーゼの静脈内投与を速やかに，遅延なく実施する必要がある。
11. **チームベースのアプローチの採用**：標準化された脳卒中治療パスおよびプロトコールに基づくチームアプローチにより，治療対象となる患者の数が増加し，脳卒中治療に要する時間を短縮させるのに有効であることが証明されている。
12. **データの迅速なフィードバック**：病院前の時間，到着から静注開始までの時間，適格患者におけるアルテプラーゼ IV および EVT 施行率，それ以外の時間間隔，脳卒中治療の実績や診療の質を測定する指標を正確に追跡することで，脳卒中チームは改善の余地がある領域を特定できるようになる。データのモニタリングおよびフィードバックシステムには，Get With The Guidelines の脳卒中患者管理ツールなどがある。

## 即時の全般的および神経学的評価

表7は，EDまたは脳画像検査室で病院または脳卒中チームが実施する手順を示す（EDを経由せず，脳画像検査室に直行することがベストプラクティスである）。

**表7.** 急性期脳卒中の可能性を評価するための重要な行動

| 手順 | 行うこと |
| --- | --- |
| 脳卒中チームを招集 | EMS通知を受け，脳卒中チームを招集する。 |
| 脳のCT検査またはMRI検査の実施 | 到着後すぐに，脳の緊急CT検査またはMRI検査を準備する。病院前通知を受けたらすぐ，脳の緊急CT検査またはMRI検査を指示し，患者をCT/MRI検査室に直接搬送する。このCT/MRI検査結果を，専門医にただちに判読してもらう。 |
| 脳卒中チームとの引き継ぎ | EMSは到着したら脳卒中チームに引き継ぐ。病院前通知時または到着時に，事前に決められたプロトコルに従い，脳卒中チームを招集するか，脳卒中の専門知識を持つ専門医に相談する準備をする。 |
| ABCの評価 | ABCを評価し，ベースラインのバイタルサインを評価する。必要に応じて酸素投与する。 |
| 静脈路の確保 | 静脈路を確保し，臨床検査評価を実施する。これにより，脳のCT検査またはアルテプラーゼ投与に遅れが生じてはならない。 |
| 血糖値のチェック | 血糖値をチェックし，低血糖症（＜60 mg/dL）を速やかに治療する。 |
| 患者の既往歴の確認 | 患者の病歴，服薬歴，処置を確認 |
| 発症時刻の確定 | 発症時刻または最後に正常であった時間を確定 |
| 身体診察および神経学的検査の実施 | NIH脳卒中評価スケールまたはカナダ神経学的スケールを含めた身体診察および神経学的診察を実施する。 |
| 12誘導心電図を記録する | 12誘導心電図を記録する。これにより塞栓性脳卒中の原因として，最近または進行中のAMIや不整脈（心房細動など）を特定できる。わずかな割合ではあるが，急性期脳卒中または一過性脳虚血発作の患者は，心筋虚血などの異常を併発している。一般的な見解として，心房細動や潜在的な致死的不整脈を検出するために，急性期虚血性脳卒中患者の最初の24時間評価の間は心電図モニターを行うことが推奨される。<br>致死的不整脈は脳卒中後，とくに脳内出血後あるいはそれに伴って起こる場合がある。患者の血行動態が安定している場合，致死的ではない不整脈（徐脈，VT，房室［AV］伝導ブロック）の治療は必ずしも必要ではない。<br>**心電図記録のためにCT/MRI検査の実施が遅れることがあってはならない。** |

### 「病院または脳卒中チームによる即時の神経学的評価」

脳卒中チーム，相談を受けた脳血管専門医，または救急医は以下の活動を行う。

- 患者の病歴，服薬薬歴，処置歴を確認し，発症時刻，または最終健常確認時間を確定する
- NIH脳卒中評価スケールまたはカナダ神経学的スケールなどを使用して，身体診察および神経学的検査を行う。

「神経学的評価の目標は，EDまたは脳画像検査室への患者到着から20分以内に実施することであり，「時は脳なり（Time is Brain）」である。」

### 発症時刻の確定

発症時刻または最後に正常であった時刻の確定には，院外プロバイダー，目撃者，および家族への聴き取り調査が必要になることもある。

### 神経学的検査の実施

確立されている脳卒中判定スケール（NIH 脳卒中スケールまたはカナダ神経学的スケールが望ましい）を使用して，患者の神経脱落症状を評価する。

米国立衛生研究所（NIH）脳卒中スケールは，15 項目を使用して脳卒中患者の神経脱落症状を評価および数値化する。これは詳細な神経学的診察に基づいた妥当性のある脳卒中重症度の判定方法である。

### 「脳画像検査（CT/MRI）の実施：脳画像検査で出血が認められるか？」

急性期脳卒中患者の評価で重要な判断ポイントとなるのが，虚血性脳卒中と出血性脳卒中を鑑別する NCCT/MRI 検査の実施と判読である。さらなる評価として，患者の症状の原因の他，または血栓溶解療法が禁忌となるそれ以外の構造的異常も特定する。最初の NCCT/MRI 検査は，急性期脳卒中の患者にとって最も重要な検査である。

- NCCT/MRI 検査をすぐに実施できない場合は，患者を安定させて，対応能力のある施設にただちに転送する。
- 頭蓋内出血が認められる場合は，アルテプラーゼおよび EVT 治療は絶対的禁忌となる。

**「患者が救急部または脳画像検査室に到着後 20 分以内に画像検査を実施できるようなシステムを確立する必要がある。」**

### 「判断のポイント：出血の有無」

脳卒中が疑われる患者の CT 灌流画像検査，CT 血管造影検査，MRI 検査などによる追加的な画像診断は，神経画像検査の判読に熟練した医師がただちに判読しなければならない。アルテプラーゼが適応となる患者の場合は，このような追加検査によってアルテプラーゼ静注の開始が遅れることがあってはならない。出血の有無によって，次の治療手順が決まる。

**「出血がある場合（手順 5 および 13）」**：NCCT/MRI 検査で出血が確認された場合，患者は血栓溶解療法の適応ではない。頭蓋内出血プロトコールを開始する。脳卒中ユニットまたは神経科 ICU に搬送するか，より高度な治療施設へと搬送する。

**「出血がない場合（手順 6 および 8）」**：NCCT/MRI 検査で出血の所見がない場合で，そのほかの異常（腫瘍，最近の脳卒中など）の徴候もない場合，その患者は血栓溶解療法の適応となる可能性がある。

LVO が疑われる患者の場合は，追加の画像検査が必要となる。LVO の有無は，CT 血管造影によって判定する。発症から 6 時間以内であれば，ペナンブラの画像診断は必要ない。発症後 6 時間以上経過している場合は，ペナンブラの画像診断（CT 灌流またはマルチモーダル MRI）を行い，救済可能なペナンブラの有無を特定する必要がある。灌流画像診断などの高度な画像検査により，アルテプラーゼ静注の開始が遅れることがあってはならない。

図 25A および B は，生存しているが，膜電位の変化により機能不全を起こしている虚血ペナンブラを示す。この機能不全は潜在的には可逆的である。現在の脳卒中再灌流療法における目標は，ペナンブラの可逆的な虚血部分が不可逆的な壊死を起こして梗塞部位が大きくなるのを防ぎ，永続的な脳梗塞領域を最小限に留めることである。

図 25. 血栓による脳動脈の閉塞。**A,** 閉塞の隣接部位とより遠位の脳組織を含む梗塞領域。**B,** 梗塞部位を囲む虚血ペナンブラ（虚血はあるがまだ梗塞（壊死）にいたっていない脳組織））の領域。

**A**

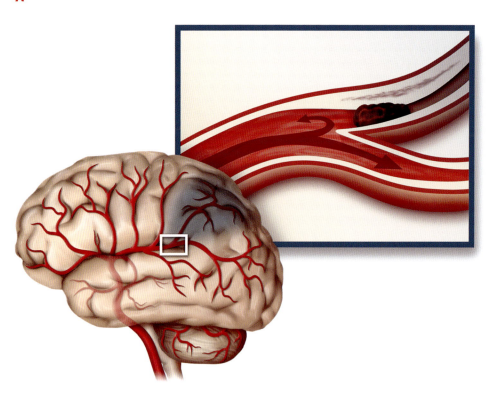

**B**

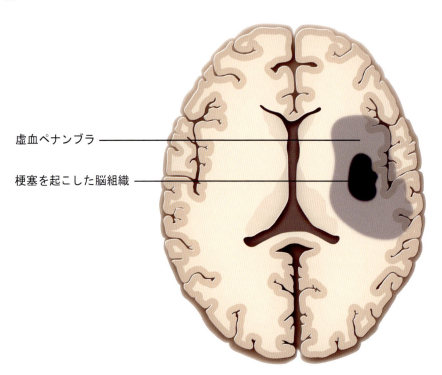

虚血ペナンブラ

梗塞を起こした脳組織

## 血栓溶解療法

急性期虚血性脳卒中の成人患者に対し，発症時刻から 3 時間以内（一部の患者に対しては 4.5 時間以内）にアルテプラーゼを投与することで，良好ないし極めて優れた機能的転帰を示す可能性が高くなることが複数の研究によって報告されている。また，複数の成人の前向き無作為化研究によるエビデンスでも，早期に治療を開始することで，良好な機能的転帰の可能性が高くなることが報告されている。

急性期虚血性脳卒中患者の早期管理についての AHA/ASA 2019 ガイドラインでは現在の適応条件を満たす急性期虚血性脳卒中患者に対してアルテプラーゼ静注療法を推奨しているが，以下のスタッフの下で実施されることが条件となる。

- 明確に定められた施設のプロトコルを使用する医師
- 集学的な知識を持ち，脳卒中治療に精通したチーム
- 質の高い脳卒中治療に取り組む施設

### 「血栓溶解療法に対する評価」

出血に関する CT/MRI 検査の結果が陰性である場合，その患者は血栓溶解療法の適応である可能性がある。この場合，さらに以下の適応評価とリスク分類をただちに行う。

- CT/MRI 検査で出血が見られない場合，急性虚血性脳卒中の可能性がある。静注血栓溶解療法の適応基準と除外基準（表 8）を確認し，神経学的検査（NIH 脳卒中スケールまたはカナダ神経学的スケール）を再度実施する。
- 患者の神経機能が正常な状態に向かって急速に改善している場合，血栓溶解療法は不要なことがある。

**表 8.** 発症後 3 時間以内（一部の患者の場合は 3〜4.5 時間以内*）にアルテプラーゼ療法で治療できる可能性のある虚血性脳卒中患者の適応基準および除外基準

| 適応（COR 1） | |
| --- | --- |
| 3 時間以内† | アルテプラーゼ静注（0.9 mg/kg，最大投与量 90 mg を 60 分かけて投与し，最初の 1 分で総投与量の 10 %をボーラス静注）は，虚血性脳卒中の発症時刻，最終未発症確認時刻，またはベースライン状態から 3 時間以内に治療が可能な一部の患者に対して推奨される。医師はこの表の各基準を確認したうえで，患者の適応を判断する必要がある。‡（COR 1, LOE A） |
| 3 時間以内－年齢 | 他の条件においては適応であり，年齢が ≧ 18 歳の患者の場合は，≦ 80 歳および > 80 歳の患者に対しても，3 時間以内であれば同様にアルテプラーゼ静注が推奨される。‡（COR 1, LOE A） |
| 3 時間以内－重度の脳卒中 | 重度の脳卒中の場合，アルテプラーゼ静注は虚血性脳卒中発症後 3 時間以内であれば適応となる。出血性変化のリスクが大きくなるものの，重度の脳卒中症状を生じた患者に対する臨床的有用性は実証済みである。‡（COR 1, LOE A） |
| 3 時間以内－軽度の障害性脳卒中 | 他の条件においては適応であり，軽度ではあるが障害性の脳卒中症状を生じた患者の場合，アルテプラーゼ静注は虚血性脳卒中の発症時刻，最終未発症確認時刻，またはベースライン状態から 3 時間以内に治療が可能な患者に対して推奨される。（COR 1, LOE B-R）§ |
| 血圧 | アルテプラーゼ静注は，血圧が < 185/110 mm Hg の患者，または降圧剤によってこのレベルまで血圧を安全に低下させることのできる患者であれば推奨されるが，アルテプラーゼ静注開始前に医師が血圧の安定性を評価する必要がある。‡（COR 1, LOE B-NR）∥ |
| CT | アルテプラーゼ静注は，NCCT により，軽度から中等度の早期虚血性変化が認められた場合にも推奨される（明らかな低濃度変化を除く）。‡（COR 1, LOE A） |

| 急性期虚血性脳卒中（AIS）患者のアルテプラーゼ静注療法に関するその他の推奨事項（COR 2a） | および（COR 2b） |
|---|---|
| 覚醒，発症時刻不明の場合 | 脳卒中症状を伴って覚醒した AIS 患者，または発症時刻が不明であり，最終未発症確認時刻またはベースライン状態から＞ 4.5 時間経過した患者において，DW-MRI 病変が MCA 領域の 3 分の 1 未満であるが，FLAIR 画像で視認可能な信号変化がない患者であれば，脳卒中症状の確認から 4.5 時間以内のアルテプラーゼ静注（0.9 mg/kg，最大投与量 90 mg を 60 分かけて投与，初めに 1 分かけて総投与量の 10 ％をボーラス静注）は有益でありうる。（COR 2a，LOE B-NR）§ |
| 早期に症状が改善した場合 | 中等度から重度の虚血性脳卒中を発症し，早期に改善したものの中等度の機能障害が残り，障害の可能性を検査者が判断した患者に対し，アルテプラーゼ静注療法は妥当である。‡（COR 2a，LOE A） |
| 脳卒中類似症状（Stroke mimics） | 脳卒中類似症状患者において，症候性頭蓋内出血が生じるリスクはきわめて低い。したがって，さらなる診断検査を求めて治療が遅れるよりは，アルテプラーゼ静注の開始がおそらく推奨される。‡（COR 2a，LOE B-NR）∥ |

| 禁忌（COR 3：利益なし）* | および（COR 3：有害） |
|---|---|
| 0～4.5 時間以内―軽度の非障害性脳卒中 | 他の条件においては適応であるが，軽度の非障害性脳卒中の患者の場合（NIHSS スコア 0～5），アルテプラーゼ静注は虚血性脳卒中の発症時刻，最終未発症確認時刻，またはベースライン状態から 3～4.5 時間以内に治療が可能な患者には推奨されない。（COR 3：利益なし，LOE B-R）§ |
| CT | 低吸収域の重症度閾値，あるいはアルテプラーゼへの奏効性に影響を与える範囲を特定する十分なエビデンスは現時点では存在しない。しかし，脳 CT 画像検査で明らかな低吸収域が広範に認められる患者に対しては，アルテプラーゼ静注は推奨されない。こうした患者の場合，アルテプラーゼ静注を行っても予後は不良であり，明らかな低濃度と定義される重度の低吸収域は不可逆的な損傷を表す。‡（COR 3：利益なし，LOE A）¶ |
| 頭蓋内出血（ICH） | CT 検査により急性頭蓋内出血が認められた患者には，アルテプラーゼ静注を実施するべきではない。‡（COR 3：有害，LOE C-EO）∥¶ |
| 3 カ月以内の虚血性脳卒中既往歴 | AIS を発症した患者が，過去 3 カ月以内に虚血性脳卒中の既往がある場合，この患者へのアルテプラーゼ静注は有害となりうる。‡（COR 3：有害，LOE B-NR）∥¶ |
| 3 カ月以内の重度の頭部外傷既往歴 | AIS を発症した患者が最近重度の頭部外傷を経験している場合（3 カ月以内），アルテプラーゼ静注は禁忌となる。‡（COR 3：有害，LOE C-EO）∥¶ |
| 急性頭部外傷 | 患者に重度の頭部外傷がある場合，この外傷に起因する出血性合併症の可能性が考えられることから，院内で急性期に生じた外傷後の梗塞に対してアルテプラーゼ静注を行うべきではない。‡（COR 3：有害，LOE C-EO）∥¶（推奨事項の文言を COR 3 分類に合わせて改変） |
| 3 カ月以内の頭蓋内／脊髄内手術の既往歴 | AIS 患者が過去 3 カ月以内に頭蓋内または脊椎手術を受けている場合は，アルテプラーゼ静注が有害となる可能性がある。‡（COR 3：有害，LOE C-EO）∥¶ |
| 頭蓋内出血の既往歴 | 頭蓋内出血の既往歴を持つ患者に対するアルテプラーゼ静注は，有害となる可能性がある。‡（COR 3：有害，LOE C-EO）∥¶ |
| くも膜下出血 | くも膜下出血に最も一致する自他覚症状を持つ患者に対し，アルテプラーゼ静注は禁忌である。‡（COR 3：有害，LOE C-EO∥¶ |
| 21 日以内の消化管系悪性腫瘍または出血 | 脳卒中発症から 21 日以内に構造的な消化管系悪性腫瘍または最近の出血を生じた患者は高リスクとみなすべきであり，アルテプラーゼ静注は有害となる可能性がある。‡<br>‡（COR 3：有害，LOE C-EO）∥¶ |

（続き）

| 禁忌（COR 3： 利益なし）* | および（COR 3：有害） |
|---|---|
| 凝固異常 | 血小板数が＜ 100,000/mm³，INR ＞ 1.7，aPTT ＞ 40 秒，または PT ＞ 15 秒となる急性期脳卒中患者に対するアルテプラーゼ静注の安全性と有効性は不明であり，アルテプラーゼ静注を実施すべきではない。‡（COR 3：有害，LOE C-EO）‖¶<br>（血小板減少症の既往歴がない患者では，血小板数が明らかになる前の段階でもアルテプラーゼ静注療法を開始できるが，血小板数が＜ 100,000/mm³ の場合は治療を中止すべきである。経口抗凝固薬（OAC）またはヘパリンを最近投与していない患者では，血液凝固検査の結果を待たずにアルテプラーゼ静注療法を開始できるが，INR が＞ 1.7，または各検査室測定の標準値と比べて PT が異常に延長している場合は投与を中止すべきである。）（推奨事項の文言を COR 3 分類に合わせて改変） |
| LMWH | 過去 24 時間以内に LMWH の治療用量を全量投与されている患者には，アルテプラーゼ静注は実施するべきではない。‡（COR 3：有害，LOE B-NR）§‖<br>（推奨事項の文言を COR 3 分類に合わせて改変） |
| トロンビン阻害薬または第 Xa 因子阻害薬 | 直接トロンビン阻害薬または直接第 Xa 因子阻害薬を服用している患者に対するアルテプラーゼ静注の使用は現時点で明確に確立されておらず，有害である可能性がある。‡（COR 3：有害，LOE C-EO）‖¶ 直接トロンビン阻害薬または直接第 Xa 因子阻害薬を摂取している患者には，aPTT，INR，血小板数，エカリン凝固時間，トロンビン時間などの臨床検査，あるいは適切な直接第 Xa 因子活性測定の結果が正常であるか，またはこれらの阻害薬を＞ 48 時間に服用していない状態でなければ（腎臓の正常な代謝機能が前提となる），アルテプラーゼ静注を行うべきではない。<br>（aPTT，INR，エカリン凝固時間，トロンビン時間などの適切な臨床検査，あるいは直接第 Xa 因子活性測定の結果が正常であるか，またはこれらの阻害薬を＞ 48 時間に服用しておらず，腎機能が正常であれば，アルテプラーゼ静注を考慮可能である）<br>（推奨事項の文言を COR 3 分類に合わせて改変） |
| Abciximab の併用 | Abciximab をアルテプラーゼ静注と併用投与するべきではない。（COR 3：有害，LOE B-R）§ |

**表 8A** 0～3 時間内に加え 3～4.5 時間の時間枠でのアルテプラーゼの検討**

| 適応（COR 1） | |
|---|---|
| 3～4.5 時間† | アルテプラーゼ静注（0.9 mg/kg，最大投与量 90 mg を 60 分かけて投与，初めに 1 分かけて総投与量の 10 ％をボーラス静注）は，虚血性脳卒中の発症時刻，最終未発症確認時刻から 3～4.5 時間以内に治療が可能な一部の患者に対しても推奨される。医師はこの表の各基準を確認したうえで，患者の適応を判断する必要がある。‡（COR 1，LOE B-R）‖ |
| 3～4.5 時間 − 年齢 | 3～4.5 時間の時間枠でのアルテプラーゼ静注は，糖尿病の既往および脳卒中既往歴がなく，NIHSS スコア ≦ 25，経口抗凝固薬を服用しておらず，MCA 領域の 3 分の 1 以上で虚血性負傷の画像上の証拠がない，≦80 歳の患者に対して推奨されている。‡（COR 1，LOE B-R）‖ |
| 急性期虚血性脳卒中（AIS）患者のアルテプラーゼ静注療法に関するその他の推奨事項（COR 2a） | および（COR 2b） |
| 3～4.5 時間 − 年齢 | ＞80 歳で 3～4.5 時間の時間枠内の患者では，アルテプラーゼ静注は安全であり，若い患者と同程度の効果がある。‡（COR 2a，LOE B-NR）‖ |
| 3～4.5 時間 ― 糖尿病および脳卒中既往歴 | 脳卒中既往歴や糖尿病があり，3～4.5 時間の時間枠内の AIS 患者に対して，アルテプラーゼ静注は 0～3 時間の時間枠での治療と同じ効果があり，妥当な選択肢となりうる。‡（COR 2b，LOE B-NR）‖ |
| 3～4.5 時間 ― 重度の脳卒中 | 非常に重度の脳卒中の症状（NIHSS スコア＞ 25）のある患者に対して，症状の発現から 3～4.5 時間の間にアルテプラーゼ静注を行うことの利点は不明である。‡（COR 2b，LOE C-LD）‖ |
| 3～4.5 時間 ― 軽度の障害性脳卒中 | 他の条件においては適応であるが，軽度の障害性脳卒中の患者の場合，アルテプラーゼ静注は虚血性脳卒中の発症時刻，最終未発症確認時刻，またはベースライン状態から 3～4.5 時間以内に治療が可能な患者に適している場合がある。（COR 2b，LOE B-NR）§ |

略語：AC：抗凝固薬（anticoagulants），AIS：急性期虚血性脳卒中（acute ischemic stroke），aPTT：活性化部分トロンボプラスチン時間（activated partial thromboplastin time），BP：血圧（blood pressure），COR：勧告のクラス（Class of Recommendation），CT：コンピュータ断層撮影（computed tomography），DW-MRI：拡散強調核磁気共鳴画像法（diffusion-weighted magnetic resonance imaging），FLAIR：脳脊髄液抑制反転回復画像法（fluid-attenuated inversion recovery），GI：消化管（gastrointestinal），ICH：頭蓋内出血（intracerebral hemorrhage），INR：国際標準化比（international normalized ratio），IV：静脈内（intravenous），LMWH：低分子量ヘパリン（low-molecular-weight heparin），LOE：エビデンスレベル（Level of Evidence），MCA：中大脳動脈（middle cerebral artery），NCCT：単純 CT（noncontrast computed tomography），NIHSS：米国立衛生研究所脳卒中スケール（National Institutes of Health Stroke Scale），OAC：経口抗凝固薬（oral anticoagulant），PT：プロトロンボプラスチン時間（prothromboplastin time）。

\* 相対的禁忌は省略する。『Guidelines for the Early Management of Patients With Acute Ischemic Stroke: 2019 Update to the 2018 Guidelines for the Early Management of Acute Ischemic Stroke: a Guideline for Healthcare Professionals from the American Heart Association/American Stroke Association.』の表 8 を修正[8]。具体的な考慮事項の詳細リストについては，表 8 を参照。

†不確かな場合，発症時刻は，患者が最後に正常またはベースラインの精神状態であったと確認できる時刻とみなすこと。

‡推奨事項は，2015 ガイドラインのアルテプラーゼ静注から変更されておらず，明確にするための書き換えもない。元の文言については，オンラインの Data Supplement 1 の表 XCV を参照。

§これらの推奨事項に関する追加情報については，これらのガイドラインのテキストも併せて参照。

‖LOE は，American College of Cardiology／AHA 2015 年勧告クラス分類システムに準拠するよう改変されている。

¶COR は，American College of Cardiology／AHA 2015 年勧告クラス分類システムに準拠するよう改変されている。

特に規定がない限り，適格性についてのこれらの推奨事項は，虚血性脳卒中の発症時刻，最終未発症確認時刻，またはベースライン状態から 0～4.5 時間以内に治療が可能な患者に適用される。

医師は，地域の規制当局から適応と禁忌についても通知を受ける必要がある。

この項目の詳細について，およびこれらの推奨事項を支持するエビデンスについては，AIS におけるアルテプラーゼ静注の適応および除外基準に関する理論的根拠についての AHA による科学的声明を参照のこと。

### 「有害事象の可能性」

すべての薬物と同様に，血栓溶解療法には有害事象の可能性がある。この時点では有益性よりも有害事象による患者のリスクを重視し，患者および家族と話し合う。

- 除外基準が存在しないことを確認する（表 8）
- リスクと有益性について検討する
- 可能性のあるあらゆる合併症に対するモニタリングおよび治療の準備をする
- 脳卒中に対するアルテプラーゼ静注療法の主な合併症は頭蓋内出血である。そのほかにも出血性合併症の可能性があり，その程度も軽度から重度に及ぶ。血管性浮腫および一過性低血圧が起こることもある。

### 「血栓溶解療法の適応患者」

患者が依然として血栓溶解療法の適応である場合（手順 8），可能であればリスクと有益性について患者または家族と話し合う。話し合いの結果，患者または家族が血栓溶解療法の実施を決断した場合は，患者にアルテプラーゼを投与する。施設の脳卒中アルテプラーゼプロトコル（「アルテプラーゼ後の治療パス」と呼ばれることが多い）を開始する。

アルテプラーゼは，適応となる急性期虚血性脳卒中患者には標準治療として検討される。この療法には実証済みの有益性があり，しかも迅速性が問われることから，障害を伴う急性期虚血性脳卒中を生じた成人患者が同意を表明できず（失語症，意識混濁などにより），法的に認められた代理人からの代理同意もすぐには得られない状況下であっても，適応となる患者であれば，医療従事者が血栓溶解薬の静注を実施することは妥当とみなされる。

**アルテプラーゼ投与後 24 時間は，抗凝固薬の投与や抗血小板療法を実施しないこと。一般的には，24 時間後のフォローアップ CT 検査で頭蓋内出血がないことが確認されるまで行わない。**

### 「アルテプラーゼ静注の時間枠延長：3〜4.5時間」

臨床的有用性の程度は，3時間以内の治療により達成されるそれより小さいものの，慎重に選択された急性期虚血性脳卒中患者を発症後3〜4.5時間にアルテプラーゼ静注により治療した場合でも，臨床的転帰が改善することが示されている。この時間枠に実施する治療の効果を裏付けるデータは，前出の試験のメタアナリシスのデータに加え，発症後3〜4.5時間の患者に特化して実施された大規模な無作為化試験（ECASS-3［European Cooperative Acute Stroke Study］）に基づくものである。

現時点では，3〜4.5時間の時間帯にアルテプラーゼ静注を使用することはアメリカ食品医薬品局（FDA）から承認されていない。ただし，急性期虚血性脳卒中についての2019年度版AHAガイドラインでは，ECASS-3適応条件を満たす患者に対してこの療法を推奨している（表8）。

## 血管内治療

2015年，急性虚血性脳卒中に対する血管内治療の臨床効果について，確固たる高品質な研究結果が新たに発表された。この研究を踏まえると，アルテプラーゼ静注が第一の治療法ではあるが，AHAでは現在，LVOに起因した急性虚血性脳卒中を発症した一部の患者については血管内療法（EVT）を推奨している。

血栓溶解療法と同様，この治療を検討するためには，患者が適応基準を満たしていることが必要となる。同様に，より良い臨床転帰は発症から再灌流療法を行うまでの時間の短縮と関連するが，これらの新しい治療選択肢によって発症から治療開始までの時間が24時間まで延長されるという利益もある。患者がEVTの適応だと判断したら，患者をすぐにカテーテル検査室に搬送するか，またはEVT対応施設に搬送し，神経科ICUに入院させる必要がある。

### 「ステントリトリーバーによる機械的血栓回収療法」

機械的血栓回収療法は，一部の急性期虚血性脳卒中患者に対して臨床的有用性があることが確認されている。

以下のすべての条件に該当する場合，発症後6時間以内に到着した患者にはステントリトリーバーによるEVTを実施するべきである。

- 脳卒中前の修正ランキンスコアが0〜1
- 脳血管画像検査により，内頸動脈または中大脳動脈近位部に原因となるLVOが認められる
- 年齢が18歳以上
- NIH脳卒中スコアが6以上
- Alberta脳卒中プログラム早期CTスコア（ASPECTS）が6以上（ASPECTSは信頼性の高い早期評価ツールであり，10点制の定量的なトポグラフィックCT検査スコアを使用して早期の虚血性変化を判定する）
- 発症時刻，または最終健常確認時刻から6時間以内に治療を開始できる（鼠径部の穿刺）

一部の急性期虚血性脳卒中患者は，最終健常確認時刻から6〜16時間以内であり，前方循環にLVOが認められ，ほかのDAWN（起床時発症および発症後期の脳卒中患者のトリアージに臨床的ミスマッチが認められる場合のTrevoを使用した神経介入についての試験）またはDEFUSE 3（虚血性脳卒中の造影評価後の血管内療法）適応条件も満たしている場合，機械的血栓回収療法が推奨される。

一部の急性期虚血性脳卒中患者に対しては，最終健常確認時刻から16〜24時間以内であり，前方循環にLVOが認められ，ほかのDAWN適応条件も満たしている場合，機械的血栓回収療法は妥当である。

### 「動脈内アルテプラーゼ」

発症からく6時間であり，中大脳動脈内の閉塞が原因となる，慎重に選定した重度の虚血性脳卒中患者に対しては，動脈内血栓溶解療法による初期治療は有益である。動脈内血栓溶解療法についての以前の推奨事項は，現在は使用されない血栓溶解薬など，現在の医療慣例からは乖離する臨床試験のデータが基になっている。臨床的有用性のある動脈内アルテプラーゼの用量は確立されておらず，アルテプラーゼの動脈内使用はFDAからも承認されていない。このため，動脈内血栓溶解療法よりも，ステントリトリーバーによる機械的

血栓回収療法のほうが望ましい一次治療として推奨される。アルテプラーゼ静注に禁忌がある，慎重に選定した患者に対し，発症後6時間以内に動脈内血栓溶解療法を開始することは検討可能であるが，その結果は不明である。

### 「脳卒中治療システム」

最近の臨床試験から，EVTの適応患者全例を対象に，アルテプラーゼ静注に加えてEVTを検討すべきことが示唆されている。急性虚血性脳卒中の地域脳卒中治療システムを整備し，適応患者を地域の指定プロトコルに従って現場から迅速に搬送できるようにする，あるいはEVT非対応の施設からこれらの治療を行える包括的または血栓切除可能な脳卒中センターに移送できるようにする必要がある。

## 一般的な脳卒中治療の開始

再灌流療法を検討したすべての患者には，急性期脳卒中治療パスを開始する必要がある。脳卒中患者の一般的な治療には，次のような行動が含まれる。

- 急性期脳卒中治療パスを開始する。
- ABCを評価し，必要に応じて酸素を投与する。
- 血糖をモニタリングする。
- 血圧をモニタリングする。
- 体温をモニタリングする。
- 嚥下障害のスクリーニングを行う。
- 脳卒中と血栓溶解療法の合併症をモニタリングする。
- 必要に応じて，高度医療施設に移送する（EVT処置室，神経科ICU）。

### 「脳卒中治療パスの開始」

血圧や神経学的状態のモニタリングなど，患者を注意深く観察するため，利用できる場合は脳卒中ユニットに入床させる。神経学的状態が悪化している場合は，緊急CT検査を指示する。脳浮腫または脳出血が原因であるかを判断し，該当する場合は神経外科に相談する。

そのほかの脳卒中治療として，気道，酸素化，換気，栄養摂取のサポートが挙げられる。循環血液量（例，約75～100 mL/時）を維持するため，必要に応じて生理食塩液（NS）を輸液する。

### 「血糖のモニタリング」

高血糖は，急性期虚血性脳卒中患者の臨床転帰の悪化に関連する。積極的な血糖値の管理が臨床転帰の改善につながるという直接的なエビデンスはないものの，高血糖のインスリン治療を，高血糖以外の重度の疾患の患者に実施すると，生存率が改善されるというエビデンスはある。このような理由から，急性期虚血性脳卒中患者の血清糖値が＞180 mg/dLの場合は，静注または皮下注射によってインスリンを投与し，血糖値を下げることを検討する。

### 「脳卒中と血栓溶解療法の合併症のモニタリング」

けいれん発作の予防は推奨されない。ただし，抗けいれん剤によって急性けいれんを治療し，さらにけいれんが起こらないように予防することは推奨されている。患者をモニタリングし，嗜眠の悪化，意識レベルの低下，血圧上昇に伴う心拍数低下など，頭蓋内圧上昇の徴候の有無を確認する。出血のリスクを低減するため，血圧の管理は継続して行う。

## 「アルテプラーゼ適応患者における高血圧の管理」

脳卒中患者の高血圧管理については意見が分かれるものの，血栓溶解療法の適応である患者については，アルテプラーゼ投与後の脳内出血のリスクを低減するため，血圧を管理する必要がある。高血圧管理の一般的なガイドラインについては，表9で要約されている。

患者が血栓溶解療法の適応である場合，出血性の合併症のリスクを抑制するため，収縮期血圧が ≦ 185 mmHg，拡張期血圧が ≦ 110 mmHg でなければならない。脳卒中の発症からアルテプラーゼを用いた効果的な脳卒中治療を実施するまでの最長時間は制限されているため，これらの血圧レベルを上回る状態が続いているほとんどの患者はアルテプラーゼ静注療法の適応とはならない。

**表9.** 緊急再灌流療法の適応となる急性期虚血性脳卒中患者における動脈性高血圧の治療選択肢[8]

| COR 2b | LOE C-EO |
|---|---|
| 血圧が > 185/110 mm Hg であることを除けば緊急再灌流療法の対象となる患者：<br>• ラベタロール 10〜20 mg を 1〜2 分かけて静注。1 回再投与してもよい。または<br>• ニカルジピン 5 mg/時を静注し，5〜15 分ごとに 2.5 mg/時ずつ漸増する（最大投与量 15 mg/時）。望ましい血圧が得られたら，血圧が適切な範囲内となるように調節する。または<br>• Clevidipine 1〜2 mg/時を静注し，望ましい血圧が得られるまで 2〜5 分ごとに用量を倍にして漸増する（最大投与量 21 mg/時）<br>• その他の薬物（ヒドララジン，エナラプリルなど）を検討することも可能。<br>血圧が ≦ 185/110 mm Hg に保たれない場合は，アルテプラーゼを投与しない。 ||
| アルテプラーゼ療法またはその他の緊急再灌流療法の実施中および実施後は，血圧が ≦ 180/105 mm Hg に保たれるように次のように管理する：<br>• アルテプラーゼ療法の開始から 2 時間は 15 分ごと，その後 6 時間は 30 分ごと，さらにその後 16 時間は 1 時間ごとに血圧をモニタリングする ||
| 収縮期血圧が > 180〜230 mm Hg または拡張期血圧が > 105〜120 mm Hg の場合：<br>• ラベタロール 10 mg 静注後，2〜8 mg/分での持続点滴静注，または<br>• ニカルジピン 5 mg/時を静注し，5〜15 分ごとに目的とする効果が得られるまで 2.5 mg/時ずつ漸増し，最大投与量を 15 mg/時とする。または<br>• Clevidipine 1〜2 mg/時を静注し，望ましい血圧が得られるまで 2〜5 分ごとに用量を倍にして漸増する（最大投与量 21 mg/時）<br>血圧がコントロールされないか，拡張期血圧が > 140 mm Hg となる場合は，ニトロプルシドナトリウムの静注を検討する。 ||

略語：AIS：急性期虚血性脳卒中（acute ischemic stroke），BP：血圧（blood pressure），COR：勧告のクラス（Class of Recommendation），IV：静脈内（intravenous），LOE：エビデンスレベル（Level of Evidence）。
急性心不全，大動脈解離，子癇前症／子癇など，急激な血圧低下が有用となりうる併存疾患を持つ患者の場合は，別の治療選択肢が適切となる可能性がある。
Jauch et al のデータに基づく[9]。

再灌流療法未実施の患者における動脈性高血圧の管理は，依然として困難である。治療の推奨を裏付けるデータは結論が出ておらず，意見が分かれている。脳卒中発症後の最初の 24 時間で血圧が自然と低下する患者が多い。もっとはっきりとしたデータが得られるまで，急性虚血性脳卒中の状態で動脈性高血圧を治療する利益は確立されない（Class 2b、エビデンスレベル C）[9]。悪性高血圧の患者，またはその他の血圧に対する積極的な治療の適応である患者は，それに応じて治療を行うべきである（前版より改訂）[10]。

# 徐脈

## 概要

徐脈は，心拍数が 60 回/分未満となるリズム障害の総称であるが，症候性徐脈患者の評価と管理においては，通常は 50 回/分未満の心拍数として定義される。

徐脈の管理には以下が必要となる。

- 徐脈によって引き起こされる自他覚症状と，徐脈とは関係ない自他覚症状を鑑別すること
- 房室（AV）ブロックの有無および型を正しく診断すること
- 第一選択の薬物療法としてアトロピンを用いること
- 経皮ペーシング（TCP）をいつ開始するかを決定すること
- 心拍数および血圧を維持するために，アドレナリンまたはドパミンをいつ開始するか決定すること
- 複雑なリズム解析，薬物投与，管理に関わる決定を，いつ専門医に相談するべきか，またいつ経静脈ペーシングを検討するかについて認識すること
- TCP を施行するための技術および注意事項について理解しておくこと

### 「徐脈のリズム」

- 洞性徐脈
- 1 度房室ブロック
- 2 度房室ブロック：すべてではないが，一部の心房刺激が心室に到達する前に遮断される。この房室ブロックは，さらに Mobitz I 型または Mobitz II 型の第 2 度房室ブロックに分類できる。
  - Mobitz I 型房室ブロック：
    - 「Wenckebach 現象」としても知られ，一般的に房室結節で生じる。このブロックの特徴は，心房刺激が心室に伝導されなくなるまで PR 時間が延びていくことである（図 26B）。心室に伝導されない心房刺激に一致する P 波の後に QRS が認められない。心房刺激が心室に伝導されなくなるまで PR 時間が延びていくサイクルが繰り返されることが多い。
  - Mobitz II 型 2 度房室ブロック（図 26C）：
    - 房室結節より下で発生する。この特徴は，P 波（心室への心房刺激）が間欠的に伝導されないことであるが、伝導される際には，PR 時間の変化がみられないことである。心房と心室の脱分極比が一定の場合もあり，例えば P 波 2 回に対して QRS 幅 1 回の割合となる。
- 3 度房室ブロック

治療に関する重要な決定はブロックの型に基づいて行うため，主な房室ブロックについて知っておく必要がある（図 26）。完全（3 度）房室ブロックは，最も心血管虚脱を引き起こしやすく，ただちにペーシングを必要とすることから，一般的に臨床上最も重要なブロックである。不安定な徐脈を認識することが第一の目標であり，房室ブロックの型を確認することは第二の目標である。

**図 26.** 房室ブロックの例。**A,** 第 1 度房室ブロックを伴う洞性徐脈。**B,** Mobitz I 型 2 度房室ブロック。**C,** Mobitz II 型 2 度房室ブロック。**D,** 心室補充調律を伴う完全房室ブロック（広い QRS 幅：0.12〜0.14 秒）。**E,** 接合部補充調律を伴う 3 度房室ブロック（狭い QRS 幅：0.12 秒未満）。

A

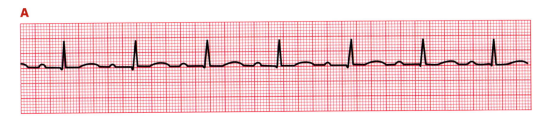

B

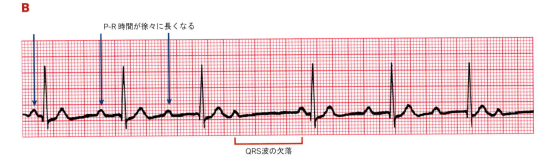

C

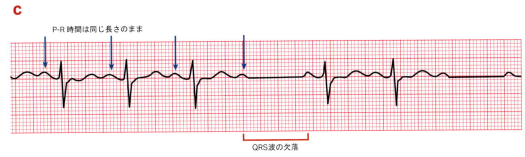

D

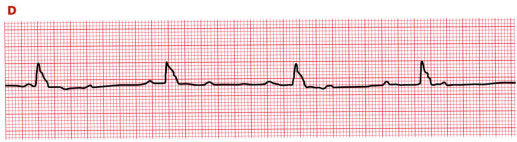

E

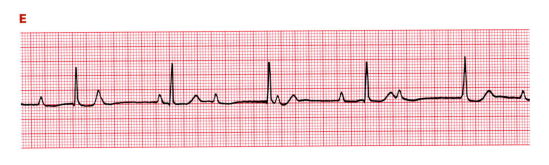

### 「徐脈に対する薬物」

徐脈には，次のような薬物を使用する。

- アトロピン
- ドパミン（静注）
- アドレナリン（静注）

## 症候性徐脈

徐脈には複数の原因が考えられる。一部は生理的なものであり，評価や治療は不要である。例えば，よく鍛えられた健康なスポーツ選手なら，安静時心拍数が 50 回/分未満となることもある。

これに対し，一部の患者は逆に，心拍数が正常範囲内にあるものの，それが当人にとっては不適切または不十分である場合もある。これは「機能的」または「相対的」徐脈と呼ばれる。例えば，70 回/分の心拍数は，心原性ショックや敗血症性ショックの患者には相対的に遅すぎると考えられる。

症候性徐脈の管理の鍵となるのは，心拍数の低下に起因する自他覚症状を見極めることである。症候性徐脈には，以下の 3 つの臨床的な基準がある。

1. 心拍が遅い。
2. 患者に症状がある。
3. 症状は遅い心拍によるものである。

### 「自他覚症状」

症候性徐脈は，以下のような重篤な自他覚症状の原因となる。

- 低血圧
- 急性意識障害
- ショックの徴候
- 虚血性胸部不快感
- 急性心不全

## 徐脈の管理：徐脈アルゴリズム

「成人の徐脈アルゴリズム」（図 27）は，脈拍のある症候性徐脈を生じた患者の評価および管理の手順を概説したものである。このアルゴリズム施はまず，徐脈（通常心拍数が＜50 回/分）の特定から始まる（手順 1）。最初の手順では，BLS アセスメントと ACLS 一次アセスメントを行う。

基礎原因の特定と治療（手順 2）：

- 気道管理を維持し，必要に応じて呼吸を補助する。
- 低酸素血症のある場合は酸素を投与する。
- 心電図モニターで心リズムを確認する。血圧および酸素飽和度をモニタリングする。
- 静脈路を確保する。
- 可能であれば 12 誘導心電図を記録する（手順 2）。
- 考えられる低酸素症および中毒の原因について検討する。

鑑別診断におけるアルゴリズム最大の判断ポイントは，患者が循環不良の自他覚症状を示しているか，そしてそれが徐脈によって引き起こされているかを判断することである（手順 3）。循環不良の徴候がない場合は，モニタリングと観察を続ける（手順 4）。循環不良の徴候が認められる場合は，アトロピンを投与する（手順 5）。アトロピンが無効な場合は，TCP の準備をするか，ドパミンまたはアドレナリンの投与を検討する（手順 5）。適応であれば，専門医に相談し，経静脈ペーシングを検討する（手順 6）。

患者の病態の重症度によってアルゴリズムの治療手順が決まるので，複数の処置を同時に行わなければならない場合がある。心停止に陥った場合は「成人の心停止アルゴリズム」へ進む。

**図 27.** 成人の徐脈アルゴリズム。

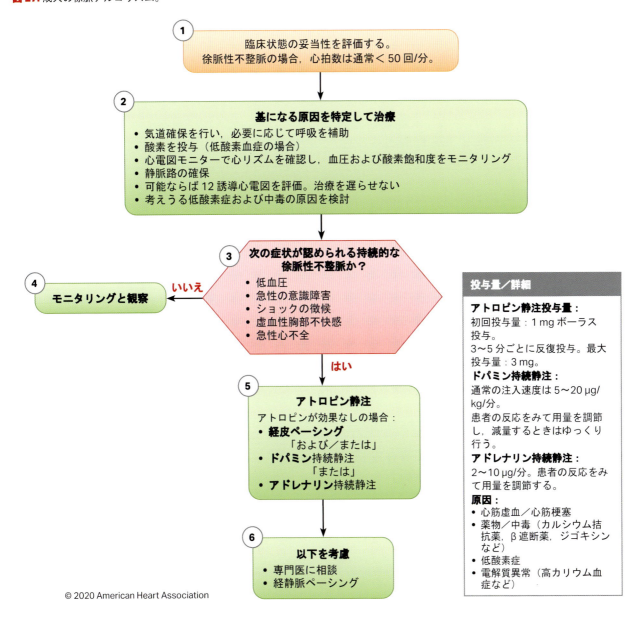

## 「成人の徐脈アルゴリズムの適用」

このケースでは，患者が徐脈の症状を呈している。「成人の徐脈アルゴリズム」に従い，適切な評価と治療介入を行うと同時に，考えられる要因を探して治療する。

### 徐脈の特定

心拍数が以下となるかどうかを確認する。

- 徐脈の定義を満たす（心拍数が通常 50 回/分未満）
- 患者の状態に照らして不十分である（機能的または相対的徐脈）

### 基礎原因を特定して治療

以下のよな ACLS 一次アセスメントを実施する。

- **A**：気道管理を行う。
- **B**：必要に応じて呼吸を補助し，低酸素症の場合は酸素を投与し，酸素飽和度をモニタリング。
- **C**：血圧，酸素飽和度，および心拍数をモニタリングし，12 誘導心電図を記録および確認して，静脈路を確保する。
- **D および E**：問題に焦点を合わせた病歴聴取および身体検査の実施。考えられる低酸素症および中毒の原因を探し，治療する。

「重要な概念：
徐脈」

- 「徐脈は致死的な低酸素症の徴候となる場合がある。」
- 「高血圧に伴う徐脈は，特に脳卒中または脳損傷の状況では，致死的な頭蓋内圧亢進の上昇を示す徴候となりうる。」

### 持続的な徐脈による自他覚症状の有無の確認

徐脈による，以下のような有害な自他覚症状を確認する。

- **症状：急性の意識障害，ショックの徴候，虚血性胸部不快感**
- **徴候：低血圧，急性心不全**
- 自他覚症状は遅い心拍によるものであるか

これらの症状や徴候の原因が徐脈ではない場合もある。例えば，徐脈に伴う低血圧は，徐脈ではなく心筋機能不全が原因の場合がある。治療に対する患者の反応を再評価するときは，この点に注意する。

「重要な概念：
徐脈」

「鍵となる臨床上の問題点は，患者の症状が徐脈によるものなのか，または他の疾患が徐脈を引き起こしているのかということである。」

### 適切な循環の評価

次に，患者の循環が良好か不良かを見極める必要がある。

- 患者の**循環が良好**な場合は，モニタリングと観察を行う（手順 4）。
- 患者が持続的な徐脈性不整脈による**循環不良**を起こしている場合は，手順 5 に進む。

### 治療手順の要約

徐脈に起因する循環不良がみられる場合，次のような治療を行う。

- 第一選択薬としてアトロピンを投与（心臓移植患者を除く）。アトロピン 1 mg 静注し，総投与量 3 mg まで反復静注してよい。
- 「アトロピンが奏効しない場合」，経皮ペーシングを実施，あるいはドパミン 5〜20 μg/kg/分を静注（変時作用または心拍数増加用量）またはアドレナリン 2〜10 μg/分を静注する。

患者の臨床症状の重症度によって治療手順が決まる。症候性徐脈の患者の場合は，この手順をより迅速に進めること。こうした患者は心停止前の状態で，複数の処置を同時に行わなければならない場合がある。

MobitzⅡ型2度または3度房室ブロック，あるいは新規に出現した広いQRS幅がある3度房室ブロックの患者で，ブロック部位が房室結節より下の（infranodal）組織（His束や，さらに遠位の伝導系など）と思われる症例の場合は，アトロピンに頼ることは避ける。

### 治療手順：アトロピン

ただちに治療可能な原因がない場合，アトロピンは依然として急性の不安定徐脈の第一選択薬である。硫酸アトロピンは，コリン作動性の心拍数および房室結節伝導の低下を改善する。TCPの代替としては，ドパミンおよびアドレナリンが有効な可能性がある。

徐脈にはアトロピン 1 mg を 3〜5 分ごとに静注する（心臓移植患者を除く）（最大総投与量 3 mg）。アトロピン静注投与量が＜0.5 mg であると，心拍数がさらに低下することがある。

急性冠動脈虚血または心筋梗塞（MI）がある場合は，アトロピンの使用には注意が必要である。アトロピンによる心拍数の増加は虚血を悪化させたり，梗塞サイズを拡大させたりする可能性がある。

MobitzⅡ型2度ブロックまたは3度房室ブロックや，新規のQRS幅の広い3度房室ブロックの患者については，アトロピンに頼らぬこと。そのような徐脈は，アトロピンがもつコリン作動性への拮抗作用に応答しない可能性が高いため，より望ましい治療法として，TCPまたはβアドレナリン作動薬による一時的処置を行いながら，経静脈ペーシングの準備をする。心停止が差し迫った患者の場合，アトロピン投与によって，体外式ペーシングまたはβアドレナリン作動薬静注を遅らせてはならない。

βアドレナリン作動薬（ドパミン，アドレナリン）静注は不安定徐脈の第一選択薬とはならないが，徐脈に対するアトロピンの治療効果が見られない場合は代替薬として使用できる。βアドレナリン作動薬静注は，患者に経静脈ペーシングを準備する間の一時的処置として使用することもできる。

血管収縮薬が徐脈からの生存を向上させることはないがこれらの薬物は，心停止時の大動脈拡張期圧，冠動脈灌流圧，およびROSC率を上昇させられるため，AHAはこれらの薬物の使用を引き続き推奨している。

代替薬は，β遮断薬やカルシウム拮抗薬の過量投与などの特殊な状況にも適している場合がある。2度ブロックまたは3度ブロックの場合は，アトロピンの最大投与量を待つことなく，第二選択の治療へ移行してよい。

「重要な概念：
アトロピンと心臓移植患者」

「2018 ACC/AHA/HRS Guideline on the Evaluation and Management of Patients With Bradycardia and Cardiac Conduction Delay」では，心臓移植を受けた徐脈患者は，VF を引き起こす可能性が高まるため，治療にアトロピンを使用すべきではないとされている。これらのガイドラインでは，不安定な心臓移植患者に対するアトロピンは，「クラス Ⅲ：有害」に分類されている。

- 心臓移植患者の徐脈に対してはアトロピンの使用を避ける
- ペーシングおよび/またはドパミンもしくはアドレナリンで治療する

### 治療手順：TCP

TCPは，症候性徐脈の治療に奏効する可能性がある。TCPは非侵襲性であり，ACLSプロバイダーが実施できる。高度房室ブロックで状態が不安定な患者に対しては，静脈路が確保できない場合，即時ペーシングの実施を検討する。循環動態が不安定な患者がアトロピンに反応しない場合は，TCPの開始が妥当である。

TCPの開始後に電気的および機械的補足確認する（図28）。心拍数は心筋の酸素消費量の主な決定要因であるため，臨床評価および症状の改善に基づき，ペーシングを最小限の有効な心拍数に設定する。症状の改善および血行動態の安定をチェックするために患者の再評価をする。疼痛コントロールに，鎮痛薬および鎮静薬を投与する。こうした薬物の多くは，血圧をさらに低下させ，患者の意識状態に影響を与える可能性があることに注意すること。徐脈の原因を特定し，是正する。

ただし，TCPにも限界がある。すなわち，TCPには痛みが伴い，有効な電気的および機械的捕捉が得られないことがある。症状が徐脈によるものでない場合は，捕捉があってもTCPが有効でない可能性がある。これらの理由から，重度の洞性徐脈または房室ブロックの患者においてTCPは，経静脈ペーシングを行うまでの緊急処置と考えるべきであろう。

二次治療としてTCPを選択し，それでも無効な場合（安定した捕捉が得られないなど）は，ドパミンまたはアドレナリンの投与を開始する。また，専門医に相談したうえで，場合によっては経静脈ペーシングを行う準備をする。

**図28.** 経皮ペーシング。

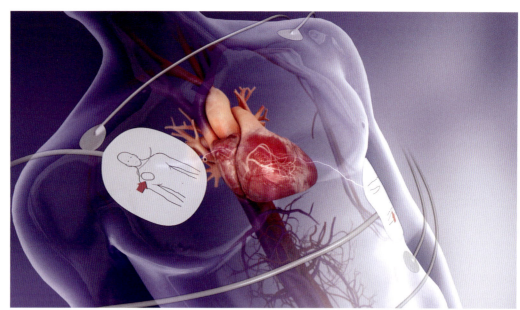

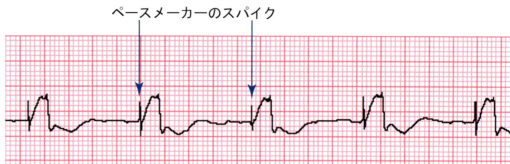

### 鎮静薬とペーシング

意識のある患者の場合は通常，ペーシングの前に鎮静の必要がある。患者が心血管虚脱を起こしているか急速に悪化している場合，特に鎮静薬物がただちに入手できないときは，事前の鎮静なしにペーシングを開始しなければならない場合がある。患者の状態とペーシングの緊急性を考慮して鎮静の必要性を評価する必要がある。鎮静薬の詳細な評価はACLSプロバイダーコースの範囲外となるが，一般的なアプローチは次のとおりである。

- 鎮痛のため麻薬を非経口投与する。
- 不安および筋収縮に対し，ベンゾジアゼピンを非経口投与する。
- 変時作用薬が用意できたら投与する。
- 経静脈ペーシングについて専門医と相談する。

### 治療手順：アドレナリン，ドパミン

心拍加速効果のあるβアドレナリン作動薬は，循環動態が不安定な徐脈の治療における第一選択薬ではないが，TCP の代替となるほか，β遮断薬またはカルシウム拮抗薬の過量投与といった特殊な状況下でも代替薬となる。

アドレナリンとドパミンは血管収縮薬であると同時に変時作用薬であるため，こうした薬物を使用する際は患者の循環血液量の状態を評価し，改善させておく必要がある。血管収縮作用が望ましくない場合は，ドブタミン（βアドレナリン作動薬）が妥当である。

アドレナリンとドパミンはいずれも循環動態が不安定な徐脈の患者に対して投与可能であり，特に低血圧やアトロピンが不適切な患者，アトロピンの効果がなかった場合に有用である。

アドレナリン投与は 2〜10 µg/分の範囲で開始し，患者の反応をみて用量を調節する。ドパミン投与は 5〜20 µg/kg/分の範囲で開始し，患者の反応をみて用量を調節する。ドパミンは低用量では陽性変力性および心拍数に対するより選択的な効果があり，高用量（＞ 10 µg/kg/分）では血管収縮作用も有する。

### 次の処置

手順 5 での治療手順を考慮し，以下を行う。

- 専門医への相談を検討する。ただし，患者の循環動態が不安定であるか，不安定である可能性がある場合は，治療を遅らせてはならない。
- 患者への経静脈ペーシングを準備する。

## 「経皮ペーシング」

心臓に電気的刺激を与え，電気的脱分極を生じさせて心収縮を起こすことで，心拍を制御する機能を持つ装置には多くの種類がある。TCP は皮膚電極を使用し，皮膚を通して心臓にペーシング刺激を送るものである。ほとんどの除細動器メーカーは，手動式除細動器にペーシングモードを追加している。多くの場合，TCP の施行は除細動器と同じくらい身近なものになっているが，TCP を使用する場合はその適応，使用法，危険について理解しておく必要がある。

### 適応と注意事項

TCP は以下の場合に適応とされる。

- 循環動態が不安定な徐脈（低血圧，急性の意識障害，ショックの徴候，虚血性胸部不快感，急性心不全など）
    - 徐脈が原因と考えられる循環動態が不安定な臨床状態
- 心室補充調律を示す徐脈

TCP の使用上の注意は以下のとおり。

- 重度の低体温症には TCP は禁忌となる。
- 意識のある患者には，鎮静薬を投与するための遅れが症状の悪化の原因とならない限り，苦痛軽減のため鎮痛薬が必要となる。
- 頸動脈の脈拍の評価によって機械的捕捉を確認しないこと。電気的刺激による筋収縮が，頸動脈の拍動と区別できないことがある。

### 使用法

以下の手順に従い，TCP を施行する。

1. 添付の使用説明書に従ってペーシング電極を胸部に貼付する。
2. ペーシング装置の電源を入れる。
3. デマンドレートを 60〜80 回/分にセットする。このレートはペーシングの確認後，患者の臨床的反応に基づいて増減できる。
4. 出力電流を，コンスタントに心室捕捉できる電流値から 2 mA 高い値に設定する（安全マージン）。

体外式ペースメーカーには，「固定」レート（非同期モード）もしくは「デマンド」レートがある。

### 「処置への反応の評価」

循環動態障害の徴候には，低血圧，急性の意識障害，ショックの徴候，虚血性胸部不快感，急性心不全，そのほかの徐脈に関連するショックの徴候などがある。治療の目標は，正確な心拍数を達成することではなく，これらの自他覚症状を改善することである。ペーシングは60～80回/分のレートで開始する。ペーシングの開始後は，患者の臨床的反応に基づいてレートを調整する。

症状の軽い患者の場合は，ペーシングの前にアトロピンの投与を考慮する。不安定な患者，特に高度房室ブロックの患者には，ペーシングを遅らせてはならない。アトロピンの投与により心拍数が上昇し，血行動態が改善され，ペーシングの必要性がなくなることもある。アトロピンが無効であるかまたは無効な可能性が高かったり，静脈路の確保やアトロピン投与が遅れる場合は，準備ができ次第ただちにペーシングを行う。

ACSの患者には，臨床的安定を得られる最低の心拍数でペーシングを行う必要がある。心筋の酸素需要量がは主に心拍数で決まるため，高心拍数でペーシングを行うと，虚血が悪化する場合がある。そして虚血は不整脈を引き起こす可能性がある。

アトロピンに反応しない循環動態の不安定な徐脈の場合は，ペーシングの代わりに心拍を刺激する変時作用薬の投与を検討する。

- アドレナリン：2～10 μg/分の範囲で投与し，患者の反応をみて調節する。
- ドパミン：5～20 μg/kg/分の範囲で投与し，患者の反応をみて調節する。

### 補充収縮を伴う徐脈

徐脈により，徐脈依存型の心室調律が二次的に生じることがある。患者の心拍数が低下すると，特に急性虚血がある場合は，電気的に不安定な心室領域で，より上位の速い調律を発生するペースメーカー（洞結節など）による抑制ができない可能性がある。こうした心室調律は，多くの場合薬物に反応しない。重症の徐脈がある患者の一部には，広いQRS幅の心室拍動が発生し，これがVTまたはVFを引き起こす恐れがある。ペーシングにより心拍数が上昇し，徐脈依存型の心室調律が消失することもある。ただし，下壁心筋梗塞の患者では，促進型心室固有調律（「AIVR」とも呼ばれる）が起こることがある。このリズムは通常安定しており，ペーシングは不要である。

心室補充調律がみられる患者は，心筋は正常だが伝導障害がある可能性がある。電解質の異常やアシドーシスの補正後，伝導系が回復するまで有効に心筋を収縮させるためにペーシングを行う。

### スタンバイペーシング

ACSの患者では，伝導組織およびペーシング中心部の急性虚血によって，重度の徐脈性リズムが生じうる。臨床的に安定している患者が，伝導異常の悪化によって，突然代償不全に陥ったり，数分～数時間のうちに不安定になったりすることがある。このような徐脈が完全房室ブロックや心血管虚脱につながる可能性がある。このような臨床的悪化に備え，次のようなリズムを伴う急性心筋虚血や急性心筋梗塞の患者には，TCP電極を装着しておく。

- 重度の症候性洞性徐脈を伴う症候性洞結節機能不全
- 無症候性のMobitz II型2度房室ブロック
- 無症候性の3度房室ブロック
- AMI患者における新規の左脚ブロック（LBBB）／右脚ブロック（RBBB）／交代性脚ブロック，または二枝ブロック

## 頻拍：安定した頻拍と不安定な頻拍

### 概要

このケースのチームリーダーは，心拍数が速く状態が不安定な患者を評価し，管理する。「成人の脈拍のある頻拍アルゴリズム」に示されているように，頻拍を分類し，適切に治療できなくてはならない。頻拍治療の手順を実施できるかだけでなく，安全かつ有効な同期電気ショックを含む頻拍治療の知識が得られたかを確認する。

### 「不安定な頻拍のリズム」

このケースには，以下の心電図リズムが含まれる（例，図 29）。

- 洞性頻脈
- 心房細動（Atrial fibrillation）
- 心房粗動（Atrial flutter）
- 上室性頻拍（SVT）
- 単形性 VT
- 多形性 VT
- 分類されない広い QRS 幅の頻拍

**図 29.** 頻拍の例。**A,** 洞性頻脈。**B,** 心房細動。**C,** 心房粗動。**D,** 上室性頻拍。**E,** 単形性心室頻拍。**F,** 多形性心室頻拍。

A
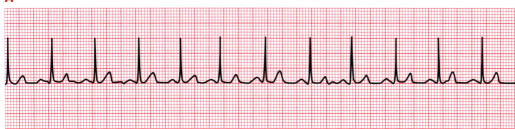

B
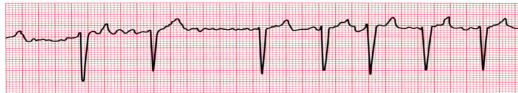

C
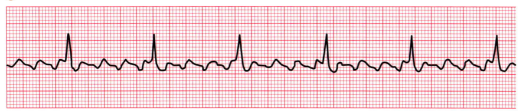

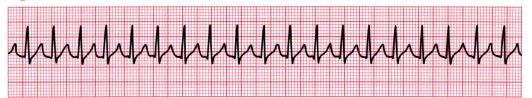

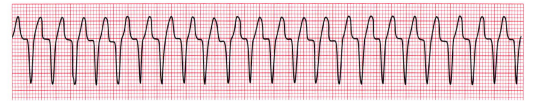

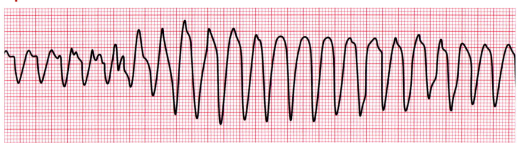

### 「不安定な頻拍に対する薬物」

不安定な頻拍の患者の管理には通常，薬物は使用せず，緊急電気ショックが推奨される。意識のある患者には鎮静薬の投与を検討するが，状態が不安定な患者においては緊急電気ショックを遅らせてはならない。

## 不安定な頻拍に対するアプローチ

頻拍は 100 回/分を超える拍として定義されるが，これにはさまざまな原因が考えられ，症候性の場合と無症候性の場合がある。頻拍患者の管理において鍵となるのは，臨床状態を評価し，脈拍があるかどうかを見極めることである。脈拍があれば，患者の状態が安定しているかまたは不安定かを判断し，患者の状態およびリズムに基づいて治療する。

頻拍が洞性頻脈の場合は，頻拍の原因を入念に検索する。この原因を治療し解消すれば，患者の自他覚症状が改善される。洞性頻脈には電気ショックは適応とはならない。

### 「定義」

このケースでは，以下の定義を使用する。

- 頻拍：通常，心拍数が 100 回/分を超える不整脈と定義される。
- 症候性頻拍：速い心拍による自他覚症状
- 心拍数が非常に速い場合は臨床的に重大であり，心拍数が 150 回/分以上であれば不整脈に起因することが多い
- 心拍数が 150 回/分を下回る場合，患者の心室機能に障害がない限り，不安定な症状の主な原因が頻拍である可能性は低い。

### 「不安定な頻拍の病態生理」

不安定な頻拍は，患者の臨床状態に対して拍動が過剰に速い場合に生じる。このような過剰な拍動は，次のような理由により，症候性または不安定な状態を招く。

- 「拍動が速すぎる」ため心拍出量が下がる。これは肺水腫，冠動脈虚血，重要臓器（脳や腎臓など）への血流低下を伴う低血圧を起こしうる。
- 「拍動が有効でない」のは，心房と心室または心室同士の協調連動がうまくいかず心拍出量が低下する。

### 「自他覚症状」

不安定な頻拍は，以下のような重篤な自他覚症状の原因となる。

- 低血圧
- 急性の意識障害
- ショックの徴候
- 虚血性胸部不快感
- 急性心不全

### 「迅速な認識」

不安定な頻拍の管理において重要な 2 つの鍵は，以下を迅速に見極めることである。

1. 患者に重大な症状がある，ないしは不安定な状態であること
2. 自他覚症状が頻拍によって引き起こされていること

**患者の頻拍が不安定な血行動態や重篤な自他覚症状の原因となっているかどうか，もしくは重篤な自他覚症状（AMI の胸痛や苦悶など）が頻拍を引き起こしているかどうかを迅速に見極める必要がある。**

この見極めが困難なこともある。多くの専門医が，心拍数が 150 回/分を下回る場合，心室機能に障害がない限り，不安定な症状の主な原因が頻拍である可能性は低いことを示唆している。通常，150 回/分未満の心拍数は，生理的ストレス（発熱，脱水など）やそのほかの基礎疾患に対する反応としては妥当である。

自他覚症状の有無と症状の重症度をこまめに評価すること。

### 「同期電気ショックの適応」

症候性頻拍を迅速に特定すれば，同期電気ショックを準備すべきかどうかの判断に役立つ。

- 一般に心拍数が 150 回/分を超えると，多くの場合は症状が発現し，患者の状態が不安定であれば多くの場合電気ショックが必要になる。
- 患者が重症の場合や，基礎心血管疾患がある場合は，より低い心拍数でも症状が発現することがある。

どういった場合に同期電気ショックが適応となるか，患者に対してどのように同期電気ショックを準備するか（適切な投薬も含む），除細動器やモニターをどのように同期電気ショックに切り替えるかを理解しておく必要がある。

 「注意：洞性頻脈」

「洞調律を示す患者に電気ショックを与えてはならない。」

## 不安定な頻拍の管理：成人の脈拍のある頻拍アルゴリズム

「成人の脈拍のある頻拍アルゴリズム」では，頻拍の初期管理がまとめられている。脈拍の有無の確認は，あらゆる頻拍患者の管理の鍵とみなされている。無脈性頻拍がある場合は，「成人の心停止アルゴリズム」に従って患者を管理する（図41）。

脈拍があれば，臨床状態を評価し，患者の状態が安定しているかまたは不安定かを判断して，患者の状態およびリズムに基づいて治療する（手順1）。基礎原因を特定し，次のように治療する（手順2）。

- 気道管理を維持し，必要に応じて呼吸を補助する。
- 低酸素血症の場合は酸素を投与する。
- 心電図モニターで心リズムを確認し，血圧および酸素飽和度をモニタリングする。
- 静脈路を確保する。
- 可能であれば12誘導心電図を記録する。

持続的な頻拍性不整脈により，以下が生じているかどうかを確認する（手順3）。

- 低血圧
- 急性の意識障害
- ショックの徴候
- 虚血性胸部不快感
- 急性心不全

不安定な頻拍を管理する場合，ACLSプロバイダーは同期電気ショックと鎮静を検討する必要がある。規則的で狭いQRS幅の頻拍は，アデノシン6 mgを静注投与する（続けて生理食塩水で後押し投与）（手順4）。このような治療介入が奏効しない，治療抵抗性の頻拍の場合は，プロバイダーは基礎原因を確認する必要がある。さらに，次回電気ショックでエネルギー量を上げ，抗不整脈薬を投与する必要性についても検討する。また，プロバイダーは専門医にも相談すべきである（手順5）。各手順に記載されている行動には，心電図リズムの解析および抗不整脈薬治療に関する高度な知識が必要であり，専門医との相談が可能な院内で行うことを前提としている。

「成人の脈拍のある頻拍アルゴリズム」（図30）は，脈拍のある症候性頻拍患者の評価および管理の手順を概説したものである。このアルゴリズムはまず，脈拍のある頻拍の特定（手順1）から始まる。脈拍のある頻拍の基礎原因を特定して治療し，BLS，ACLS一次アセスメント，およびACLS二次アセスメントに基づき評価および管理の各手順を実施する（手順2）。この評価において重要となるのは，頻拍が安定しているか不安定であるかを判断することである。

不安定な頻拍とは，患者の気道を確保し，必要に応じて呼吸を補助し，患者に酸素を補給した後も自他覚症状が続き，重篤な自他覚症状が頻拍によって生じている状態である（手順3）。この場合は，迅速な同期電気ショックが適応となる（手順4）。電気ショックの効果がない場合は，次の手順を検討する（手順5）。

患者が安定している場合は心電図を評価し，QRS幅が広いかどうか（≧0.12秒），規則的か不規則かを判断する（手順6）。（注：安定した頻拍の治療については，次のケースに示す）

### 「重篤な自他覚症状，不安定な状態」

治療は，重篤な自他覚症状の有無，もしくは頻拍を原因とする不安定な状態の有無によって決定する。重篤な自他覚症状には，低血圧，急性意識障害，ショックの徴候，虚血性胸部不快感，急性心不全などがある。150回/分未満の心室レートでは通常，重篤な自他覚症状は発現しない。

**図 30.** 成人の脈拍のある頻拍アルゴリズム。

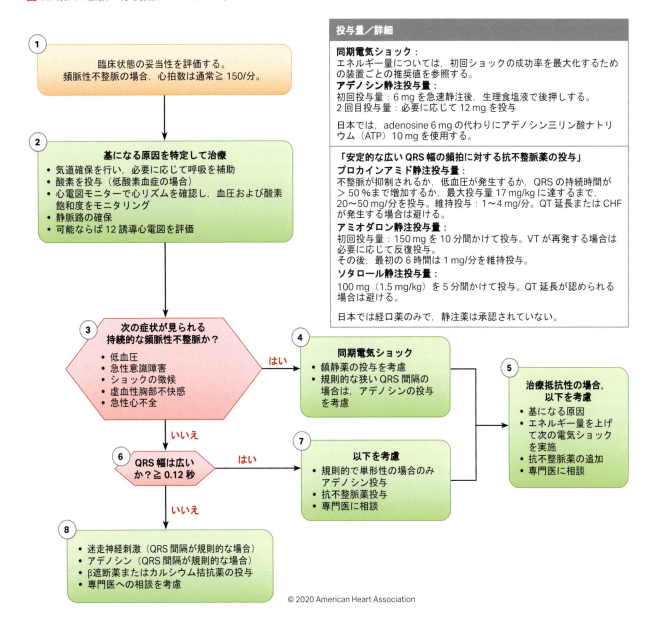

「成人の脈拍のある頻拍アルゴリズム」では，次のような重要な質問に回答することで，対象の患者を評価し，次の手順を判断することが容易になる。

- 症状があるかないか
- 患者は安定しているか不安定か
- QRS 幅は広いか（0.12 秒以上）
- 心リズムは規則的か不規則か
- QRS は単形性か多形性か

## 成人の脈拍のある頻拍アルゴリズムを不安定状態の患者に適用

このケースでは，患者は脈拍のある頻拍である。「成人の脈拍のある頻拍アルゴリズム」に示された手順を実施して，患者の評価および管理を行う。

### 「臨床状態の評価（手順 1）」

BLS アセスメント，ACLS 一次アセスメント，ACLS 二次アセスメントを用いてアプローチを決定する。

- 臨床状態を評価（手順 1）：
  - 呼吸仕事量の増加の徴候（頻呼吸，肋間の陥凹，胸骨上窩部の陥凹，奇異性（腹式）呼吸）およびパルスオキシメトリで確認される低酸素血症の徴候を探す。

### 基にある原因と治療（手順2）
基礎原因を特定し，治療。
- 気道管理を維持し，必要に応じて呼吸を補助する。
- 低酸素血症の場合は酸素を投与する。
- 心電図モニターで心リズムを確認し，血圧および酸素飽和度をモニタリングする。
- 静脈路を確保する。
- 可能であれば12誘導心電図を記録する。

十分な酸素化および換気をサポートしても症状が持続する場合は，手順3に進む。

「重要な概念：
状態が不安定な患者」

- 「心リズムをより適切に把握するため，可能であれば，評価の初期段階で12誘導心電図を記録する。」
- 「ただし，状態が不安定な患者には緊急同期電気ショックが必要である。」
- 「患者の状態が不安定な場合は，12誘導心電図の記録のために緊急同期電気ショックを遅らせてはならない。」

### 「判断のポイント：持続的な頻拍が重篤な自他覚症状を引き起こしているか（手順3）」
患者の状態の不安定性の程度を評価し，それが頻拍に関連しているかどうかを判断する（手順3）。

#### 不安定
持続的な頻拍性不整脈により，重篤な自他覚症状を伴う心拍数に関連した心血管障害が生じている場合は，ただちに同期電気ショックを行う（手順4）。

心臓が正常で心室レートが150回/分未満の患者には，重篤な自他覚症状は発現しにくい。ただし，患者が重症の場合や，重篤な基礎心疾患やそのほかの問題がある場合は，より低い心拍数でも症状が発現することがある。

#### 安定
患者に心拍数に関連した心血管障害がなければ，手順6に進む。この場合は，12誘導心電図を取得してリズムを評価し，QRS幅を確認して，治療選択肢を決定するだけの時間がある。治療には潜在的な有害性が伴うため，状態が安定している患者については専門医に相談する。

#### 頻拍の種類に基づく治療
上室性頻拍と心室性頻拍は，区別が困難な場合がある。広いQRS幅の頻拍はほとんどは心室起源である（特に基礎心疾患を有する患者または高齢の患者の場合）。患者の脈が触れない場合は，リズムをVFとみなして治療し，「成人の心停止アルゴリズム」に従う。

広いQRS幅の頻拍がある不安定な患者の場合，そうでないことが確認されるまではVTとして扱う。VTの電気ショックに必要なエネルギー量は，初回ショックの成功率を最大化するために装置ごとに推奨されるエネルギー量に依存する。

- 患者の状態が不安定だが脈拍はあり，規則的で一様な広いQRS幅のVT（「単形性VT」）が見られる場合は，同期電気ショックによる治療を行う。初回ショックの成功率を最大化するために装置ごとに推奨されるエネルギー量に従う。初回ショックで反応が見られなければ，エネルギー量を段階的に上げていくことが妥当である（この推奨事項は専門医の意見による）。

- Torsades de pointes のような多形性 QRS の不整脈（「多形性 VT」）では通常，同期はできない。患者に多形性 VT が見られる場合は，VF とみなして治療し，高エネルギーの非同期電気ショック（すなわち除細動エネルギー量）を行う。
- 状態の不安定な患者が単形性 VT か多形性 VT かについて少しでも疑問がある場合，さらなるリズム解析を行うために治療を遅らせてはならない。高エネルギー量の非同期電気ショック（除細動エネルギー量）を実施すること。

### 「迅速な同期電気ショックを実施（手順 4）」
- 患者に意識がある場合は，可能であれば同期電気ショックの前に静脈路を確保し，鎮静薬を投与する。
- 患者の状態が極めて不安定な場合は，同期電気ショックの実施を遅らせないこと。

規則的で狭い QRS 幅の SVT または単形性の広い QRS 幅の頻拍が見られるが，低血圧でない患者には，同期電気ショックを準備する間にアデノシン 6 mg を静注投与してもよい（続けて生理食塩液で後押し）。

心停止が発生した場合は，「成人の心停止アルゴリズム」を参照する。

## 電気ショック

どういった場合に電気ショックが適応となるか，および実施すべきショックのタイプを理解しておく必要がある（図 31）。電気ショックの前に，反応のある患者の場合は，可能であれば静脈路を確保し鎮静薬を投与しておく。ただし状態が不安定な患者や悪化している患者には，同期電気ショック実施を遅らせないこと。

本項では，非同期電気ショックと同期電気ショックの違い，同期電気ショックに伴う潜在的な問題点，および個々の心リズムに適したエネルギー量について考察する。

### 「非同期電気ショックと同期電気ショック」

最新式の除細動器は，非同期電気ショックと同期電気ショックの両方を実施できる。非同期電気ショックでは，除細動器の［ショック］ボタンを押すと，ただちに電気ショックが与えられる。非同期電気ショックは無作為に心周期のどこかに落ち，また同期電気ショックより高いエネルギー量を用いる。同期電気ショックでは，除細動器のセンサーを使用して，QRS 波のピークと同期した電気ショックを与える。除細動器が R 波の頂点にショックを同期させるため（これにはさまざまな QRS 幅の解析が必要であるが），［ショック］ボタンを押した後，ショックが与えられるまでに遅延が生じる。同期をかけることによって，ショックが VF を引き起こす受攻期である，心筋の再分極（体表面心電図で T 波として表される）中にショックを放電することを回避できる。また，同期電気ショックでは，除細動よりも低いエネルギー量が使用される。多形性 VT の場合，同期が不可能な場合，あるいは治療の遅れが許容できない不安定な患者の場合を除き，脈拍のある患者には常に同期電気ショックを実施すること。

### 同期化に伴う潜在的な問題点

理論上は，同期電気ショックは単純である。除細動器に付いている［同期］ボタンを押せばよい。しかし実際には，同期電気ショックにはいくつかの潜在的な問題点がある。

- 頻拍の R 波のピークが特定できない，または振幅が低い場合，モニターセンサーでは R 波のピークを特定できず，その結果ショックが実施されない可能性がある。
- 多くの除細動器は，クイックルックパドルでで同期をかけることはできない。不注意な医師は同期を試み（放電が行われないため失敗し），何が問題なのかわからないこともある。
- 同期には追加的な時間がかかることがある（電極の装着が必要な場合や，装置の操作に慣れていない場合など）。

### 「推奨事項」

**同期**電気ショックは，次のような，脈拍のある頻拍患者に推奨される。

- 不安定な SVT
- 不安定な心房細動
- 不安定な心房粗動
- 脈拍のある，不安定で規則的な単形性頻拍

**非同期**高エネルギーショックは以下のような患者に推奨される。

- 脈拍がない（VF／無脈性 VT）患者
- 重症のショックや多形性 VT が見られるなど，臨床的悪化（心停止前）に対して，リズムの転換が遅れると心停止が発生すると考えられる場合
- 状態が不安定または悪化している患者で，ただちに同期を実施できない場合
- 状態が不安定な患者で，単形性または多形性の VT があるかどうか不確かな場合

電気ショックによって VF が発生した場合は（理論的にはそのリスクがあるが，実際にはごく少数の患者にしか発生しない），ただちに除細動を試みる。

### 「個々のリズムに必要なエネルギー量」

エネルギー量の決定では，初回ショックの成功率を最大化するために装置ごとに推奨されるエネルギー量に従う。

## 同期電気ショック

同期電気ショックは，患者に脈拍があり，症候性の（不安定な）リエントリー性 SVT または VT が見られる場合に選択すべき治療であり，不安定な心房細動や心房粗動の治療に推奨される。

電気ショックは接合部頻拍や，異所性または多源性の心房頻拍の治療に効果はありそうもない。こうしたリズムには，速い心拍数で自発的に脱分極する異常自動能をもつ部位（automatic focus）があるためである。通常，ショックを行ってもこうしたリズムを停止させることはできず，場合によっては頻脈性不整脈の心拍数を増加させてしまうこともある。

同期電気ショックの実施は，除細動器およびモニターを同期モードに設定して，粘着性電極パットまたは手動式パドルを介して行う。同期モードでは，QRS 幅の R 波の直後にショックが与えられる。

同期電気ショックを実施するには，以下の手順を実施する（使用する装置に合わせて手順を適宜修正）。

1. 意識のある患者は，状態が不安定だったり急速に悪化していたりしない限り，必ず鎮静を行う。
2. 除細動器（単相性または二相性）の電源を入れる。
3. 患者にモニターリードを装着し，心リズムが適切にモニターされることを確認する。粘着電極（導体）パッドを患者に貼る。
4. ［同期］ボタンを押し，同期モードにする。
5. R 波上の同期モードを示すマークを確認する。
6. 各 R 波に同期マーカーがかかるよう，モニターの感度を必要に応じて調節する。
7. 適切なエネルギー量を設定する。初回ショックの成功率を最大化するために装置ごとに推奨されるエネルギー量に従い，同期電気ショックを実施する。
8. チームメンバーに大声で知らせる。「除細動器の充電中です，離れてください」
9. ［充電］ボタンを押す。
10. 除細動器が充電されたら，患者から離れる。
11. ［ショック］ボタンを押す。
12. モニターを確認する。頻拍が続く場合は，除細動器メーカーの推奨に従ってエネルギー量（ジュール単位）を上げる。
13. 同期電気ショックを実施する毎に，同期モードに再設定すること。ほとんどの除細動器は，同期電気ショックの実施後，初期設定の非同期モードに戻る。この初期設定により，電気ショックによって VF が生じてもただちに除細動を行うことができる。

図 31. 電気ショックのアルゴリズム。

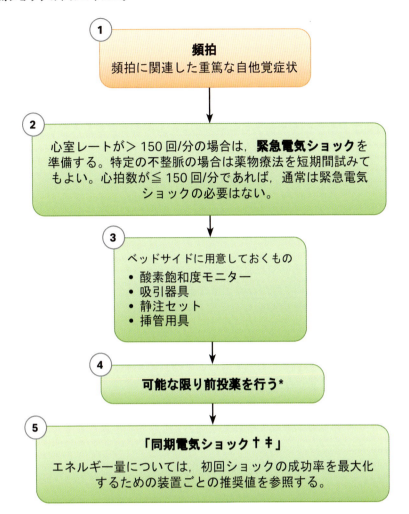

図 31 は，電気ショックの実施手順を示す。まず，患者に頻拍に起因する重篤な自他覚症状があるかどうかを判断する（手順 1）。心拍数が 150 回/分を超える場合は，緊急同期電気ショックを準備し，特定の不整脈の場合は短期間の薬物療法を検討する。心拍数が ≦ 150 回/分であれば，通常は緊急同期電気ショックの必要はない（手順 2）。

医療従事者は、ベッドサイドに以下を用意する必要がある（手順3）。
- 酸素飽和度モニター
- 吸引器具
- 静注セット
- 挿管用具

次に、可能であれば事前に薬物投与を行う（手順4）。有効な薬物投与法としては、鎮静薬（ジアゼパム、ミダゾラム、Etomidate、Methohexital、プロポフォールなど）の単独投与、あるいは鎮痛薬（フェンタニル、モルヒネなど）との併用が推奨される。多くの専門医は、すぐに施行できるのであれば麻酔を勧めている。

同期電気ショックを行う（手順5）。推奨された装置の推奨エネルギーレベルを参照して、初回ショックでの成功率を最大にする。電気ショックごとに同期が必要となる可能性に注意する。同期に時間がかかり、患者の臨床状態が緊急であれば、ただちに非同期電気ショックを行う。

## 安定した頻拍

患者に心拍数に関連した心血管障害がなければ、手順6に進む。12誘導心電図を記録してリズムを評価し、QRS幅が0.12秒以上かどうかを判断するだけの時間がある。この場合は、心リズムが規則的で単形性の場合のみアデノシンを検討し、さらに抗不整脈薬の投与を考慮する。治療には潜在的な有害性が伴うため、専門医に相談すること。心リズムが治療抵抗性である場合は、基礎原因を調べ、次の同期電気ショックでエネルギー量を上げる必要性、および抗不整脈薬の追加投与について検討し、再度専門医に相談する。

### 「QRS幅の確認」
- QRS幅が≧0.12秒であれば、手順7に進む。
- QRS幅が＜0.12秒であれば、手順8に進む。

場合によっては、安定と見られた頻拍が、実際には患者の臨床状態が不安定化することの初期徴候である可能性もあり、状態のさらなる悪化を回避するため、基にある原因の調査を開始する必要がある。

頻拍のタイプ（QRS幅が広いか狭いか、規則的か不規則か）を分類し、「成人の脈拍のある頻拍アルゴリズム」に従って適切に治療をしなくてはならない。このケースの中には、規則的で狭いQRS幅のリズム（洞性頻脈を除く）の初期評価と管理を行い、迷走神経刺激、アデノシン、β遮断薬、またはカルシウム拮抗薬で治療する場合もある。

心リズムが転換しない場合は、専門医への相談を検討する。患者が臨床的に不安定になった場合は、緊急の非同期電気ショックまたは同期電気ショックを準備する。

### 「洞性頻脈の理解」

洞性頻脈とは100回/分を超える心拍数のことで、P波があり、洞結節の放電により発生する。頻脈の心拍数は通常220回/分を超えることはなく、年齢に関連している。一般的には洞性頻脈は120〜130回/分を超えず、徐々に発症し徐々に停止する。リエントリー性SVTは突然発症し突然停止する。

洞性頻脈は「成人の脈拍のある頻拍アルゴリズム」から除外されていることに注意する。洞性頻脈は発熱、貧血、低血圧、失血、運動など、心臓への外的影響によって発生する、心血管症状ではなく全身症状である。洞性頻脈は規則的なリズムであるが、迷走神経刺激により心拍数が低下することがある。洞性頻脈では、基礎となっている全身的原因を特定し治療することが目標であり、電気ショックは禁忌である。

β遮断薬は、代償性頻脈が遮断されると心拍出量が低下する場合、臨床的悪化を引き起こす恐れがある。これは心拍出量が、心室の1回の収縮によって駆出される血液（1回拍出量）と心拍数によって決まるためである。

「心拍出量（CO）＝1回拍出量（SV）× 心拍数」

広範囲 AMI などの症状により心室機能が制限されている場合（重症の心不全または心原性ショック），心臓は心拍数を上昇させることでそれを補う。代償性頻脈の患者の心拍数を下げようとすると，心拍出量が低下し，患者の状は悪化するであろう。

### 「安定した頻拍のリズム」
頻拍は，QRS 幅，心拍数，規則的か不規則かといった基準で分類することができる。

- 狭い QRS 幅（QRS ＜ 0.12 秒）の頻拍（SVT），頻度順
  - 洞性頻脈
  - 心房細動（Atrial fibrillation）
  - 心房粗動（Atrial flutter）
  - 房室結節リエントリー性頻拍
- 広い QRS 幅（QRS ≧ 0.12 秒）の頻拍
  - 単形性 VT
  - 多形性 VT
  - 変行伝導を伴う SVT
- 心リズムは規則的か不規則か
  - 不規則で狭い QRS 幅の頻拍は，おそらく心房細動と考えられる

### 「安定した頻拍に対する薬物」
頻拍には，次のような薬物を使用する。

- アデノシン 6 mg を静注（続けて生理食塩液で後押し投与），2 回目投与量（必要な場合）は 12 mg を静注（続けて生理食塩液で後押し投与）
- 電気ショック時は，数種類の鎮痛薬および鎮静薬も使用するが，これらの薬物についてはこのコースでは取り上げない。

## 安定した頻拍に対するアプローチ
安定した頻拍とは，患者の次のような状態を指す。

- 心拍数が 100 回/分を超える
- 心拍数の増加による重篤な自他覚症状はない
- リズムを発生させる心臓の電気的異常が基礎にある

### 「分類の判定ポイント」
頻拍の分類では，以下のポイントを慎重に臨床評価し，判定する必要がある。

- 症状があるかないか
- 症状の原因は頻拍であるか
- 患者は安定しているか不安定か
- QRS 幅は広いか狭いか
- 心リズムは規則的か不規則か
- QRS は単形性か多形性か
- 心リズムは洞性頻脈か

これらのポイントの評価により，その後の診断と治療が決定する。

## 安定した頻拍の管理：成人の脈拍のある頻拍アルゴリズム

「不安定な頻拍のケース」で説明したとおり，あらゆる種類の頻拍を管理する鍵となるのは，臨床状態の妥当性を評価し，基礎にある原因を特定して治療し（手順1），脈拍があるかどうかを確認し，脈拍がある場合は患者の状態が安定しているか不安定であるかを判断し，患者の状態と心リズムに基づき治療することである。患者に脈拍がない場合は，「成人の心停止アルゴリズム」に従って患者を管理する（図41）。患者に脈拍がある場合は，「成人の脈拍のある頻拍アルゴリズム」に従って管理する（図30）。

脈拍が触知する頻拍である場合には，BLSアセスメント，ACLS一次アセスメント，およびACLS二次アセスメントの各手順を実施する。重篤な自他覚症状があるかどうか，およびそうした症状が頻拍によるものかを判断する。これにより，アルゴリズムの「安定状態」または「不安定状態」のどちらに進むかが決まる。

- 重篤な自他覚症状が頻拍によるものである場合，同期電気ショックが適応となる（不安定な頻拍のケースを参照）。
- 患者に 無脈性 VT または VF が生じた場合は，非同期高エネルギー電気ショック（除細動エネルギー量）を実施し，「成人の心停止アルゴリズム」に従う。
- 患者に多形性 VT が見られる場合は，この心リズムを VF とみなして治療し，非同期高エネルギー電気ショック（除細動エネルギー量）を行う。

このケースでは患者の状態は安定しているため，「成人の脈拍のある頻拍アルゴリズム」の「安定」の手順に従って管理を行う（図30）。心リズムの正確な特定（リエントリー性SVT，心房粗動など）は，この時点ではまだ可能ではないこともある。

## 成人の脈拍のある頻拍アルゴリズムを安定状態の患者に適用

このケースでは，患者は脈拍があり安定した頻拍である。「成人の脈拍のある頻拍アルゴリズム」に示された手順を実施して，患者の評価および管理を行う。

### 「患者評価（手順 1）」

手順1では，患者の臨床状態を評価する。通常，安静時の心拍数が150回/分を超えていれば，洞性頻脈以外の頻脈性不整脈が原因である。

### 「BLS および ACLS 評価（手順 2）」

BLS，ACLS一次アセスメント，および ACLS二次アセスメントを用いてアプローチを決定し，基礎原因を特定して治療する（手順2）。

- 気道管理を維持し，必要に応じて呼吸を補助する。
- 低酸素血症の場合は酸素を投与する。
- 心電図モニターで心リズムを確認し，血圧および酸素飽和度をモニタリングする。
- 静脈路を確保する。
- 可能であれば12誘導心電図を記録する。

症状が続く場合は手順3へ進む。患者が安定している場合は手順8に進む。

### 「静脈路の確保と 12 誘導心電図」

頻拍の患者の状態が安定している（頻拍に関連する重篤な自他覚症状がない）場合は，リズムの評価を行って治療法を選択するだけの時間的余裕がある。静脈路をまだ確保していない場合は確保する。12誘導心電図（可能な場合）またはモニター心電図のストリップを打ち出して，QRS幅が狭いか（0.12秒未満）広いか（0.12秒以上）を確認する。

### 「判断のポイント：QRS 幅が広いか狭いか」

治療パスは，QRS 幅が広いか狭いか，および心リズムが規則的か不規則かに応じて決まる。単形性の広い QRS 幅の心リズムを示す，状態の安定した患者の場合は，アデノシン投与を検討する（規則的で単形性の場合のみ）。さらに抗不整脈薬の投与を検討し，専門医に相談する。多形性の広い QRS 幅の頻拍は，緊急非同期電気ショックによって治療する。

### 「幅の広い頻拍」

広い QRS 幅の頻拍は，QRS 幅が ≧ 0.12 秒と定義されるが，心リズムの特定については専門医への相談を検討する。VF につながりやすい，致死的な広い QRS 幅の頻拍の最も一般的な形態は以下のものである。

- 単形性 VT
- 多形性 VT

心リズムが規則的か不規則かを判断する。

- 規則的で広い QRS 幅の頻拍は，VT または変行伝導を伴う SVT と推定される。
- 不規則で広い QRS 幅の頻拍は，変行伝導を伴う心房細動，副伝導路を介した順行性伝導による早期興奮性の心房細動，または多形性 VT／torsades de pointes の可能性がある。これらの高度なリズムには，より専門的な知識または専門医の指示が必要となる。さらに，アデノシン（規則的で単形性の場合のみ）あるいは抗不整脈薬の投与を検討する。

安定している患者でリズムが VT または SVT の可能性が高い場合，そのリズム用のアルゴリズムに従って治療する。

最近のエビデンスでは，リズムの原因が判明せず，心拍数が規則的で単形性の場合，アデノシンの静脈内投与は治療と診断の両方において比較的安全であることが示唆されている。抗不整脈薬の静注投与が有効なこともある。推奨される投与方法は以下のとおりである。

- 不整脈が抑制されるか，低血圧が発生するか，QRS 時間に 50％を超える増加が認められるか，または最大静注投与量である 17 mg/kg が投与されるまで，プロカインアミドを 20～50 mg/分で静注投与。維持投与：1～4 mg/分を静注する。QT 延長または鬱血性心不全が認められる場合は避ける。
- アミオダロン（初回投与量）150 mg を 10 分かけて静注する。VT が再発する場合は必要に応じて反復投与。その後，最初の 6 時間は 1 mg/分を静注で維持投与する。
- ソタロール 100 mg（1.5 mg/kg）を 5 分かけて静注する。QT 延長が発生する場合は避ける

不規則で広い QRS 幅の頻拍が見られる場合は，速い心室レートを制御すること（レートコントロール），血行動態的に不安定な心房細動を洞調律に戻すこと（リズムコントロール），またはその両方に的を絞って管理を行う。専門医に相談する。

### 頻拍の治療

上室性リズム（変行伝導を伴う）と QRS 幅が広い心室リズムとを識別できない場合もあるが，QRS 幅が広い（broad-complex）頻拍の大半は心室起源であることに留意する。

患者に脈拍がない場合は，成人の心停止アルゴリズムに従う。

患者の状態が不安定になった場合は，詳細なリズム解析を行うために治療を遅らせてはならない。QRS 幅が広い頻拍で，状態が安定している患者の場合，治療が有害となる可能性があるため，専門医に相談することを検討する。

## 「重要な概念：不規則で広い QRS 幅の頻拍がみられる患者に対して避けるべき薬物」

「早期興奮性心房細動の患者に対しては，アデノシン，カルシウム拮抗薬，ジゴキシン，（場合によっては）β遮断薬などの，房室結節伝導抑制剤の使用を避ける。これらの薬物は，心室応答を逆説的に増加させる可能性があるからである。」

### 「狭い QRS 幅，規則的なリズム」

リズムが規則的で QRS 幅が狭い場合は，迷走神経刺激，アデノシン投与，β遮断薬またはカルシウム拮抗薬の投与による治療を行い，専門医との相談も検討する。迷走神経刺激，アデノシン，および β遮断薬またはカルシウム拮抗薬は，症候性（ただし安定）かつ上室起源で，QRS 幅が狭い頻拍を停止させる初期治療法として推奨されている。バルサルバ手技または頸動脈洞マッサージだけでも，SVT の約 25 ％が停止するが，停止しない場合はアデノシンが必要となる。

- 迷走神経刺激により SVT が改善しない場合，**アデノシン** 6 mg を太い静脈（肘正中静脈など）に 1 秒間かけて静注し（静注後に生理食塩水で後押し），即座に腕を挙上する。
- 1～2 分以内に SVT が転換しない場合は，上記と同じ手順で，もう一度**アデノシン**を 12 mg 静注する（投与後に生理食塩水で後押し）。

アデノシンは房室ブロックを発生させ，2 分以内にリエントリー性不整脈の約 90 ％を止める。アデノシンは心房粗動または心房細動を停止させることはないものの，房室伝導が減速するため，心房粗動または心房細動の波を確認できるようになる。

アデノシンは妊婦にも安全で有効であるが，いくつかの重要な薬物相互作用を示す。テオフィリン，カフェイン，またはテオブロミンの血中濃度が著しく高い患者では，さらに高い用量が必要となることがあり，またジピリダモールまたはカルバマゼピンを使用している患者に対しては，初回用量を 3 mg 静注に減量する必要がある。心臓移植を受けた患者でアデノシン投与後，または中心静脈からの投与後に，心静止時間の延長が認められたという最近の症例報告があるため，このような場合には 3 mg 静注などの減量を検討してもよい。

アデノシンは気管支攣縮の原因となることがあるため，一般的に喘息または慢性閉塞性肺疾患を有する患者，特に喘息発作のある患者にはアデノシンを投与しない。

アデノシンによって心リズムが戻った場合は，リエントリー性 SVT の可能性が高い。再発に注意して患者を観察し，再発した場合はアデノシンまたは非ジヒドロピリジン系カルシウム拮抗薬（ベラパミルおよびジルチアゼム）やβ遮断薬などの長時間作用型房室結節伝導抑制薬で治療する。通常，頻拍が再発した場合は，専門医に相談する必要がある。

アデノシンによりリズムが改善しない場合は，心房粗動，異所性心房頻拍，洞性頻拍，または接合部性頻拍の可能性があるため，診断と治療に関して専門医に相談する必要がある。

### 「重要な概念： 房室結節伝導抑制薬の投与で避けるべきこと」

「早期興奮性の心房細動または粗動の場合，房室結節伝導抑制薬を使用しても心室レートが低下しない可能性が高いうえに，心室応答を増加させることもあるため，これらの抑制薬は使用しない。また，作用時間が異なるカルシウム拮抗薬やβ遮断薬などの房室結節伝導抑制薬を併用する場合，連続投与による作用の重複や，重度の徐脈が誘発されるおそれがあるため，注意が必要である。」

### 「頻拍アルゴリズム：高度な管理手順」

ACLSプロバイダーとして，安定した狭いQRS幅の頻拍か，または広いQRS幅の頻拍かを判断し，リズムを規則性または不規則性に分類し，初回治療を実施できなければならない。規則的で狭いQRS幅の頻拍は，迷走神経刺激，アデノシン，β遮断薬またはカルシウム拮抗薬による初回治療が可能であるが，これらが奏効しない場合は，専門医との相談が必要になる。

初回治療が奏効しない安定した頻拍の鑑別診断と治療の経験がある場合は，心拍数をコントロールし，不整脈を停止させるための追加する手順と使用される薬物を「成人の脈拍のある頻拍アルゴリズム」で参照して確認することができる。

**安定した患者の治療において不明または不安な点があれば，その治療が有害である可能性があるため，その都度専門医に相談する。**

### 参考文献

1. Devita MA, Bellomo R, Hillman K, et al. Findings of the first consensus conference on medical emergency teams. Crit Care Med. 2006;34(9):2463-2478. doi: 10.1097/01.CCM.0000235743.38172.6E

2. Peberdy MA, Cretikos M, Abella BS, et al. Recommended guidelines for monitoring, reporting, and conducting research on medical emergency team, outreach, and rapid response systems: an Utstein-style scientific statement: a scientific statement from the International Liaison Committee on Resuscitation (American Heart Association, Australian Resuscitation Council, European Resuscitation Council, Heart and Stroke Foundation of Canada, InterAmerican Heart Foundation, Resuscitation Council of Southern Africa, and the New Zealand Resuscitation Council); the American Heart Association Emergency Cardiovascular Care Committee; the Council on Cardiopulmonary, Perioperative, and Critical Care; and the Interdisciplinary Working Group on Quality of Care and Outcomes Research. Circulation. 2007;116(21):2481-2500. doi: 10.1161/CIRCULATIONAHA.107.186227

3. Solomon RS, Corwin GS, Barclay DC, Quddusi SF, Dannenberg MD. Effectiveness of rapid response teams on rates of in-hospital cardiopulmonary arrest and mortality: a systematic review and meta-analysis. J Hosp Med. 2016;11(6):438-445. doi: 10.1002/jhm.2554

4. Dukes K, Bunch JL, Chan PS, et al. Assessment of rapid response teams at top-performing hospitals for in-hospital cardiac arrest. JAMA Intern Med. 2019;179(10):1398-1405. doi: 10.1001/jamainternmed.2019.2420

5. Chan PS, Khalid A, Longmore LS, Berg RA, Kosiborod M, Spertus JA. Hospital-wide code rates and mortality before and after implementation of a rapid response team. JAMA. 2008;300(21):2506-2513. doi: 10.1001/jama.2008.715

6. Amsterdam EA, Wenger NK, Brindis RG, et al. 2014 AHA/ACC guideline for the management of patients with non-ST-elevation acute coronary syndromes: a report of the American College of Cardiology/American Heart Association Task Force on Practice Guidelines. Circulation. 2014;130(25):e344-426. doi: 10.1161/CIR.0000000000000134

7. Hall MJ, Levant S, DeFrances CJ. Hospitalization for stroke in U.S. hospitals, 1989-2009. NCHS Data Brief. 2012(95):1-8.

8. Powers WJ, Rabinstein AA, Ackerson T, et al. Guidelines for the early management of patients with acute ischemic stroke: 2019 update to the 2018 guidelines for the early management of acute ischemic stroke: a guideline for healthcare professionals from the American Heart Association/American Stroke Association. Stroke. 2019;50(12):e344-e418. doi: 10.1161/STR.0000000000000211

9. Jauch EC, Saver JL, Adams HP Jr, et al; for the American Heart Association Stroke Council, Council on Cardiovascular Nursing, Council on Peripheral Vascular Disease, and Council on Clinical Cardiology. Guidelines for the early management of patients with acute ischemic stroke: a guideline for healthcare professionals from the American Heart Association/American Stroke Association. Stroke.2013;44(3):870-947. doi: 10.1161/STR.0b013e318284056a

10. Adams HP Jr, del Zoppo G, Alberts MJ, et al. Guidelines for the early management of adults with ischemic stroke: a guideline from the American Heart Association/American Stroke Association Stroke Council, Clinical Cardiology Council, Cardiovascular Radiology and Intervention Council, and the Atherosclerotic Peripheral Vascular Disease and Quality of Care Outcomes in Research Interdisciplinary Working Groups. Stroke.2007;38(5):1655-1711. doi: 10.1161/STROKEAHA.107.181486

# パート 3

# 高い能力を持つチーム

蘇生処置を成功させるには，高い能力を持つチームが不可欠である。高い能力を持つチームは，非常に効果的な手法で各自が自身の役割を実行し，優れたパフォーマンスとタイミングをもたらすことで，心停止患者の生存率を改善することができる。高い能力を持つチームは，各チームメンバーが単に指示に従うのではなく，チームのパフォーマンス品質を最大限に引き上げることに注力する点が他のチームとは異なる。効果的に機能させるため，高い能力を持つチームは次の項目に集中する必要がある。

- **タイミング**：（迅速な CPR と除細動，80 %* 超が理想的とされる胸骨圧迫の割合（CCF: chest compression fraction）を達成するための中断抑制，ショック実行前の休止時間，EMS 応答時間）
- **質**（テンポ，深さ，胸郭の戻りなど，各チームメンバーが発揮しうる最高のパフォーマンス）
- **連携**（チームダイナミクス：チームメンバーが共通の目標を目指してシームレスに協力し，各自が自身の役割に関して熟練している）
- **管理**（リーダーシップ，事前計画，追加リソースの入手，介入の調整，CQI（継続的質改善：Continues Quality Improvement），測定，心停止に対応するメンバー数の割り当て）

*高いパフォーマンスシステムでは，60 %以上を目標としており，80 %以上が目標となる頻度も高い。

高い能力を持つチーム（図 32）は，心停止中において適切な手順のタイミング，質，連携，および管理を総合的に行う必要がある。このようなチームでは，全体的な目的と目標，各チームメンバーが有する技能，適切な意欲や有効性だけでなく，見解が分かれた場合の適切な解決と，チーム内で必要な意思疎通について検討することが必要になる。さらに，高い能力を持つチームは，自身のパフォーマンスを測定し，データを評価するだけでなく，パフォーマンスを改善し，改良された手法を実践する方法を模索する。

**図 32.** 高い能力を持つチームが，生存率を改善するために重視する重要分野。

### タイミング
- 最初の胸骨圧迫までの時間
- 最初の電気ショックまでの時間
- 80％以上を理想とする CCF
- ショック前の中断の最小化
- EMS 応答までの時間の短縮

### 質
- テンポ，深さ，戻り
- 圧迫の中断の最小化
- 胸骨圧迫担当者の交代
- 過換気は避ける
- フィードバック装置を使用する

### 高い能力を持つチーム

### 連携
- チームダイナミクス：チームメンバーが連携，それぞれの役割に習熟

### 運用
- リーダーシップ
- 測定
- 継続的な質向上
- 参加するコードチームメンバーの数

「重要な概念：
胸骨圧迫の割合（CCF）を増加する方法」

「蘇生処置中はチームメンバーであるか，またはチームリーダーであるかを問わず，心停止中の CPR 実施時においてどうすれば高い能力を持つチームが CCF を最大限に引き上げられるかを理解しておく必要がある。次の手順を実施することにより，チームは重要な目標測定値を達成し，CCF を増加できる。」

- 「**除細動器の事前充電**を，2分間の心リズム解析の 15 秒前に実施しておく（モニターに VF または 無脈性 VT が表示されたら，ただちにショックを与える）。これにより，心リズム解析を実行し，必要に応じて 10 秒以内にショックを与えることが可能になる。」
- 「解析中に秩序ある(organized)リズムが発生することを予想して，事前充電中に脈拍チェックを実施する（圧迫中の脈拍チェックは，CPR の質の信頼できる指標にならない）。」
- 「胸骨圧迫担当者は**胸部の上で待機**し（手を触れない），ショック，心リズム解析，またはその他の必要な圧迫中断の直後に胸骨圧迫を開始できるようにしておく。」
- 「**ただちに交代できるように，次の胸骨圧迫担当者を待機させておく。**」
- 「胸骨圧迫を中断することなく挿管する。」
- 「胸骨圧迫中に薬物を投与する。」
- 「胸骨圧迫中断の回数が少なくなる CPR プロトコールを検討する（バッグマスクを使用した非同期換気による継続的な圧迫など）。」

# 高い能力を持つチームの役割とダイナミクス

蘇生処置を成功させるには，多くの場合，医療従事者がさまざまな処置を同時進行で実施する必要がある。CPRの訓練を受けた1人のバイスタンダー（その場に居合わせた人）が，患者が倒れた直後にその蘇生に成功する場合もありうるが，通常は複数の医療従事者が必要となる。効果的なチームワークがあれば，作業は分担して行われ，望ましい結果が得られる可能性が高まる。

蘇生を成功に導く高い能力を持つチームは，専門の医療知識を有し，蘇生技能に精通しているだけでなく，効果的なコミュニケーション能力およびチームダイナミクスも備えている。本項では，チームの役割の重要性，効果的なチームリーダーおよびチームメンバーの行動，および効果的で，高い能力を持つチームダイナミクスの要素について説明する。

「重要な概念：
チームの役割の理解」

「蘇生処置における立場がチームメンバーかチームリーダーかにかかわらず，自分の役割とチーム内の他のメンバーの役割を理解している必要がある。これにより，以下を予測しやすくなる。」

- 「次に実施される処置」
- 「高い能力を持つチームのメンバーまたはリーダーとしてのコミュニケーションおよび働き」

## 高い能力を持つチームにおける役割

### 「チームリーダーの役割」

高い能力を持つすべてのチームには，グループの作業を統率するリーダーが必要となる。チームリーダーには，以下の役割が期待される。

- グループを組織する
- チームメンバーの個々の仕事ぶりをモニタリングする
- チームメンバーを支援する
- 優れたチーム行動のモデルを示す
- 訓練および指導をする
- 理解を促す
- 患者治療を包括的に把握する
- 高度な処置が必要となる場合に（高度な気道管理器具の留置など），一時的にチームリーダーを引き継ぐ他のチームメンバーを指名する

チームリーダーは，チームメンバーの個々の行動をモニターし統合することで，すべての作業が適切なタイミングと方法によって実施されることを確認する責任がある。またチームリーダーは，将来のチームリーダーの訓練，およびチームの効率性向上のため支援を行う必要がある。場合によっては，チームリーダーは蘇生処置後に，次回の蘇生処置に備え，分析，批評，および実習をサポートする。

またチームリーダーは，ある作業を特定の方法で実施しなければならない理由について，チームメンバーが理解できるように支援する。チームリーダーは以下の事項がなぜ重要なのかを説明できなければならない。

- 胸部の中央を強く速く圧迫する
- 胸郭が完全に元に戻ることを確認する
- 胸骨圧迫の中断を最小限に抑える
- 過換気を避ける

高い能力を持つチームのメンバーは各自の作業に集中する必要があるが，チームリーダーは包括的な患者治療に集中しなければならない。

### 「チームメンバーの役割」

蘇生処置を成功させるため，高い能力を持つチームのメンバーは次のことが必要となる。

- 各自の職務範囲において技能を発揮できる熟練度
- 役割分担についての明確な理解
- 役割の責任を遂行する心構え
- 蘇生スキルにおける習熟
- 各アルゴリズムへの精通
- 成功に向けた全力の取り組み

#### チームメンバーの役割：CPR コーチ

現在多くの蘇生チームが，CPR コーチの役割を担うメンバーを擁する。CPR コーチは，質の高い BLS 技能のパフォーマンスを支援することで，チームリーダーが臨床ケアの他の側面に集中できるようにする。複数の研究結果により，CPR コーチのいる蘇生チームは，CPR コーチのいないチームより，質の高い CPR をより高い CCF およびより短い中断時間で実施できることが示されている。

CPR コーチは独立した役割である必要はなく，現在のモニター／除細動器担当者の職務に加えることが可能である。CPR コーチの主な責務は，チームメンバーが質の高い CPR を実施し，胸骨圧迫の中断を最小限にすることを支援することである。CPR コーチは，胸骨圧迫担当者からよく見える位置にいる必要があるため，除細動器担当者の横に立つべきである。CPR コーチには以下の役割がある。

**CPR 開始を指揮する：** 患者に脈拍がないと判明したらすぐに，CPR コーチが「私が CPR コーチです」と告げ，プロバイダーに胸骨圧迫の開始を指示する。CPR コーチは，質の高い CPR を確実に実施できるように環境を整える。環境を整えるとは、ベッドの手すりまたはベッドの高さを下げたり，踏み台を用意したり，あるいはバックボードや除細動器パッドを配置できるように患者を回転させることなどである。

**胸骨圧迫の質を向上させる指導をする：** CPR コーチは，胸骨圧迫の深さ，テンポ，および胸郭の戻りのパフォーマンスに関してフィードバックを行う。CPR フィードバック装置のデータを読み上げ，胸骨圧迫担当者のパフォーマンス向上を支援する。CPR の質の視覚的評価は，しばしば不正確になるため，この方法は有効である。

**中間目標を口述する：** 胸骨圧迫と人工呼吸が推奨範囲に収まるように，具体的な中間目標を口述する。例えば，胸骨圧迫担当者に対して圧迫テンポを 100 から 120 回/分の間ではなく，110 回/分と指定する。

**中間目標達成のために指導する：** CPR コーチは，チームメンバーに換気速度と換気量のフィードバックを行う。必要に応じて，胸骨圧迫と人工呼吸の比率もチームに再認識させる。

**胸骨圧迫の中断を最小限にとどめるように支援する：** CPR コーチは，チームと意思疎通をはかり胸骨圧迫の中断が最小限になるように支援する。中断は，除細動の実施時，胸骨圧迫担当者の交代時，および高度な気道管理器具の挿入時に発生する。

高い能力を持つチーム

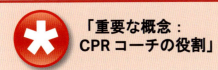

「重要な概念：
CPRコーチの役割」

「高い能力を持つチームが，質の高いCPRにおける重要な目標測定値を達成できるように，次の項目に関するフィードバックを行って支援することがCPRコーチの役割とされている。」

- 「胸骨圧迫担当者のテンポ，深さ，および胸郭の戻り」
- 「換気の実施（テンポと量）」
- 「胸骨圧迫の中断」

「チームリーダーと緊密に連携することで，CPRコーチは挿管などによる圧迫中断を毎回円滑に実施できるようにするべきである。高い能力を持つチームでは，CPRコーチの役割を既存のモニター／除細動担当者に担当させるべきである。」

## 高い能力を持つチームの一部としての，効果的なチームダイナミクスの要素

### 「役割」

#### 明確な役割および責任

チームの各メンバーは，自身の役割がチームのパフォーマンスにとって重要となるため，役割と責務を理解しておく必要がある。図33は，チーム蘇生における6つの役割を示している。メンバーの数が6名に満たない場合は，チームリーダーがこれらの作業に優先順位を付け，その場にいる医療従事者に割り当てる必要がある。

**図33.** ケースシミュレーションと臨床イベントの際に推奨されるチームリーダーとチームメンバーの配置。

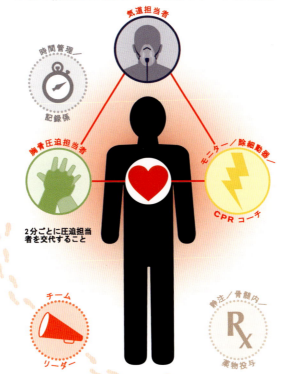

6名で構成される高い能力を持つチームの配置*

**蘇生における役割のトライアングル**

**胸骨圧迫担当者**
- 患者を評価する
- 地域のプロトコールに従い胸骨圧迫を実施する
- 2分ごとに，または疲労した場合はそれより早く交代する

**モニター／除細動器／CPRコーチ**
- AED／モニター／除細動器を準備して操作し，指定された場合はCPRコーチとして行動する
- モニターがある場合，チームリーダー（およびチームのほとんどのメンバー）から見える位置にモニターを設置する

**気道担当者**
- 気道を確保する
- バッグマスク換気を行う
- 適宜，気道補助用具を挿入する

チームにはそれぞれ役割と手順が定められている。どのチームメンバーも，胸骨圧迫を交代する，または自身の安全を確保する目的を除き，トライアングルから離れない。

**リーダーシップの役割**

**チームリーダー**
- どの蘇生チームも，決められたリーダーがいなければならない
- チームメンバーに役割を割り当てる
- 治療に関する決定を行う
- 必要に応じて他のチームメンバーにフィードバックする
- 割り当てられていない役割の責任を負う

**静注／骨髄内／薬物投与**
- ALSプロバイダーの役割
- 静脈路／骨髄路の確保を開始する
- 薬物を投与する

**時間管理／記録係**
- 介入時間および薬物投与を記録する（およびこれらを次に行うべき時に知らせる）
- 圧迫時の中断の頻度と長さを記録する
- これらをチームリーダー（および他のチームメンバー）に伝える

*これはチームのフォーメーションの一例である。役割については，地域のプロトコルに適応させてもよい。

役割が不明瞭であると，チームの行動に支障をきたす。役割が不明瞭な場合には，次のような特徴がみられる。

- 同じ作業を複数回繰り返す
- 重要な作業を忘れる
- 追加プロバイダーを利用できるにもかかわらず，チームメンバーに複数の役割を割り当てる

効率化のため，チームリーダーは作業の割り当てを明確に行う必要がある。チームメンバーは，さらなる任務を処理できる場合には，その旨を伝える必要がある。チームリーダーはチームメンバーに対して，積極的に参加し，単純に指示従うことは避けるように促すべきである。表 10 には，役割に関するいくつかの追加情報が記載されている。

**表 10. 明確な役割および責任**

| チームメンバー | 作業 |
| --- | --- |
| チームリーダー | ・臨床状況における，すべてのチームメンバーの役割を明確に定義する<br>・自身の責任を明確に理解しており，対応が可能なすべてのチームメンバーに対して，作業を均等に割り当てる |
| チームメンバー | ・各自の能力に適している，明確に定義された作業を探して実行する<br>・割り当てが自身の専門知識レベルを超えている場合は，新しい作業または役割を求める<br>・自身の専門知識の範囲内となる割り当てのみを受任する |

### 自分の限界の認識

チームリーダーを含むチームの全員が，自身の限界と能力を認識しておく必要がある。これにより，チームリーダーはリソースを評価したり，必要な場合には支援を求めることができる。高い能力を持つチームのメンバーは，支援が必要となりそうな状況を予測し，チームリーダーに伝える必要がある。

蘇生の試行によるストレスを感じている間は，特に自身より経験が豊富なスタッフから助言を求めることなく，新しい技能を練習したり模索することは控える。さらなる支援が必要な場合は，患者の状態が悪化するまで待機せず，早期に要請する。支援を求めることは，弱さや能力のなさを意味するものではない。支援が不十分であるよりも，必要以上に支援があるほうがよい。支援が不十分な場合は，患者転帰に悪影響が及ぶ可能性がある。表 11 には，自身の限界を知ることに関するいくつかの追加情報が記載されている。

**表 11. 自分の限界の認識**

| チームメンバー | 作業 |
| --- | --- |
| チームリーダーおよびチームメンバー | ・患者の状態が悪化するまで待機せず，早期に支援を要請する<br>・初期治療の実施にもかかわらず患者の状態が悪化する場合は，より経験豊富なスタッフに助言を求める<br>・他のメンバーが割り当てられた作業（特に治療に不可欠な作業の場合）を実行できるようにする |
| チームメンバー | ・慣れていない処置または治療を行う前には，自分よりも経験が豊富なスタッフから助言を求める<br>・ただちに他のメンバーから支援を受けられる場合は，そのような支援を利用する |

### 建設的介入

蘇生の試行中は，1 人のチームメンバーが適切な処置をしようとしている場合，高い能力を持つチームのどのメンバーも，必要に応じて臨機応変に介入する。チームリーダーは，チームメンバーとの衝突を避け，必要に応じて事後にデブリーフィングを行う必要がある。表 12 には，建設的介入に関するいくつかの追加情報が記載されている。

#### 表 12. 建設的介入

| チームメンバー | 作業 |
|---|---|
| チームリーダー | • 優先度がより高い，別の介入を開始するように指示する<br>• 自分の技能レベルを超えた役割を果たそうとしているチームメンバーに対して，割り当てを変更する |
| チームメンバー | • 代替の薬物または投与量を，自信を持って提案する<br>• 誤りを犯そうとしている同僚に質問をする<br>• チームメンバーが誤った投薬を実行しようとしている場合は介入する |

## 「伝える内容」

### 知識の共有

情報共有は，効果的なチーム行動において重要である。チームリーダーが，特定の治療または診断手法に固執してしまう場合がある。このような「固執エラー」には，主に次の3種類がある。

- 「すべて大丈夫」
- 「これだけが唯一の正しい方法である」
- 「これだけはするな」

蘇生処置の効果がない場合は，基本に立ち返り，チーム全体で話し合うこと。「ACLS 一次アセスメントで次のような結果が出ているんですが，何か見落としているのでしょうか？」といった対話を行う。高い能力を持つチームでは，各メンバーが患者の状態の変化について利用可能なすべての情報を提供し，チームリーダーが適切な判断を下せるようにするべきである。表 13 には，知識の共有に関するいくつかの情報が記載されている。

#### 表 13. 知識の共有

| チームメンバー | 作業 |
|---|---|
| チームリーダー | • 情報共有を促す<br>• 介入，鑑別診断，および見落とされている可能性がある治療（静脈路または薬物治療など）について提案を求める<br>• 治療に関連する臨床徴候の有無を確認する |
| チームメンバー | • 他のメンバーと情報を共有する<br>• 自身の役割を改善する情報を取り入れる |

### 要約と再評価

介入，評価結果，および患者の状態のモニタリングと再評価は，チームリーダーの不可欠な役割である。

チームリーダーは，定期的にこのような情報をチーム全体に伝達し，次の手順の計画を発表する必要がある。患者の状態が変わる可能性についても留意しておく。治療計画の変更には柔軟に対応し，時間管理／記録係からも情報と要約を求める。表 14 には，要約と再評価に関するいくつかの追加情報が記載されている。

**表 14.** 要約と再評価

| チームメンバー | 作業 |
|---|---|
| チームリーダー | ・鑑別診断に関する判断を継続的に見直す<br>・治療と患者の反応について進行中の記録を継続する<br>・治療方針の変更を支持する新しい情報を入手した場合は，変更を行う<br>・新たに参加したメンバーに現在の状況，および今後の行動計画を伝える |
| チームリーダーおよびチームメンバー | ・患者の臨床状態の重大な変化に注意する<br>・患者の状態が悪化している場合は，モニタリングを強化する（呼吸数および血圧など） |

## 「伝える方法」

### クローズドループコミュニケーション

チームリーダーは，高い能力を持つチームメンバーとコミュニケーションを取る際に，以下の手順でクローズドループコミュニケーションを実施する必要がある。

1. チームメンバーに対してメッセージ，指示，または任務を伝達する。
2. チームメンバーに明確な応答とアイコンタクトを求め，メンバーがメッセージを理解できるようにする。
3. チームメンバーに対して新たな作業を割り当てる前に，そのメンバーが現在の作業を完了していることを確認する。

表 15 には，クローズドループコミュニケーションに関するいくつかの追加情報が記載されている。

**表 15.** クローズドループコミュニケーション

| チームメンバー | 作業 |
|---|---|
| チームメンバー | ・作業を割り当てられたら，作業の開始時または終了時にチームリーダーに対して，「静注しています」などの報告を行うことにより，コミュニケーションを完結させる<br>・必ず指示についてチームリーダーに口頭で確認してから薬物を投与する |
| チームリーダー | ・「アドレナリン 1 ミリグラムを投与してください，投与が完了したら知らせてください」など，常にクローズドループコミュニケーションを利用することにより，作業を割り当てる<br>・必ず割り当てた作業の完了を確認してから，チームメンバーに新たな作業を割り当てる |

### 明確なメッセージ

「明確なメッセージ」とは，明確な話法によって，落ち着いた口調で伝えられる簡潔な伝達事項である。すべての医療従事者は，怒鳴ったり叫ぶのではなく，落ち着いた口調で直接的に明確なメッセージを伝達する必要がある。不明瞭なコミュニケーションは治療の遅延または投薬ミスの原因となることがあるため，明確で簡潔なメッセージは明瞭なコミュニケーションには重要である。また怒鳴ったり叫んだりすることは，高い能力を持つチームの効果的な連携を阻害する可能性もある。表 16 には，明確なメッセージに関するいくつかの追加情報が記載されている。

**表 16.** 明確なメッセージ

| チームメンバー | 作業 |
|---|---|
| チームリーダー | ・すべてのチームメンバーに対して，明確に発言し，完全な文で話すことを推奨する |
| チームリーダーおよびチームメンバー | ・指示を復唱し，少しでも疑問があれば質問する<br>・つぶやく，怒鳴る，叫ぶ，または大声を出すなどを避けるように注意する<br>・1名ずつ発言するようにする |

## 相互尊重

非常に高い能力を持つチームでは，各メンバーが互いを尊重し合い，上下関係なく対等に助け合う。高い能力を持つチームでは，各メンバーが自我を捨て，蘇生処置中は互いを尊重し合うことが必要である。特定のチームメンバーが自分より多くの訓練や経験を積んでいるといったことは問題ではない。表 17 には，相互尊重に関するいくつかの追加情報が記載されている。

**表 17.** 相互尊重[1]

| チームメンバー | 作業 |
|---|---|
| チームリーダー | ・「ありがとう，よくやってくれました」と声を掛け，適切に任務が実施されたことに感謝する |
| チームリーダーおよびチームメンバー | ・他のメンバーの発言に関心を示し，耳を傾ける<br>・親しみやすい，落ち着いた口調で話す<br>・チームメイト間での相互理解がまだ不十分な場合は，攻撃的な態度を取ることは避ける<br>・1人が大声を発すると，他のメンバーも同様に応答するということを理解する<br>・指示的な行動と攻撃的な行動とを混同しないようにする |

# 呼吸停止

## 概要

呼吸が停止した場合，患者は意識がなく応答もしないが，脈拍はある。ただしまったく呼吸が認められないか，または有効な酸素吸入と換気を維持するには明らかに呼吸が不十分である。死戦期呼吸を適切な呼吸と混合しないこと。患者の呼吸は停止しているが，心停止には至っていない場合でも，BLS，ACLS 一次，および ACLS 二次アセスメントを利用する。

### 「呼吸停止時に使用する薬物」

呼吸停止時に使用する薬物には，酸素も含まれる。迅速挿管を使用するシステムまたは施設では，追加の薬物を検討する場合もある。

## 正常な呼吸と異常な呼吸

成人の平均的な呼吸数は約 12～20 回/分である。通常では，6～8 mL/kg の 1 回換気量で，正常な酸素化と二酸化炭素の除去が維持される。

「頻呼吸」では呼吸数が 20 回/分を超え，「徐呼吸」では呼吸数が 12 回/分を下回る。呼吸数が 6 回/分未満（「低換気」）の場合は，バッグマスクや高度な気道管理器具と 100 ％酸素で換気を補助する。

## 重症度による呼吸障害の判定

呼吸障害の重症度の判定は，最も適切な介入の選択に役立つ。呼吸窮迫と呼吸不全の徴候には細心の注意を払う。

### 「呼吸窮迫」

呼吸窮迫とは，増加（頻呼吸，鼻翼呼吸，陥没呼吸，および呼吸補助筋の使用など）または不十分（低換気または徐呼吸など）といった，異常な呼吸数または呼吸活動を特徴とする臨床状態である。

呼吸窮迫は，軽度のものから重度のものまでさまざまである。例えば，軽度の頻呼吸，および気道音の変化を伴う呼吸努力の軽微な増大がみられる患者は，「軽度」の呼吸窮迫である。著しい頻呼吸，呼吸努力の大幅な増加，皮膚色の悪化，意識状態の変化がみられる患者は，重度の呼吸窮迫である。重度の呼吸窮迫は呼吸不全を示唆している場合がある。

多くの場合呼吸窮迫は，重度にばらつきはあるものの，次の徴候の一部またはすべてが該当する。

- 頻呼吸
- 呼吸努力の増加（鼻翼呼吸，陥没呼吸など）
- 不十分な呼吸努力（低換気，徐呼吸など）
- 異常な気道音（吸気性喘鳴，呼気性喘鳴，呻吟など）
- 頻拍
- 青白く，冷たい皮膚（ただし敗血症などの一部の原因による呼吸窮迫では，皮膚が温かく，赤くなり，発汗することがある）
- 意識／興奮レベルの変化
- 呼吸補助のための腹筋の使用

呼吸窮迫は，気道閉塞，肺コンプライアンス低下，肺組織疾患，または代謝需要の増加（敗血症またはケトアシドーシス）が発生しているにもかかわらず患者が十分なガス交換を維持しようとする場合に明らかになる。このような患者が疲労したり，または呼吸機能，呼吸努力，もしくはこれらの両方が低下するに従って，十分なガス交換を維持できなくなり，呼吸不全の臨床徴候が現れる。

## 「呼吸不全」

呼吸不全は，酸素化，換気，あるいはその両方が不十分な臨床状態である。呼吸不全は，呼吸窮迫の末期であることが多い。中枢神経系による呼吸調節に異常があったり，筋脱力がある患者の場合は，呼吸不全であっても，呼吸努力がほとんど，またはまったく見られない場合がある。このような状況では，臨床的所見に基づいて呼吸不全を判定する必要があるかもしれない。この場合，パルスオキシメータや血液ガス分析などの客観的測定値を用いて診断を確認すること。

以下に示す徴候のいくつかがみられる場合は，「呼吸不全の可能性」を疑う。

- 著しい頻呼吸
- 徐呼吸，無呼吸
- 呼吸努力なし
- 肺末梢への気流の低下や消失
- 頻拍（早期），徐拍（晩期）
- チアノーゼ
- 昏迷，昏睡（晩期）

呼吸不全は，上気道または下気道の閉塞，肺組織疾患，および呼吸調節の障害（無呼吸または浅く遅い呼吸など）が原因となって生じることがある。呼吸努力が不十分な場合は，呼吸窮迫の典型的な徴候がなくても呼吸不全が起こる場合がある。呼吸不全では，心停止への悪化を防ぐための介入が必要となる。呼吸不全は，動脈血二酸化炭素レベルの上昇（高二酸化炭素血症），血液酸素化の低下（低酸素血症），またはその両方に伴って起こることがある。

呼吸窮迫は呼吸不全につながる場合があり，呼吸不全は呼吸停止につながることがある。

## 「呼吸停止」

呼吸停止とは呼吸が認められない病態で，溺水または頭部外傷などの事象に起因することが多い。成人の呼吸停止では，約 500〜600 mL（6〜7 mL/kg）の 1 回換気量か，または胸の上がりを目視で確認できる程度の量で換気を実施する。

気道閉塞または肺コンプライアンス低下の患者では，胸の上がりが視認できるようになるまでに，さらに高い圧力が必要となることがある。蘇生バッグマスクの排気弁により，これらの患者に対して十分な 1 回換気量を供給できなくなるおそれがあるため，必要に応じてバッグマスクの排気弁をバイパスして，高い圧力を利用することにより，視認できる程度にまで胸が上がるようにする。

「注意：
1 回換気量」

「大半の成人用バッグマスクでは，推奨量よりも高い 1 回換気量を供給できる。注意が必要である。小児用バッグマスクの使用を検討する。」

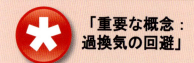

## 「重要な概念：過換気の回避」

「呼吸停止および心停止の際は，過換気（呼吸回数が多過ぎる，または1回換気量が多すぎる）を行わないようにする。過換気は，胃膨満とその合併症（逆流，誤嚥など）を引き起こすおそれがある。過換気により，次のような悪影響が発生する場合があることはさらに重要である」

- 「胸郭内圧が上昇」
- 「心臓への静脈還流が低下」
- 「心拍出量と生存率が減少」
- 「脳血管収縮を引き起こし，脳血流を減少させる」

## BLS アセスメント

患者を評価する際には，周囲の安全を確認してから BLS アセスメントを進める。

### 「患者の評価および再評価」

体系的アプローチでは，一連の流れの個々の手順において，評価してから行動する。反応の有無をチェックし，周囲に大声で支援を求め，さらに携帯電話で救急対応システムに通報する（適切な場合）。AED および救急治療用器材を取ってくる（または誰かに依頼し，AED および救急治療用機材を取ってきてもらう）。呼吸をしていないか，死戦期呼吸のみかの確認と，脈拍のチェックを 10 秒以内に（同時に）実施する。

**「最初に評価を実施し，次に適切な行動を取ることに留意する。」**

最初の行動には次のものが含まれる

- 反応の有無のチェック
- 手助けを求める
- ABC の評価

### 「換気および脈拍チェック」

患者の脈拍はあるが呼吸が停止している場合，バッグマスクまたは高度な気道管理器具を使用して，6 秒ごとに 1 回または 10 回/分の速度で吹き込みを行う。毎回の吹き込みは，目視で胸の上がりが確認できる程度に 1 秒かけて行う。過換気は避けるように注意する。約 2 分ごとに 5～10 秒間脈拍をチェックする。脈拍がない場合，CPR を開始する。

オピオイド過量投与の可能性がある場合，入手可能であれば，プロトコルに従ってナロキソンを投与する。

## ACLS 一次アセスメント

### 「呼吸停止時の気道管理」

バッグマスク換気が十分な場合は，ACLS 一次アセスメントが行われるまで，高度な気道管理器具を留置する判断を遅らせることができる。高度な気道管理器具には，ラリンゲアルマスクエアウェイ，ラリンゲアルチューブ，および気管（ET）チューブなどが含まれる。高度な気道管理器具が自身の業務範囲内である場合は，適切かつ実行可能なタイミングでこれらを使用できる。

注意：進行中の定量的波形呼気 $CO_2$ モニターにより，患者の挿管中に，高度な気道管理器具の留置の確認とモニタリングが行われる。

## 呼吸停止の管理

呼吸停止の管理には，BLS および ACLS の両方が使用される。これには次のような介入が含まれる。

- 酸素投与
- 気道管理
- 基本的な換気の実施
- 基本的な気道補助器具（口咽頭エアウェイ［OPA: oropharyngeal airway］および鼻咽頭エアウェイ［NPA: nasopharyngeal airway］）の使用
- 気道の吸引

「循環を生み出すリズムが認められる患者に対しては，6 秒に 1 回吹き込みを行うことに留意する。」

## 酸素投与

急性の心臓の症状または呼吸窮迫のある患者には酸素を投与する。患者の酸素飽和度をモニタリングし，酸素投与量を調整して，飽和度を 95 ％以上（ACS の場合は 90 ％，心拍再開後の治療の場合は 92 ％から 98 ％）に維持する。呼吸停止または心停止の患者を治療する場合は 100 ％酸素を使用する。

ACLS 受講者用リソースを参照して，呼吸停止または心停止ではない患者に対して酸素を使用する場合の詳細を確認する。

## 気道管理

### 「上気道閉塞のよくある原因」

反応のない患者の上気道閉塞において最も一般的な原因は，咽頭筋の緊張低下である（図 34 に気道の構造を記載）。この場合は舌根が沈下し，咽頭で気道が閉塞している（図 35A）。

### 「基本的な気道管理技術」

基本的な気道管理技術により，舌または咽頭筋の弛緩による気道閉塞が緩和する。1 つの方法では，頭部を後屈させ，顎先を挙上することが必要となる：頭部後屈 - 顎先挙上法（図 35B）。

頭部損傷による外傷が疑われる患者では，頭部を伸展させない下顎挙上法を行う（図 35C）。ただし気道の確保と換気の実施が最優先であるため，下顎挙上によって気道を確保できない場合は，頭部後屈 - 顎先挙上法を使用する。

### 「気道管理」

自発呼吸が可能な患者には，気道管理器具の正しい留置だけを実施すればよい場合もある。意識がなく，咳反射や咽頭反射のない患者の場合は，OPA または NPA を挿入し，確保した気道を維持する。

反応がなく，窒息していた患者が呼吸停止を起こしている場合は，口を大きく開け，異物の有無を調べる。異物が確認できれば，指でそれを取り除く。異物が確認できない場合は，CPR を開始する。気道を確保して人工呼吸を行うたびに，患者の口を大きく開いて異物の有無を確認し，あれば除去する。異物がなければ CPR を再開する。

図 34. 気道の構造。

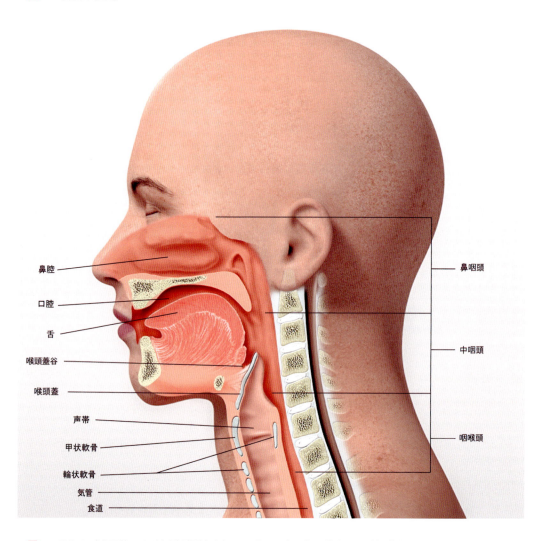

図 35. 舌および喉頭蓋により気道が閉塞されている。反応のない場合，舌が気道を閉塞していることがある。反応のない患者の閉塞を解除するには，頭部後屈－顎先挙上を行う。A，舌が気道を閉塞。B，頭部後屈－顎先挙上により，舌が持ち上がり，閉塞が解除される。C，頸椎の外傷が疑われる場合は，頭部を後屈させずに下顎挙上法を使用する。

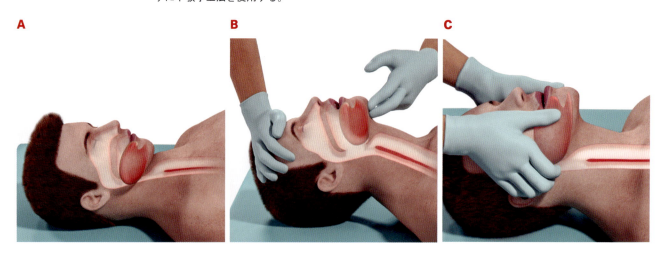

## 基本的な換気の実施

換気に使用する基本的な気道管理スキルは以下である。

- 頭部後屈－あご先挙上法
- 頭部を後屈させない下顎挙上法（頸椎の外傷が疑われる場合）
- 口対口人工呼吸
- 口対鼻人工呼吸
- 口対感染防護具人工呼吸（ポケットマスクの使用）
- バッグマスク換気

### 「バッグマスク換気」

フェイスマスクに取り付けられた換気バッグで構成されているバッグマスクは，数十年間にわたって緊急時の人工呼吸で使用されてきた。これらの器具は最もよく使用される方法で，陽圧換気を行う。バッグマスクを使用する場合は，胸部を上昇させるのに十分な約500～600 mL の 1 回換気量を 1 秒間で供給する。救助者が 1 人で CPR を実施する場合，バッグマスク換気は推奨される方法ではない（救助者が 1 人の場合，あればポケットマスクを使用して換気する）。

救助者の数に基づき，プロバイダーは次の方法を使用して，バッグマスク器具を保持できる。

- 救助者 1 名によるバッグマスクの使用（図 36）：救助者は患者の頭部に位置取り，親指と人差し指でマスク上に「C」の形を作りながら，中指，薬指，小指で「E」の形を作り，下顎を引き上げる。これは「EC クランプ法」と呼ばれている。
- 救助者 2 名によるバッグマスクの使用（図 37）：経験豊富で訓練された 2 名の救助者の場合では，より容易にバッグマスク換気を実施できる。患者の頭部側に立つ救助者が，患者頭部を後屈する。また，マスクを患者の顔に固定する際，両手の親指と人差し指でそれぞれ「C」の形を作り，マスクの縁を完全に密着させる。残りの 3 本の指で「E」の形を作って下顎を挙上する（これにより気道管理が維持される）。2 人目の救助者は，胸が上がるまでゆっくりとバッグを押す（1 秒間）。両方の救助者が胸の上がりを確認する必要がある。

すべての気道管理器具は接続部分が共通であるため，どの換気バッグでもさまざまな補助用具に接続できる。バッグには次のような弁およびポートが備えられている。

- 患者による呼気の再呼吸を防止するための一方向弁
- 酸素供給のための酸素ポート
- 液体およびそのほかの薬物を投与するための投与ポート
- 気道の吸引に使用する吸引ポート
- $ETCO_2$ の定量的サンプル採取を行うためのポート

一方向弁の患者側には，ポケットフェイスマスク，ラリンゲアルマスクエアウェイ，ラリンゲアルチューブ，コンビチューブ，気管チューブなど，そのほかの補助用具を接続することも可能である。現行の定量的波形呼気 $CO_2$ モニターも，バッグバルブ器具に取り付けて換気の有効性を確認およびモニタリングできる。空気の交換ができない閉塞した気道では，患者に脈拍があっても二酸化炭素を含む呼気は発生しない。

 バッグマスク換気の詳細については，ACLS 受講者用リソースを参照のこと。

図 36. マスクを固定しながら下顎を引き上げる EC クランプ法。

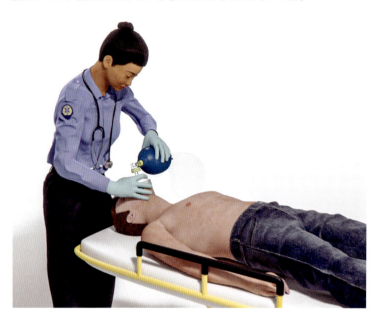

図 37. 2 人の救助者によるバッグマスクの使用。

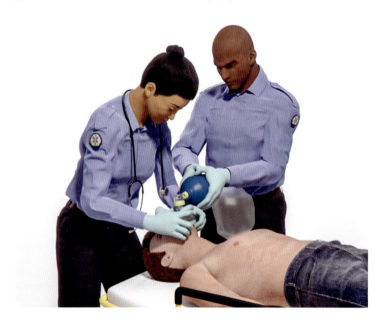

### 基本的な気道補助用具：OPA

OPA は J 形状の器具（図 38A）で，舌に沿って挿入することで，舌と中咽頭構造を保持して咽頭後壁から分離する。この器具は次の場合に使用する。

- 舌または弛緩した上気道の筋肉による気道閉塞のリスクが高い患者
- ほかの処置（頭部後屈 - 顎先挙上法，または下顎挙上法など）では，気道の完全な開通を維持できない，意識不明の患者
- 挿管した患者の口および咽頭の吸引を容易にする
- 患者が気管チューブを噛んだり閉塞させてしまうことを防止する

OPA はバッグマスク換気の実行中，救助者が意図せず顎を押し下げて気道を塞いでしまうおそれがある場合にも使用できる。

ただし OPA は空嘔吐や嘔吐を誘発する可能性があるため，意識のある患者や半無意識の患者に使用してはならない。OPA を使用する前に，患者に咳反射や咽頭反射があるかどうかを確認する。咽頭反射がある場合は OPA を使用してはならない。

### 「OPA 挿入の手順」

- 可能ならば硬い咽頭用吸入チップを使用して，口腔内と咽頭の分泌物，血液，または嘔吐物を除去する。
- 適切なサイズの OPA を選択し，顔の側面に当たるように設置する（図 38B）。OPA のフランジが口角，先端が下顎角に来るサイズを選択する。OPA が硬口蓋に向かうように，上向きに口内に挿入する。
- OPA が口腔を通過して咽頭後壁に接近したら，OPA を 180°回転させ，適切な位置に合わせる（図 38C）。また OPA を 90°の角度で口に挿入し，後咽頭に向かって下方向に曲げながら器具を進入させることも可能である。

いずれの方法でも，目標は器具のカーブ形状が舌に沿うようにし，舌が前方に引き出されず，むしろ誤って咽頭内の方へ押し込まれることがないようにすることである。また，OPA を挿入する際に舌圧子や類似器具を使用して舌を前方に保持しながら，OPA をまっすぐ挿入することも可能である。

OPA を適切なサイズで挿入すると，声門が開く。OPA の挿入後，患者を観察する。頭部とあごを適切な位置に保ち，患者の気道を維持する。必要に応じて気道の吸引を行う。

### 「注意： OPA の使用」

- 「OPA のサイズが大きすぎると，喉頭を閉塞したり，喉頭構造を傷付けたりする恐れがある。」
- 「OPA のサイズが小さすぎたり，または適切に挿入されていないと，舌根が後方に押しつけられ，気道が閉塞するおそれがある。」
- 「唇や舌の軟組織を傷つけないように，OPA の挿入は慎重に行う。」
- 「OPA は，咳反射や咽頭反射がなく，意識のない患者のみに対して使用すること注意する。患者に咳反射や咽頭反射がある場合は，OPA が嘔吐や喉頭痙攣を誘発する可能性がある。」

**図 38.** 口咽頭エアウェイ。**A,** 口咽頭エアウェイ装置。**B,** 口咽頭エアウェイ装置による測定。**C,** 口咽頭エアウェイ装置の挿入。

**A**

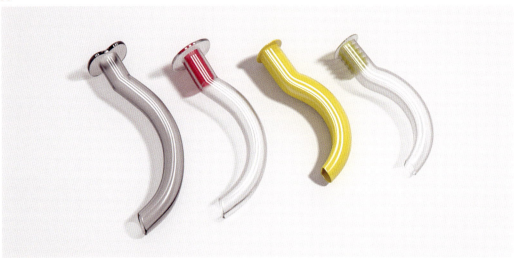

**B**

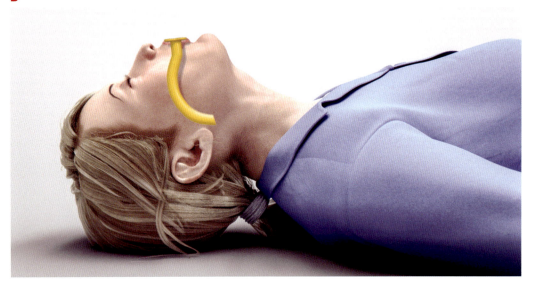

**C**

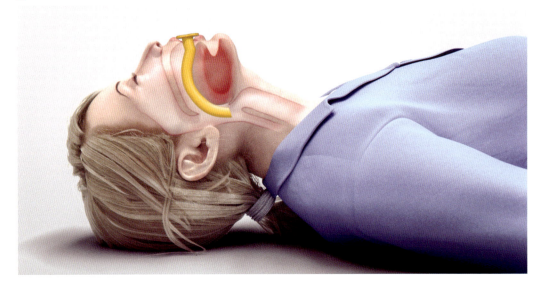

## 基本的な気道補助用具：NPA

NPA は，基本的な気道補助用具を必要とする患者に対し，OPA の代替として使用する。NPA は柔らかいゴム製またはプラスチック製のカフなしチューブであり（図 39A），鼻孔と咽頭の間に気流の通路を確立する。

OPA と異なり，NPA は意識のある患者，半無意識の患者または意識のない患者（完全な咳反射および咽頭反射のある患者）にも使用できる。咽頭反射，開口障害，口周囲の大きな外傷，または顎のワイヤ固定が認められる患者など，技術的に OPA の挿入が困難または危険な場合に NPA を使用する。また，NPA は神経障害があり，咽頭筋の緊張低下や協調機能低下による上気道閉塞のおそれのある患者にも使用できる。

### 「NPA 挿入の各種手順」

1. 適切な大きさの NPA を選択する。
   a. NPA の外径を，鼻孔内径と比較する。NPA は鼻孔の血流が悪くならない程度の太さにする。適切なサイズの目安として，患者の小指の直径を利用できる。
   b. NPA の全長は，患者の鼻の先端から耳たぶまでの長さとする（図 39B）。
2. 水溶性の潤滑剤または麻酔ゼリーを使用して，気道を潤滑にする。
3. NPA を顔表面に対して垂直に，鼻孔から後方に向けて挿入する。NPA を鼻咽頭の底部に沿ってゆっくり前進させる（図 39C）。抵抗を感じた場合は，以下を行う。
   a. NPA をわずかに回転させ，鼻道と鼻咽頭の角度に沿って挿入する
   b. 他方の鼻孔を通過させて留置する（鼻道のサイズは患者ごとに異なる）
4. 再評価を頻繁に行い，顎先挙上または下顎挙上により頭部後屈の状態を維持する。内径の小さい NPA は，粘液，血液，嘔吐物，咽頭の軟組織により閉塞することがある。気道の確保が必要な場合は，頻繁な評価と気道分泌物の吸引を行う。

### 「注意：NPA の使用」

- 「合併症が起こらないよう静かに NPA を挿入する。NPA により，粘膜が刺激されたり，アデノイド組織に裂傷が生じることで出血が起こることがあり，その結果患者が血栓を吸引する場合がある。血液と分泌物の吸引が必要になることがある。」
- 「NPA のサイズが合っていないと NPA が食道に入る可能性がある。バッグマスク換気などの換気を実施中の場合は，食道の NPA により胃膨満が発生し，低換気を招くおそれがある。」
- 「通常，半無意識の患者では NPA は忍容性があるが，NPA によって喉頭痙攣や嘔吐が誘発される可能性がある。」
- 「顔面外傷のある患者の場合は，特に注意すること。損傷した篩板を経由して，NPA が誤って頭蓋腔に到達する危険性がある。」

図 39. 鼻咽頭エアウェイ。**A,** 鼻咽頭エアウェイ装置。**B,** 鼻咽頭エアウェイ装置による測定。**C,** 鼻咽頭エアウェイ装置の挿入。

**A**

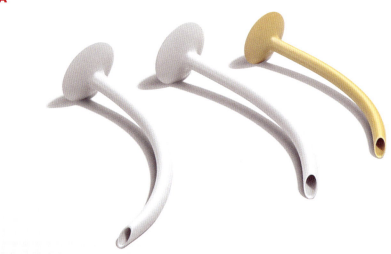

**B**

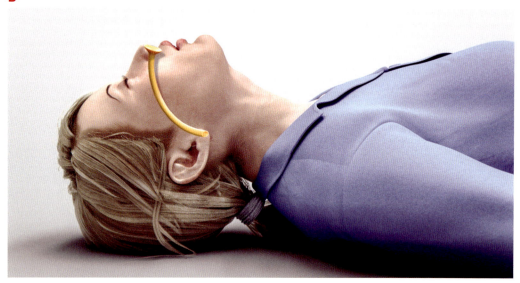

**C**

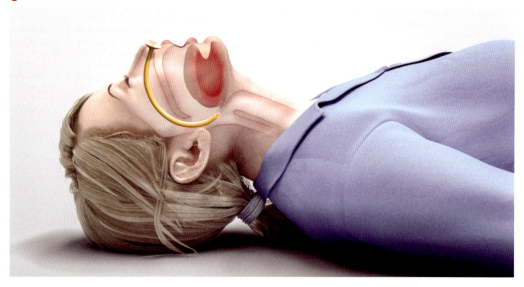

図 39. 鼻咽頭エアウェイ。**A,** 鼻咽頭エアウェイ装置。**B,** 鼻咽頭エアウェイ装置による測定。**C,** 鼻咽頭エアウェイ装置の挿入。

**「注意：OPA または NPA の気道補助用具の使用」**

「OPA または NPA 使用時は以下の注意事項に従う。」

- 「OPA または NPA の挿入直後に，毎回自発呼吸の有無を確認する。」
- 「呼吸がまったくないか，または不十分な場合には，適切な器具を使用して，ただちに陽圧換気を開始する。」
- 「OPA，NPA，またはそのほかの補助用具が利用できない場合は，対口感染防護具による換気を行う。」

## 吸引

吸引は気道の維持に不可欠である。吸引器具は携帯型と壁取り付け型がある。

- 携帯型は持ち運びに便利だが，吸引力が十分でないことがある。
- 壁取り付け型の吸引器具は，チューブの先端で 40 L/分を超える流量があり，完全吸引時にチューブをクランプした場合，-300 mm Hg を超える陰圧を与えられなければならない。
- 患者に大量の分泌物，血液，または嘔吐物が認められる場合は，ただちに気道を吸引する。

### 「軟性カテーテルと硬性カテーテル」

吸引には，軟性と硬性のカテーテルの両方を使用する。

軟性で柔軟なカテーテルを使用する（滅菌パック入り）

- 口腔内または鼻腔内
- 気管チューブにより深い吸引を行う場合
- 口咽頭や鼻咽頭の粘稠度の低い分泌物を吸引する場合
- 気管内吸引を実施する場合
- 歯を食いしばった状態の患者に対し，挿入済みエアウェイ（NPA）経由で咽頭後部を吸引する場合

硬性カテーテルを使用する（ヤンカーなど）

- 口咽頭を吸引する場合
- 粘度の高い分泌物や粒子状物質を吸引する場合
- 口咽頭の吸引をより効果的に実施する場合

### 「口咽頭吸引処置」

以下の手順で口咽頭の吸引を行う。

- 吸引の前にカテーテルを測定する。
- 吸引カテーテルまたは吸引器具を，舌の奥の中咽頭に慎重に挿入する。鼻先端から耳たぶまでの距離以上の深さに挿入しない。
- カテーテルに回転やひねりを加えて引き出しながら側孔を塞いで吸引する。
- 硬性の吸引器具を使用する場合は，先端をそっと口腔内に入れる。必要に応じて，舌を押さえつけながら中咽頭まで到達させる。
- 1 回の吸引操作に 10 秒以上かけないようにする。

#### 「気管チューブ吸引手順」

気管内分泌物がある場合，気管挿管後も吸引が必要なことがある。以下の手順で気管チューブの吸引を行う。

- 気道の感染可能性を低減するため，滅菌手技を使用する。
- 慎重にカテーテルを気管チューブに挿入する。これよりも深く挿入すると，気管の粘膜が損傷したり，咳嗽，気管支攣縮を誘発することがあるため注意する。挿入中，側面孔が塞がれないように注意すること。
- 必ずカテーテルに回転やひねりを加えて引き出しながら側孔を塞いで吸引する。
- 1回につき10秒を超えて吸引しない。低低酸素血症を防止するため，吸引実施の前後に，100％酸素を短時間投与する。

吸引中，心拍数，脈拍，酸素飽和度，臨床的所見を観察する。徐脈の発生，酸素飽和度の低下，または臨床状態の悪化が見られる場合は，すぐに吸引を中止する。心拍数が正常に戻り，臨床症状が改善するまで，高流量酸素を投与する。必要に応じて換気を補助する。

## 定量的波形表示呼気 $CO_2$ モニターとバッグマスクの併用

AHAでは，定量的波形表示呼気 $CO_2$ モニターとバッグマスクを併用して，CPRの質の確認とモニタリングを行うことを推奨している。フィードバック装置を使用したCPRの質の向上に加えて，定量的波形表示呼気 $CO_2$ モニターを使用することでCPRの質のリアルタイム調整が容易になる。

## パルスオキシメトリ

パルスオキシメータにより，酸素飽和度を非侵襲的にモニタリングできる。このツールにより，末梢酸素飽和度（$SpO_2$）または血中酸素量の迅速な測定とモニタリングが可能となる。パルスオキシメータの正常値は95％から98％の間である。適応のある場合は，酸素投与を行う。心停止患者に対しては100％酸素を投与する。そのほかの臨床状態に対しては，次の条件を満たすように酸素投与量を調整する。

- ACS：90％
- 脳卒中：95〜98％
- 心拍再開後の治療：92〜98％

## 高度な気道管理器具を用いた換気の施行

高い能力を持つチームの訓練度，職務の範囲，および設備に基づいて，高度な気道管理器具を選択する。高度な気道管理器具には，次のようなものがある。

- 気管チューブ
- ラリンゲアルチューブ
- ラリンゲアルマスクエアウェイ

このコースでは，これらの種類の高度な気道管理器具を読者にわかりやすく紹介する。ただし，留置方法については説明しない。あらかじめ適切に留置された高度な気道管理器具を使用した人工呼吸を練習し，胸骨圧迫を組み合わせた人工呼吸を学ぶ。高度な気道管理器具の使用方法を習得するには，十分な初期訓練を受け，継続して経験を積む必要がある。高度な気道管理器具を挿入する医療従事者は，合併症を記録し最小限にするためのCQIプロセスに参加する必要がある。

### 「注意：高度な気道管理器具」

- 「ラリンゲアルマスクエアウェイによる人工呼吸ができない患者もいるため，バッグマスクなどの代替の気道管理手段を必ず用意しておく。」
- 「どの高度な気道管理器具の場合でも，呼吸停止または心停止に対しては，換気速度を6秒につき1回とする。」
- 「心停止に対して，通常の処置として輪状軟骨圧迫法を行うことは**推奨しない**。停止が認められない患者に対しては，バッグマスク換気において輪状軟骨圧迫法を使用することで気道を誤嚥や胃膨満から保護できるが，この方法では換気が阻害され，チューブまたは声門上気道デバイスの留置と干渉することもある。」

**「経験豊富なプロバイダー以外はこれらの高度な気道管理器具を挿入しないこと。」**

「ここに記載されているすべての高度な気道管理器具の詳細については，ACLS受講者用リソースを参照のこと。」

### 「気管チューブ」

気管挿管により支援を行っている場合は，この処置における下記の基本的な手順を参照する。

- 必要な器具を組み立て，挿管の準備を行う。
- 気管挿管を行う（詳細についてはACLS受講者用リソースを参照）。
- チューブのカフ（複数の場合あり）を膨らませる。
- 換気バッグを取り付ける。
- 患者の身体診察と検査機器を利用して，挿入位置が正しいかどうかを確認する。
  - 気管チューブの正しい位置の確認と監視のための最も信頼できる手段として，（臨床評価に加え）定量的波形表示呼気$CO_2$モニターの使用を推奨する。ただし，波形表示呼気$CO_2$モニターを使用できない場合は，比色式または非波形式の$CO_2$検知器を使用してもよい。
- チューブを適切な位置に固定し，ずれないようにモニタリングする。DOPE（位置ずれ displacement，閉塞 obstruction，気胸 pneumothorax，設備の故障 equipment failure，の頭文字を組み合わせたもの）を利用して，トラブルシューティングに役立てる。

### 「ラリンゲアルチューブ」

ラリンゲアルチューブには，コンビチューブとほぼ同様の利点がある。しかし，ラリンゲアルチューブのほうがより小型であり，挿入の難易度も低い。ラリンゲアルチューブを使用する訓練を受けている場合は，心停止における気道管理でのバッグマスク換気または気管挿管の代替として，ラリンゲアルチューブの使用を検討してもよい。

### 「ラリンゲアルマスクエアウェイ」

ラリンゲアルマスクエアウェイは，気管挿管に代わる高度な気道管理器具であり，心停止時の気道管理において同等の換気を実施できる。

## 外傷患者に対する注意事項

頸椎損傷が確認されているか，または疑われる患者の換気を支援する場合は，患者の頭部，頸部，または脊椎を動かさないようにする。これらを動かすと，脊椎に不可逆的な損傷を与えてしまったり，軽微な脊椎損傷を悪化させてしまうおそれがある。救急部で脊椎画像検査が必要とされる，重度の鈍的外傷が認められる患者の約2％は脊椎を損傷しており，患者の頭部または顔面が損傷している場合ではリスクが3倍になる。複数の外傷，頭部損傷，または顔面損傷が認められる患者は，脊椎損傷を負っているものと想定し，頸椎損傷が疑われる場合は特に注意する（高速での衝突，高所からの転落，または運転中の負傷による患者など）。

頸椎損傷が疑われる場合は，以下の点に注意すること。

- 頭部を後屈させずに下顎挙上法で患者の気道を確保する。ただし，患者の気道を確保し，必要な換気を行うことが最優先であるため，下顎挙上法で気道が確保できない場合は，頭部後屈−顎先挙上法を使用する。
- 気道管理処置中は，別のメンバーに頭部を偏りのない位置で保持してもらう。固定具ではなく，手で脊椎が動かないようにする。手による脊椎固定のほうがより安全であり，脊椎カラーを使用すると気道管理が難しくなったり，気道の開通が阻害される場合もある。

搬送中は脊椎固定器具を使用する。

# 心停止：VF／無脈性 VT

## 概要

蘇生処置を成功させるには、質の高い CPR ならびに患者の心電図リズムに基づいて必要とされる除細動による、強固な基盤が必要である。またリーダーは、システムの各部門のパフォーマンスを評価することにより、システムの参加者が効果的に介入を実施して、治療を改善できるようにする必要がある。質を向上させるためのこのプロセスでは、以下の一連の手順を継続的に繰り返す。

- 蘇生治療および転帰の系統的評価
- 関係者からのフィードバックに基づくベンチマーク
- 特定された問題点に対処するための戦略的な取り組み

質の高い CPR のもう 1 つの特徴は、胸骨圧迫時の中断を最小限とすることである。研究では、医療従事者があまりにも頻繁に、またあまりにも長く圧迫を中断し、蘇生を試みている時間の 25〜50 %で胸骨圧迫が行われていない例があるということが明らかとなっている。

胸骨圧迫の割合（CCF）とは、心停止の蘇生中に救助者が胸骨圧迫を実行している時間の割合である。CCF は可能な限り高くすべきで、80 %超が理想である。データによって、CCF が低い場合 ROSC および生存退院が減少するということが示唆されている。

### 「測定」

質の向上は、蘇生パフォーマンスと転帰の有効な評価に依存している（「パート 1：治療システム」のウツタインガイドラインを参照）。

- 「治療システム」内の全リンクにわたって、以下のような情報を共有する。
    - 出動の記録
    - EMS の患者治療レポート
    - 病院の記録

### 「ベンチマークとフィードバック」

データの体系的レビューに加えて、内部的には過去のパフォーマンス、外部的には類似システムとのデータ比較を実施する。既存の登録データにより、このようなベンチマーク作業を容易に実施できる。次に、いくつかの例を示す。

- OHCA のための CARES
- IHCA のための Get With The Guidelines®–Resuscitation プログラム

### 「変更点」

単に治療の測定とベンチマーク作業を実施するだけでも、システムにより転帰に対してプラスの効果が得られるが、次のような進行中のレビューと判読により、改善の余地を見出すことも必要となる

- 市民の意識改革
- 市民および医療従事者の教育と訓練
- バイスタンダーによる CPR 実施率の引き上げ
- CPR 技能の向上
- 除細動を行うまでの時間短縮

### 「VF／無脈性 VT のリズム」

- VF（例は図 40）
- VT
- VF に見える心電図のアーチファクト
- 新たな LBBB

**図 40.** VF の例。

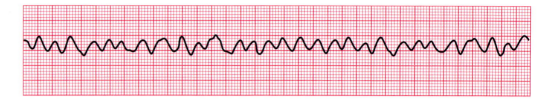

### 「VF／無脈性 VT に使用する薬物」

VF／無脈性 VT に使用する薬物には，次のものが含まれる。

- アドレナリン
- アミオダロン
- リドカイン
- 硫酸マグネシウム
- ドパミン
- 酸素
- VF／無脈性 VT による心停止の原因に応じたほかの薬物

## VF／無脈性 VT の管理：成人の心停止アルゴリズム

成人の蘇生における最も重要なアルゴリズムについて知っておく必要がある：成人の心停止アルゴリズム（図 41）。このアルゴリズムは，AED による初回ショックを含む，BLS の治療に最初は反応しない無脈性患者の評価と管理を行うすべての手順について概説している。このアルゴリズムは，心停止に対する 2 種類の治療パスで構成されている。

- アルゴリズムの VF／無脈性 VT 治療パスに表示されている，ショック適応リズム
- アルゴリズムの心静止／PEA 治療パスに表示されている，ショック不適応リズム

成人の心停止のアルゴリズムの症例検討を通して，手順 1～12 を説明する。これらはアルゴリズムの手順に付けられた番号である。

### 「VF／無脈性 VT の治療パス」

突然の心停止を起こした患者の多くが，心停止のいずれかの時点で VF を示すため，大半の ACLS プロバイダーは多くの場合，成人の心停止アルゴリズムの VF／無脈性 VT 治療パスに従うことになる（図 41）。この手順に従って VF を迅速に治療することは，自己心拍再開をはかる最良の手法である。

無脈性 VT は VF として治療されるため，このアルゴリズムには 無脈性 VT が含まれる。VF と 無脈性 VT では，除細動器による高エネルギー非同期下電気ショックを実施できるようになるまで CPR を行う必要がある。

### 「心静止／PEA パス」

アルゴリズムの心静止／PEA 治療パスは，心リズムがショックの適応ではない場合の処置手順を示している。

**図 41.** 成人の心停止アルゴリズム，VF／無脈性 VT 治療パス。

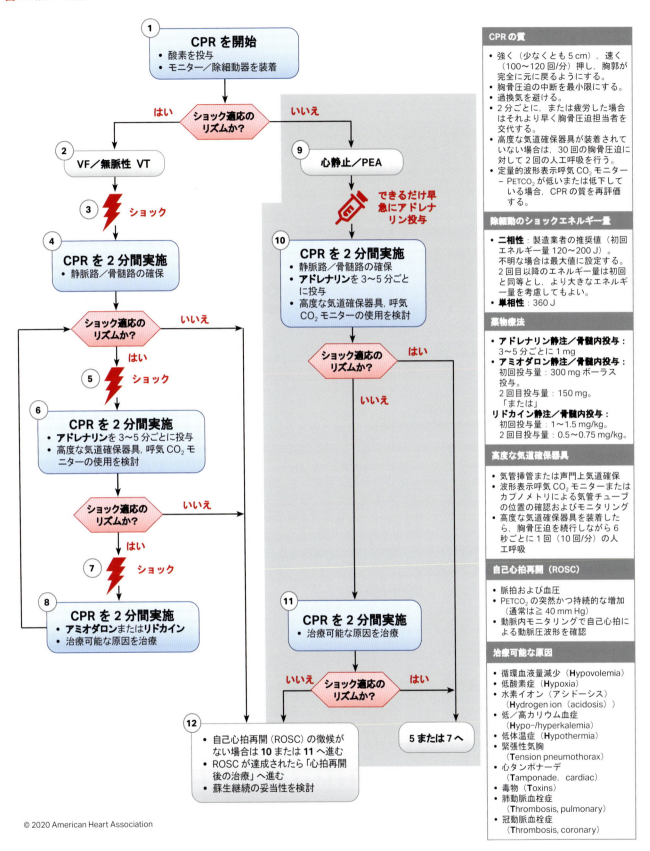

## 成人の心停止アルゴリズムの適用：VF／無脈性 VT 治療パス

このアルゴリズムでは，医療従事者は，救急対応システムの出動要請，質の高い CPR の実施，手動式除細動器の取り付け，初回ショックの実施（手順 1〜4）などの BLS アセスメントを完了している必要がある。ここでは，ACLS を行う高い能力を持つチームが介入し，ACLS 一次アセスメントを実施する。このケースでは，チームが患者を評価して，必要に応じた処置をする。高い能力を持つチームが心停止アルゴリズムの VF／無脈性 VT 治療パスに記載されている手順に従って作業を進め，チームリーダーがこれを統括する。

「注意：
死戦期呼吸」

- 「死戦期呼吸は，突然の心停止から数分のうちに生じることがある。」
- 「死戦期呼吸は正常な呼吸ではない。」

「死戦期呼吸をしている患者は，通常，非常に速く空気を吸い込む。口を開き，あえぎとともに下顎，頭部，頸部が動くことがある。死戦期呼吸は力強く見えることもあれば，弱々しく見えることもある。通常は呼吸のテンポが遅く，不規則で，呼吸と呼吸の間にしばらく間があく場合がある。死戦期呼吸は，鼻息，いびき，あるいはうめきのように聞こえるかもしれない。」

「死戦期呼吸は，心停止の徴候である。」

### 「CPR を開始」
- CPR の開始（手順 1）

成人の心停止アルゴリズムにおける最初の手順は，CPR の開始である。患者に反応がなく，呼吸がない（または死戦期呼吸のみ）ことを確認したら，すぐに大声で近くの人に助けを求め，救急対応システムに通報して，除細動器（手動または AED）を取りに行ってもらう。また，脈拍をチェックして，胸骨圧迫から CPR を開始する。心電図モニターまたは AED が手に入ったらすぐに心電図モニターまたは AED パッドを装着する。蘇生処置中は，常に質の高い CPR を実施する（適切なテンポと深さの胸骨圧迫を行い，圧迫を行うたびに胸郭が元に戻るまで待ち，胸骨圧迫の中断を最小限に抑え，過換気を避ける）。

- 酸素を投与する。
- モニター／除細動器を装着する。

モニター／除細動器を装着したら，心リズムをチェックして，ショック適応（VF／無脈性 VT）
または不適応（心静止／PEA）かを判断し，適切な心停止治療パスに従う。

### 「胸骨圧迫の中断を最小限に抑える」

チームメンバーは，除細動器が届いて患者に取り付けられるまで，質の高い CPR を実施し続ける必要がある。チームリーダーは役割と責務を割り当て，胸骨圧迫の中断を最小限に抑えるよう治療をとりまとめる。これにより，VF または 無脈性 VT に対して最も重要な介入が完了する。それはつまり，心停止の最初の数分間に，胸骨圧迫の中断を最小限に抑え

たCPRと除細動を実施することである。CPRの質は，次の情報を取得するCCFおよび定量的波形表示呼気$CO_2$モニターなどの，視聴覚的フィードバック装置によりリアルタイムで測定する必要がある。

- テンポ：100～120回/分
- 深さ：≧5 cm
- 胸郭の戻り
- CCF：80％超が理想
- 最初の除細動までの時間
- 最初の胸骨圧迫までの時間

## CCFの計算

医療従事者は，フィードバック装置を使用するか，または2つのタイマーを使用して手動によりCCFを計算できる。1つのタイマーを使用して合計コード時間（コード開始からコード停止，またはROSCまでの時間）を測定する。2つめのタイマーを使用して，合計胸骨圧迫時間を測定する。胸骨圧迫を停止するたびに，胸骨圧迫が再開されるまで2つめのタイマーを一時停止する。CCFを計算するには，胸骨圧迫時間を合計コード時間で除算する。

**CCF = 実際の胸骨圧迫時間 ÷ 合計コード時間**

AHAでは，手動式除細動器が使用可能であり，医療従事者が適切にリズムを解析できる場合，AED（または自動モード）の継続使用は推奨していない。AEDによるリズム解析とショックでは，胸骨圧迫の中断が長引く可能性がある。訳注：日本のAEDは充電中に胸骨圧迫を行うと，リセットされる機種が残存しているため，充電中は胸骨圧迫を行わない方が良い。

さらに，手動式除細動器を充電している間，医療従事者はCPRを再開する必要がある。胸骨圧迫の最後とショックの間隔を数秒間でも短縮することで，ショックの成功率（除細動とROSC）を向上させることができるため，CPRと除細動の効率的な連携を練習する。

例えば，ショック適応のリズムを確認し除細動器の充電を開始したら，もう1人の医療従事者が胸骨圧迫を再開し，除細動器の充電が完了するまで継続する。圧迫担当者が患者の胸部から手を離し，すべての医療従事者が患者から離れたら，すぐにショックを行う。ショックを行ったら，すぐに同じ圧迫担当者が圧迫を再開する。

注意：手動式除細動器では，リズム解析に必要な中断時間を短縮できるが，リズム解析の経験が不十分な医療従事者は，AEDを使用することにより，ショックの遅延または不適切なショックを避ける必要がある。

胸骨圧迫の中断を最小限にする必要性を図42に示す。冠動脈灌流圧（CPP）は，圧迫解除時の大動脈圧から右心房血圧を引いたものである。CPRの実施中，CPPは心筋血流とROSCの両方と相関する。ヒトを対象としたある研究では，CPR時に≧15 mm HgのCPPが得られない限り，ROSCは発生しなかった。

**図 42.** 胸骨圧迫中断の最小化の必要性を示す，質の高い CPR と CPP の関係。

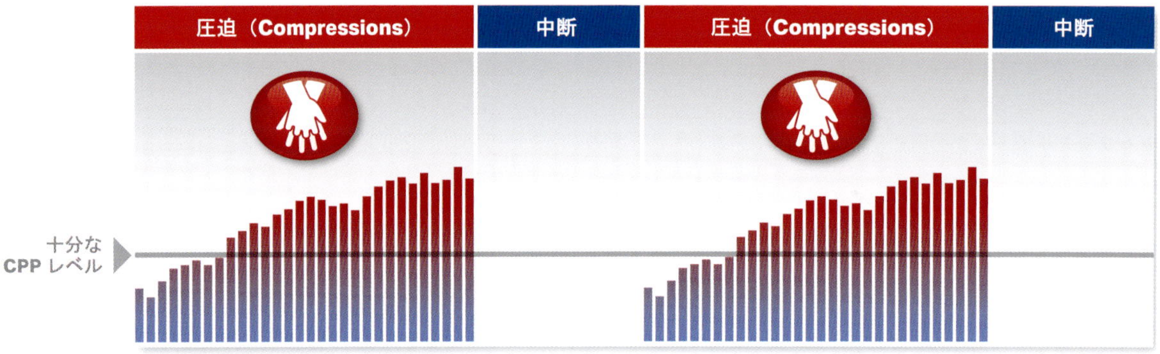

### 除細動（ショック適応リズム：VF／無脈性 VT）

リズムがショック適応（VF または 無脈性 VT）であると判断したら，ただちにショックを 1 回実施する。適切なエネルギー量は，除細動器の特性（単相性か二相性か）によって異なる。

単相性除細動器を使用している場合は，360 J でショックを 1 回行う。以降のショックにも，同等のエネルギー量を使用する。

二相性除細動器では，特定のエネルギー範囲で VF を効果的に停止させる，さまざまな波形を利用する。二相性除細動器を使用する際は，製造業者が推奨するエネルギー量を使用すること（例：初回エネルギー量 120～200 J など）。二相性除細動器の製造業者の多くは，機器の前面に有効なエネルギー量範囲を表示している。有効なエネルギー量範囲が不明の場合は，最大のエネルギー量で初回およびそれ以降のショックを行う。

初回ショックで VF が停止しても，その後の蘇生の試みで再発する場合は，前に成功したエネルギーレベルでそれ以降のショックを行う必要がある。

AED を使用する際は，機器の指示に従って操作するか，製造業者の推奨事項を把握しておく。医療従事者は除細動器の操作に精通し，胸骨圧迫の中断時間をリズム解析とショックの実行に限定する必要がある。訳注：日本の AED は充電中に胸骨圧迫を行うと，リセットされる機種が残存しているため，充電中は胸骨圧迫を行わない方が良い。

**「ショックを行った後，ただちに胸骨圧迫から CPR を再開する。CPR を 2 分間行う。ほかにもプロバイダーがいる場合は，静脈路または骨髄路を確保する必要がある。」**

VF または 無脈性 VT により突然の心停止を起こした成人では，心臓は痙攣しているが，血液を重要な臓器に効果的に送り出していない。このような患者は，迅速な胸骨圧迫および早期除細動を行うと生存率が大幅に上昇する。**タイミングが重要である。**除細動は心臓の運動を再開させるのではなく，心臓に衝撃を与えるもので，VF や 無脈性 VT を含むあらゆる電気的活動を一時的に停止させる。心臓に機能する能力が残っていれば，除細動により心臓の正常なペースメーカー機能が最終的に電気的活動を再開（自発リズムの再開）しやすくなり，これによって循環を生み出すリズムが回復する（心拍再開）。

心停止から最初の 4～6 分間（「臨床死」と呼ばれる）は，脳に損傷は発生しない。心停止後 6～10 分間において（生物学的死亡），脳に損傷が発生しやすくなる。10 分の時点を過ぎると，偶発的な低体温および冷水環境での溺水といった特殊な状況を除き，脳の損傷が不可逆になることが多い。ただちに胸骨圧迫を開始することで，このような影響を遅延させることが可能で，また除細動により循環リズムを復旧できる。繰り返しになるが，タイミングが重要である。除細動器は準備でき次第，ただちに使用する必要がある。2 人以上のプロバイダーがいる場合は，患者の胸部に除細動パッドを装着している間に CPR を行う。

除細動が成功しても，その後数分間は自発リズムが遅いことが多く，脈拍または十分な循環が回復しないことがある。患者に必要な心機能が回復するまでの数分間は，CPR（胸骨圧迫から開始）が必要である。さらに，ショックを行っても除細動が成功しない場合もあるため，ショック直後にまず胸骨を圧迫する質の高いCPRを再開する。

卒倒から除細動までの時間は，心停止からの生還を決定づける最も重要な要素の1つであるため，早期の除細動が重要である。

- 院外で目撃された突然の心停止で確認される一般的な初期心リズムはVFである。
- 無脈性VTは急速にVFへと悪化し，その後心臓は震えるだけで，血液を送出しなくなる。
- VFと無脈性VTに対して最も効果のある治療方法は，電気的除細動（ショックの施行によるVFの停止）である。
- 除細動が成功する確率は，時間の経過とともに急速に低下する。
- 適切に治療されない場合，VFは心静止になる。

早期に除細動を行うほど，生存率が高くなる。VFがあるとき，CPRにより心臓と脳へわずかな血流を供給することができるが，秩序のある（organized）リズムを直接回復させることはできない。心停止直後の数分以内に，ただちにCPRおよび除細動を実施することにより，循環リズム再開の可能性はより高くなる（図43）。

バイスタンダー（その場に居合わせた人）によるCPRが実施されなければ，卒倒から除細動まで，目撃されたVFによる突然の心停止から生還できる可能性が1分ごとに7％〜10％低下する[2]。バイスタンダーがCPRを実施した場合，低下は緩やかになり，平均で1分ごとに3％〜4％である[2-5]。早期にCPRを実施することで，除細動までの時間が長くなっても，目撃された突然の心停止からの生還率が2倍[2,6]または3倍[7]になることがある。

一般人の救助者向けAEDプログラムにより，より多くの突然心停止患者に対して，早期CPRおよび除細動処置が実施されやすくなり，その結果卒倒から除細動までの時間が短縮される。

**図43.** VFによる突然の心停止における生存率と卒倒から除細動までの時間との関係。

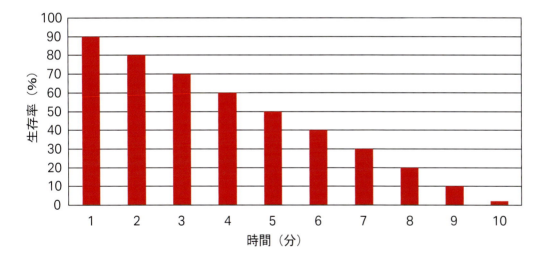

除細動中の安全を確保するために，必ずショックを行うと警告する。「警告」はショックの前に毎回，しっかりと力強い声で述べる（この手順全体を 5 秒以内で行う）。

- 「離れて。ショック実行。」これらの用語をそのまま使用する必要はないが，自分がこれからショックを行うことと，全員が患者から離れる必要があることをほかの人に警告する必要がある。
    - 自分が患者やストレッチャー，ほかの器材などに接触していないことを確認する。
    - 誰も患者またはストレッチャーに触れていないことを目視で確認する。
    - 患者の胸に酸素が流れたままの状態にならないよう気をつける。
- ショックボタンを押すときは，除細動器の操作者は機器でなく患者のほうを向く。これによって，胸骨圧迫担当者と連携でき，誰も患者に接触していないことを確認できる。

### 「CPR の再開，静脈路／骨髄路の確保，および心リズムのチェック」

- CPR を 2 分間行う。
    - ただちに胸骨圧迫から CPR を再開する。ROSC などの生存の徴候が認められない限り，この時点ではリズムや脈拍の確認をしない。
- 静脈路／骨髄路を確保する。
    - CPR の実行中は，血管路（静脈路／骨髄路）を確保していなければ，他の蘇生チームメンバーが血管路を確保して投薬の準備を行う。

ガイドラインでは，推定される心停止の原因に応じて，医療従事者が救助行動の手順を手直しすることを推奨する。さらに ACLS を行う医療従事者は，以下のプロトコルを含む，高い能力を持つチームに最適な手法（2 分以内の周期で機能するもの）を選択して，胸骨圧迫の中断時間を最小限に抑え，CCF を改善できる。

- 非同期換気による継続的な胸骨圧迫（バッグマスクを使用して 6 秒に 1 回実施）
- 心停止後数分間における胸骨圧迫のみの CPR

通常の胸骨圧迫と人工呼吸の比率（30：2）は，医療従事者が十分に訓練を受けていない場合，または 30：2 が既定のプロトコルである場合に使用する。図 44 に，一般の救助者から，高度な訓練を受け，熟練した医療従事者までの段階を示す。

**図 44.** CPR の実施に関する，一般の救助者から高度な訓練を受けて熟練した医療従事者への進展。

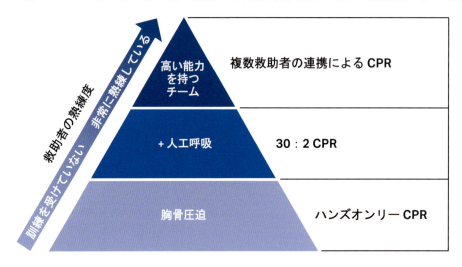

### 「心リズムチェックを実施する」

2分間CPRを行った後に心リズムをチェックする。ただし，胸骨圧迫の中断時間を最小限に抑えるよう注意する。

#### 「心リズムをチェックする際に，胸骨圧迫の休止が10秒を超えないようにする。」

- 心リズムがショック適応外秩序ある(organized)リズムである場合は，脈拍の触知を試みる。脈拍があるかどうかが少しでも疑わしい場合は，ただちにCPRを再開する。

脈拍チェックを行うのは（リズム解析中であることが望ましい），秩序ある(organized)リズムが存在する場合**のみ**であることに注意する。

- 心リズムが秩序ある(organized)触知可能な脈拍がある場合，心拍再開後治療に進む。
- 心リズムがショック適応外で，脈拍が触知できない場合は，成人の心停止アルゴリズムの心静止／PEA治療パスに従って処置を進める（手順9～11）。
- 心リズムがショック適応の場合は，ショックを1回実施し，ショック後ただちにCPRを再開して2分間続行する。

注意：伝導性物質（ゲルパッドまたは自己粘着性パッド）により，電流に対する胸部の抵抗を意味する経胸腔インピーダンスが減少するため，AHAでは除細動中に一般的に粘着性パッドの使用を推奨している。

**持続性VF／無脈性VTの場合は，ショックを1回実行し，ただちに胸骨圧迫からCPRを再開して2分間継続する。**

### 「血管収縮薬」

血管収縮薬は，心拍出量と血圧を最適化する働きがあり，また血管収縮薬の使用はROSCを伴う初期の蘇生において有益に作用することがエビデンスにより証明されている。ただし，通常の処置として血管収縮薬を使用することが，生存退院率に及ぼす影響に関する研究はまだ不足している。

アドレナリン塩は，主にαアドレナリン作用（血管収縮）のために蘇生中に使用される。血管収縮によって，平均動脈圧や大動脈拡張期圧が増大するため，CPR中の大脳および冠動脈の血流が増加する。過去の研究では，アドレナリンの漸増投与および高用量投与により，生存退院率や心停止から生還後の神経学的転帰は改善しなかった。

静脈路／骨髄路の確保が完了したら，2回目のショック後のCPR中に**アドレナリン**1 mgを静脈／骨髄内投与し，3～5分ごとまたは中間値の4分ごとに（心リズムチェック1回おきに）繰り返す。ほかにもチームメンバーがいる場合は，それらのメンバーが必要な薬物を予測し前もって準備する。

既存の血管収縮薬（アドレナリン）には，VF／無脈性VTからの生存を向上させる効果はない。ただしこれらの薬物は，心停止時の大動脈拡張期圧，冠動脈灌流圧，およびROSC率を改善できるため，AHAはこれらの薬物の使用を引き続き推奨している。

### 「心リズムチェックを実施する」

2分間CPRを行った後に心リズムをチェックする。ただし，胸骨圧迫の中断時間を最小限に抑えるよう注意する。心リズムがショック適応の場合は，ショックを1回実施し，ショック後ただちにCPRを再開して2分間続行する。

### 「抗不整脈薬の投与」

医療従事者は，ショックの前か後に，抗不整脈薬の投与を考慮してもよい。除細動が遅れないように，迅速に薬物を投与することに細心の注意を払う。心停止中の抗不整脈薬投与が，生存退院率の上昇と関連しているかどうかに関するエビデンスは現在も不足している。除細動に反応しないVF／無脈性VTに対して，アミオダロンまたはリドカインの使用を考慮してもよい。これらの薬物は，心停止が目撃された患者では薬物投与までの時間が短くなる可能性があるため，特に有用となる場合がある[8]。

1回以上のショックに反応を示さなかった VF／無脈性 VT 患者を対象として，アミオダロンとリドカインまたはプラセボを比較した，大規模の院外無作為化対照試験である，ROC-ALPS（蘇生転帰コンソーシアム - アミオダロン，リドカインまたはプラセボ試験）では，良好な神経学的転帰を伴う生存率と生存退院率に関して，全体的に統計的有意差は認められなかった[9]。この試験において，リドカインを投与した患者では，プラセボを投与した患者よりも ROSC が高かったものの，アミオダロンを投与した患者では，プラセボを投与した患者と比較してもこのような結果は認められなかった。バイスタンダーが心停止を目撃した患者のサブグループでは，アミオダロンまたはリドカインを投与した患者のほうが，プラセボを投与した患者よりもが生存退院率が高かった[8]。

除細動に反応しない VF／無脈性 VT に対して，アミオダロンまたはリドカインの使用を考慮してもよい。これらの薬物は，心停止が目撃された患者では薬物投与までの時間が短くなる可能性があるため，特に有用となる場合がある[8]。

- **アミオダロン**：300 mg をボーラス静注／骨髄内投与し，その後追加で 150 mg の静注／骨髄内投与を 1 回実施することを検討する
  - アミオダロンはクラス III の抗不整脈薬とされているが，ほかのクラスの電気生理学的特徴がある。アミオダロンは高頻度ペーシングのときにナトリウムチャネルを遮断し（クラス I の作用），非競合的な抗交感神経作用を起こす（クラス II の作用）。長期間のアミオダロン投与の主な効果の 1 つに，心筋活動電位時間を延長させることがある（クラス III）。
- **リドカイン**：初回投与量を 1〜1.5 mg/kg として静注／骨髄内投与し，その後 5〜10 分間隔で 0.5〜0.75 mg/kg（最大投与量 3 mg/kg）を静注／骨髄内投与する
  - リドカインは，組織への直接的な作用により，心室，ヒスプルキンエ系，拡張期に認められる心室の自発的脱分極の電気的刺激の閾値を上げることで，心臓の伝導組織の自動能を抑制する。
  - リドカインはニューロン膜のナトリウムイオンに対する透過性をブロックすることで，脱分極と伝導の阻害を抑制する。

QT 延長を伴う torsades de pointes の場合，硫酸マグネシウムを検討する。

- **硫酸マグネシウム** torsades de pointes の場合，10 mL（5％ブドウ糖液，生理食塩水）で希釈し，初回投与量 1〜2 g をボーラス静注／骨髄内投与，通常 20 分間で投与する
  - マグネシウムは，ナトリウム／カリウムポンプ作動薬に分類できる。マグネシウムには，心房の L 型および T 型カルシウムチャネルの抑制，ならびに心室の後脱分極抑制など，複数の電気生理学的作用がある。心停止に対して，通常の処置として硫酸マグネシウムを投与することは，torsades de pointes が認められる場合以外は推奨されない。

H や T などの治療可能な心停止の基にある原因の有無を確認して，あれば治療を行う。

### 「心停止治療手順」

成人の心停止循環アルゴリズム（図 45）は，CPR，心リズムのチェック，ショック，薬物投与の手順について専門家のコンセンサスに基づく推奨手順をまとめたものである。薬物治療の開始前に実施すべき最適な CPR サイクル数とショック数はまだ明らかになっていないが，心リズムのチェックとショックは CPR 5 サイクル前後とするか，または医療従事者が心停止の計時を行っている場合，2 分間とされている。ショックを遅らせない。薬物の準備中と投与中，および除細動器の充電中は，CPR を続行する。胸骨圧迫は，人工呼吸（高度な気道管理器具を挿入するまで），心リズムのチェック，およびショックの実施に必要な最小限の時間のみ中断する。

図 45. 成人の心停止循環アルゴリズム。

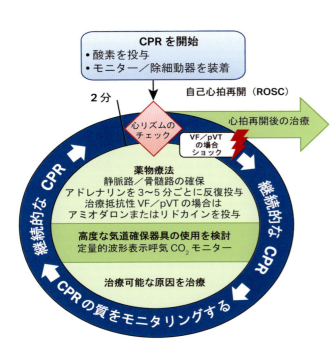

### CPRの質

- 強く（少なくとも5 cm），速く（100〜120回/分）押し，胸郭が完全に元に戻るようにする。
- 胸骨圧迫の中断を最小限にする。
- 過換気を避ける。
- 2分ごとに，または疲労した場合はそれより早く胸骨圧迫担当者を交代する。
- 高度な気道確保器具が装着されていない場合は，30回の胸骨圧迫に対して2回の人工呼吸を行う。
- 定量的波形表示呼気$CO_2$モニター
  - $P_{ETCO_2}$が低いまたは低下している場合，CPRの質を再評価する。

### 除細動のショックエネルギー量

- **二相性**：製造業者の推奨値（初回エネルギー量120〜200 J）。不明な場合は最大値に設定する。2回目以降のエネルギー量は初回と同等とし，より大きなエネルギー量を考慮してもよい。
- **単相性**：360 J

### 薬物療法

- **アドレナリン静注／骨髄内投与**：3〜5分ごとに1 mg
- **アミオダロン静注／骨髄内投与**：初回投与量：300 mgボーラス投与。2回目投与量：150 mg。
  「または」
- **リドカイン静注／骨髄内投与**：初回投与量：1〜1.5 mg/kg。2回目投与量：0.5〜0.75 mg/kg。

### 高度な気道確保器具

- 気管挿管または声門上の高度な気道確保器具
- 波形表示呼気$CO_2$モニターまたはカプノメトリによる気管チューブの位置の確認およびモニタリング
- 高度な気道確保器具を装着したら，胸骨圧迫を続行しながら6秒ごとに1回（10回/分）の人工呼吸

### 自己心拍再開（ROSC）

- 脈拍および血圧
- $P_{ETCO_2}$の突発かつ持続的な増加（通常は≧40 mm Hg）
- 動脈内モニタリングで自己心拍による動脈圧波形を確認

### 治療可能な原因

- 循環血液量減少（**H**ypovolemia）
- 低酸素症（**H**ypoxia）
- 水素イオン（アシドーシス）（**H**ydrogen ion (acidosis)）
- 低／高カリウム血症（**H**ypo-/hyperkalemia）
- 低体温症（**H**ypothermia）
- 緊張性気胸（**T**ension pneumothorax）
- 心タンポナーデ（**T**amponade, cardiac）
- 毒物（**T**oxins）
- 肺動脈血栓症（**T**hrombosis, pulmonary）
- 冠動脈血栓症（**T**hrombosis, coronary）

© 2020 American Heart Association

## CPR中の生理学的モニタリング

挿管した患者の場合，AHAでは胸骨圧迫中に，定量的波形表示呼気$CO_2$モニターを使用して，CPRの質のモニタリング（図46），胸骨圧迫の最適化，およびROSCの検出（図47）を行うことを推奨している。図47の波形表示呼気$CO_2$モニタートレーシングには，$P_{ETCO_2}$（単位：水銀柱ミリメートル）を縦軸として，経時変化が表示されている。この患者には気管挿管を行い，CPRを施行している。人工呼吸が約10回/分であることに注意する。胸骨圧迫は連続して100回/分よりやや速いテンポで行われているが，このトレースには現れていない。最初の1分間の初期$P_{ETCO_2}$は12.5 mm Hgを下回り，血流速度が非常に遅いことを示している。次の2分間で$P_{ETCO_2}$が12.5〜25 mm Hgまで上昇し，これに伴って施行中の蘇生処置により血流量も高まっている。自己心拍再開（ROSC）は4分目に発現している。ROSCは，$P_{ETCO_2}$が50 mm Hg超まで急峻に増大（4分目を示す垂直線の直後）したことにより確認され，このことは血流量の大幅な改善と一致している。

通常ではCPR中の侵襲的なモニタリングは必要とされないが，圧迫解除時の動脈圧（図46Aおよび B）や中心静脈血酸素飽和度（$S_{CVO_2}$）などの生理的パラメータは，CPRの最適化とROSCの検出に役立つ場合がある。

動物およびヒトを対象とした試験では，$PETCO_2$，CPP，および$SCVO_2$のモニタリングによって，患者の状態と治療への反応に関する貴重な情報を得られることが示されている[10-16]。これらの生理学的パラメータは，CPR中の心拍出量と心筋血流とも相関しており，胸骨圧迫により，指定の閾値を達成できない場合では，患者がROSCにいたる可能性が非常に低くなる。さらに，これらのパラメータのうちいずれかの急激な上昇はROSCの高精度な指標であり，これは胸骨圧迫を中断せずにモニタリングできる。

蘇生努力を生理的パラメータに合わせて調節することにより，転帰が改善することを示す臨床研究は存在しないものの，これらのパラメータを使用して心停止中の胸骨圧迫を最適化し，昇圧薬による治療の指針とすることは妥当である。

### 「呼気終末 $CO_2$」

肺への血液供給（心拍出量）は，CPR中の$PETCO_2$の主要な決定因子である。挿管した患者が，CPR中に＜10 mm Hgの低い$PETCO_2$値を持続的に示すことは（図46B），ROSCの可能性が低いことを示唆しているため，胸骨圧迫と昇圧薬による治療の改善を試みることが妥当である。$PETCO_2$が正常値の≧35〜45 mm Hgまで急激に上昇した場合は，これをROSCの指標と考えることが妥当である。

### 「冠動脈灌流圧または動脈拡張期圧」

冠動脈灌流圧（CPP）の上昇は，心筋血流とROSCの両方と相関する。CPR中のCPPの合理的な代替指標となるのは動脈拡張期圧であり，これは動脈カテーテルを使用して測定できる。動脈拡張期圧が＜20 mm Hgの場合は（図46B），胸骨圧迫と昇圧薬による治療の改善を試みることが妥当である。

図 46. CPR 中の生理学的モニタリング。**A,** 質の高い圧迫が，波形表示呼気 $CO_2$ モニターと圧迫解除時の動脈圧によって示されている。**B,** 圧迫解除時の動脈圧と波形表示呼気 $CO_2$ モニターによって示された無効な圧迫。

**A**

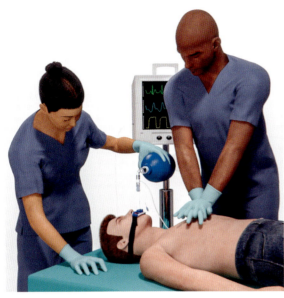

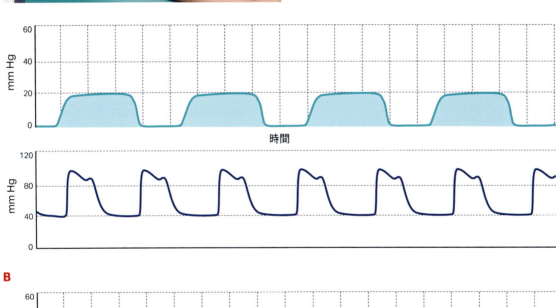

**B**

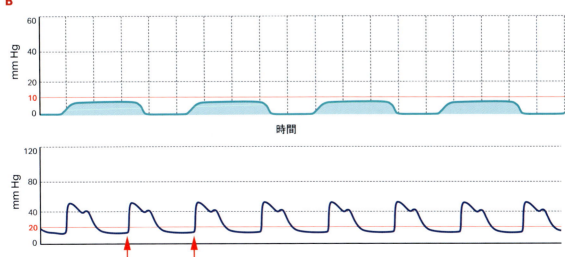

**図 47.** CPR 中に ROSC となった波形表示呼気 $CO_2$ モニター。

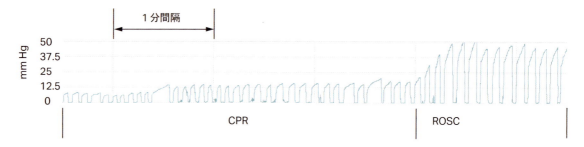

## 薬物の投与経路

心停止中では，質の高い CPR と迅速な除細動を行うことを最優先とし，高度な気道管理器具の挿入と薬物の投与は 2 番目の優先処置とする。心停止中の薬物使用により，神経機能の改善を伴う生存退院率が上昇することを示すエビデンスは存在しない。

従来の ACLS では，医療従事者が静脈または気管から薬物を投与していたが，気管では薬物が吸収されにくく，最適な投与方法は不明である。こうした理由から，静脈内投与が推奨される。静脈路の確保が成功しない，または困難な場合は，骨髄路の確保を検討してもよい。

### 「静脈内投与」

薬物や輸液の投与は，中心静脈路がすでに確保されていない限り，末梢静注により実施する。大半の蘇生処置中では中心静脈路は不要であり，これにより CPR が中断したり，挿入中に合併症が発生する可能性がある。このような合併症には，血管裂傷，血腫，出血，血栓，および感染が含まれる。圧迫不能血管への中心静脈カテーテルの穿刺は，急性冠症候群（ACS）患者の血栓溶解療法には相対的（絶対的ではない）禁忌である。

末梢静注路を確保するために CPR を中断する必要はないが，通常では薬物が末梢静脈路を経由して中心循環に到達するまでに 1～2 分を必要とする。薬物を末梢静脈路で投与する場合は，以下のように行う。

- 別途指定されていない限り，薬物をボーラス注入法で投与する。
- 続けて 20 mL の静脈内輸液をボーラス投与する。
- 当該肢をおよそ 10～20 秒間挙上した状態にして，薬物が中心循環に到達しやすくする。

### 「骨髄内投与」

静脈路の確保が成功しないか，または不可能な場合は，骨髄路により，蘇生中において安全かつ効果的に薬物と輸液を投与できる。骨髄路に関する重要事項は以下のとおりである。

- すべての年齢グループで確保できる
- 30～60 秒で完了できる
- 気管よりも望ましく，心停止における確保も容易な場合がある
- 静注投与できる ACLS 薬物または輸液は，骨髄内投与も可能である

骨髄内穿刺によって虚脱することのない骨髄内静脈叢への経路が確保され，蘇生中の薬物，晶質液，コロイド，血液投与のための迅速かつ安全で信頼できる経路として使用できる。この方法では硬性針が必要となるが，骨髄路キットの専用の骨髄内針または骨髄針の方が望ましい。骨髄路の詳細については，ACLS 受講者用リソースの薬物投与経路についてのセクションを参照のこと。

## 「気管内投与」

静脈路と骨髄路は，気管よりも望ましい経路であるが，CPR 中に気管を経由した薬物投与を検討している場合は，次の事項に留意する。

- 気管内投与で使用するほとんどの薬物で，最適な投与量が不明である。
- 通常の気管内投与による薬物の投与量は，静注投与の 2〜2.5 倍である。
- 気管チューブから薬物が逆流しないよう，CPR を一時的に止める必要がある。
- アドレナリンなどの薬物は，比色式 $CO_2$ 検出器の機能に悪影響を及ぼす可能性がある。

複数の研究により，気管内投与後に循環系でアドレナリン，バソプレシン，およびリドカインが吸収されることが証明されている。薬物を気管内投与する場合は，5〜10 mL の注射用蒸留水または生理食塩液で薬物を希釈し，気管チューブに直接注入する。

## 「輸液の投与」

必要に応じて輸液量および血管作動薬や陽性変力作用薬の量を調節し，血圧，心拍出量，および全身循環を最適化する。心拍再開後の最適な血圧はいまだ不明であるが，妥当な目標値は平均動脈圧 ≧ 65 mm Hg である。

循環血液量の減少した患者では，生理食塩水や乳酸リンゲル液で細胞外液量を早急に回復する。ただし 5 ％ブドウ糖液は血清ナトリウムをきわめて急速に減少させるため使用しない。必要に応じて血清電解質をモニタリングする。

## 超音波検査による VF／無脈性 VT／心静止／PEA の確認

CPR を受けている患者に超音波を実施し，心収縮能の評価および心停止の治療可能な原因（循環血液量減少，気胸，肺血栓塞栓症，心タンポナーデ）の特定に活用してもよい。ただし，心停止が発生した患者に対して，通常の処置として超音波を使用することが，重要な臨床転帰に影響を及ぼすかどうかは不明である。資格要件を満たした超音波検査者が存在し，超音波検査の実施が標準的な心停止の治療プロトコルの妨げにならないのであれば，標準的な患者評価の補助的検査として超音波を検討する。

## 自己心拍再開

蘇生努力により，規則的なリズムが回復した場合，または脈拍および血圧，急激かつ持続的な $P_{ETCO_2}$ の上昇（通常は ≧ 40 mm Hg）または動脈内モニタリングによる自己動脈圧波などの自己心拍再開（ROSC）を示すそのほかのエビデンスが認められた場合は，「医療従事者による成人の心拍再開後の治療アルゴリズム」に進む。

ROSC の徴候が認められない場合は，CPR の再開，アドレナリン投与，および治療可能な原因の治療を行う。蘇生継続の妥当性を検討する。

# 心停止：PEA と心静止

## 概要
BLS アセスメントでは，高い能力を持つチームのメンバーは効果的な胸骨圧迫による質の高い CPR とバッグマスクを使用した換気を実施する。ACLS 一次アセスメントでは，チームリーダーが PEA または心静止の存在を認識し，成人の心停止アルゴリズムで規定されている適切な介入を実施する。PEA または心静止の基礎原因の存在が特定された場合，基礎原因の治療は患者の転帰に重要であるため，チームリーダーは鑑別診断結果を口頭で告げ，一方で，高い能力を持つチームを指揮して治療可能な原因の発見と治療にあたる。

### 「PEA のリズム」
以下のリズムを認識する必要がある。
- 心拍数：速すぎる，または遅すぎる
- QRS 幅：広いまたは狭い

### 「心静止のリズム（リズムの欠如）」
心静止（図 48）の認識に加えて，PEA の速度を減少させて徐脈性心静止リズムを停止させることが必要となる。

**図 48.** 心静止の例。

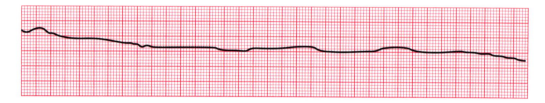

### 「PEA と心静止に使用する薬物」
PEA と心静止に使用する薬物には次のものが含まれる
- アドレナリン
- PEA と心静止の原因に応じたほかの薬物

## PEA の説明
PEA とは，心臓が脈拍に対応する電気活動を行っているものの，脈拍を触知できない状態を意味する。PEA とは，規則的なリズムと半規則的なリズムによる不均一なグループを包括的にさす。規則的なリズムは，心拍ごとに似た形の QRS 群から成る（すなわち単形性の QRS 波形）。QRS 幅は狭いときも広いときもあり，心拍数は速いときも遅いときもある。またリズムは規則的であったり，不規則であるときもある。

洞調律，心房細動または心房粗動，脚ブロック，心室固有調律または心室補充調律など，脈拍を伴わない規則的なリズムは，すべて「PEA」と定義されている。心臓が，心臓の灌流を維持するために十分な血液を送出しておらず，一次治療アプローチは異なる心リズムへの転換ではなく，心停止の基礎原因の解決に依存する。除外の対象となる脈拍のないリズムには，迅速な電気的治療に最も大きく反応する VF と無脈性 VT，および PEA と同様の治療を行うが定義により除外される心静止が含まれる。

### 「PEA の鑑別診断」

高い能力を持つチームでは，心電図モニターでは電気活動が認められるものの，脈拍を触知しないため明白な収縮機能が欠落している患者を表すのに，以前は「電気収縮解離」という用語を使用していた。これは，侵襲的なモニタリングや心エコー検査で微弱な収縮機能が検出できるものの，脈拍や十分な心拍出量を生成するには心機能が弱すぎる状態をいう。これは除細動が成功した後に多く見られる初期状態である。

また PEA には，不十分な前負荷のため心臓の左室が空になっている状態も含まれる。この場合，心臓の収縮機能は十分だが，心室が駆出する十分な血液量がない。これは重度の循環血液量減少や，肺塞栓症，心タンポナーデ，または緊張性気胸による静脈還流の低下の結果として発生することがある。

良好な CPR により強い脈拍，かなり高い $ETCO_2$ または血圧が認められた場合，左室が満たされ，PEA の原因が左室の収縮機能低下である可能性が高い。逆に十分な CPR を実施しても，良好な心拍出量を示すエビデンスが認められない場合は，左室の血液がかなり少なくなっている可能性が高い。これにより，H と T を検討している際に，より可能性が高い原因に鑑別対象を絞りやすくなる。

## 心静止へのアプローチ

心静止とは，心電図上に明確な電気活動が見られない心停止リズムである（「フラットライン」とも呼ばれる）。モニター上のラインが本当に心静止を示していることを確認するには，フラットラインが次のような状況にあることを確かめる必要がある。

- 細かい VF のような，フラットラインに類似した別のリズムではないこと
- 接続が外れたリードまたは不正確なリード設定（患者に装着されていないパッドにリードを接続した場合など）に関連するアーチファクトの結果ではないこと

### 「心静止と技術的な問題」

心静止は特異的な診断であるが，「フラットライン」という用語は非特異的であり，フラットラインを招く状態がいくつか考えられる。例えば，心臓の電気活動の不在，機器の不具合，操作者の間違いである。除細動器とモニターの中には，リードなどの機器に不具合が発生していると操作者に通知する機能を持つものがある。

心停止と心静止に陥っている患者では，リードが緩んでいる，患者にもモニターにも接続されていないリードがある，電源が切れている，または振幅もしくは信号強度が低すぎるなどの，平坦な心電図を引き起こす要因を迅速に排除する必要がある。

### 「エンドポイントとしての心静止」

心静止は，最初は VF または 無脈性 VT であった患者の最後のリズムを示していることも多い。電気活動と機能活動が最終的に停止するまで心機能は衰弱し続け，そして患者は死亡する。

低体温症や薬物の過剰投与などの特殊な蘇生状況が存在しない限り，蘇生処置を長引かせることは不要であり，無駄である。20 分間 CPR を実施し，治療可能な心停止の原因をすべて解決しても，$ETCO_2$ が < 10 mm Hg となる場合は停止を検討する。

### 「心静止：死戦期リズムであるか？」

次の 2 つの状況で心静止がよく見られる。

- 異なる初期リズムから開始した蘇生努力における終末リズム
- 非目撃例の心停止または心停止遷延状態だった患者で特定される最初のリズム

心静止が継続していることは，心筋虚血が拡大し，長時間にわたる冠動脈の灌流不全による障害が進行していることを示すものである。特別な蘇生環境があるか，ただちに治療可能な原因がない限り，回復の可能性はきわめて低い。

## 心静止／PEA の管理：成人の心停止アルゴリズム

成人の心停止アルゴリズムは，ショック適応リズム（VF／無脈性 VT）の治療およびショック不適応リズム（心静止／PEA）の治療，という 2 種類の心停止治療パスで構成されている（図 49）。心静止と PEA では原因と管理に共通点があるため，成人の心停止アルゴリズムでは両者を 1 つの治療パスで扱っているが，ここではこれらのリズムを別々のケースで取り上げる。いずれの治療パスも，中断のない質の高い CPR の周期（2 分）を中心に治療が構成されている。

循環を生み出すリズムと自発呼吸の再開を伴う良好な蘇生転帰を達成するには，高い能力を持つチームが効果的な CPR を実施し，PEA が見られる場合は，その原因を特定し是正する必要がある。

高い能力を持つチームは，アルゴリズムで説明されている手順を円滑に実行し，同時に心停止の治療可能な原因の特定と治療を行う必要がある。

### 「心停止アルゴリズムの心静止／PEA 治療パス」

このケースでは，「患者が心停止状態にある」。高い能力を持つチームのメンバーは質の高い CPR を開始し，BLS，ACLS 一次，ACLS 二次アセスメント全体を通じてこれを行う。チームは CPR を中断し，10 秒以内でリズムと脈拍を確認する。

- CPR の開始（手順 1）

成人の心停止アルゴリズムにおける最初の手順は，CPR の開始である。患者に反応がなく，呼吸がない（または死戦期呼吸のみ）ことを確認したら，すぐに大声で近くの人に助けを求め，救急対応システムに通報して，除細動器（手動または AED）を取りに行ってもらう。また，脈拍をチェックして，胸骨圧迫から CPR を開始する。心電図モニターまたは AED が手に入ったらすぐに心電図モニターまたは AED パッドを装着する。蘇生処置中は，常に質の高い CPR を実施する（適切なテンポと深さの胸骨圧迫を行い，圧迫を行うたびに胸郭が元に戻るまで待ち，胸骨圧迫の中断を最小限に抑え，過換気を避ける）。

- 酸素を投与する。
- モニター／除細動器を装着する。

モニター／除細動器を装着したら，心リズムをチェックして，ショック適応（VF／無脈性 VT）または不適応（心静止／PEA）かを判断し，適切な心停止治療パスに従う。

#### 心静止／PEA の管理

この患者に明確な電気活動が見られず，脈拍が触知されない場合，これは心静止である（手順 9）。モニターには秩序のある（organized）心リズムが表示されているが，脈拍は触知されない状態が PEA である（手順 9）。ただちに胸骨圧迫を再開する。チームリーダーは，チームに対して成人の心停止アルゴリズムの心静止／PEA 治療パスで説明されている手順に従って指示を出す（図 49）。

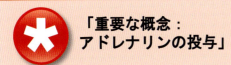

「**重要な概念：
アドレナリンの投与**」

「静脈路／骨髄路が確保でき次第，アドレナリンを投与する。」

- 「投与のタイミングに関しては，ショック不適応リズムを呈する心停止の場合，できるだけ速やかにアドレナリンを投与することが妥当である。」
- 「アドレナリン1 mgの静脈路／骨髄路投与を，3〜5分ごと，または中間値の4分ごと（心リズムチェック1回おき）に繰り返す。」

**「薬物の投与は，CPR中に行う。薬物投与のためにCPRを中断しないこと。」**

「投与のタイミングに関しては，ショック不適応リズムを呈する心停止の場合，できるだけ速やかにアドレナリンを投与することが妥当である。最近の系統的レビューでは，リズムがショック不適応の患者における，早期のアドレナリン投与とROSCとの関連が確認されているが，共通した生存率の改善は認められていない[17]。」

「バッグマスク換気が有効でないか，または低酸素が心停止の原因である場合を除き，高度な気道管理よりも，静脈路／骨髄路の確保を優先させる。高い能力を持つチームの全員が，それぞれに割り当てられた役割を果たしながら，PEAの治療可能な基礎原因の発見に努める必要がある。」

## 「心リズムチェックを実施する」

リズムをチェックして，薬物の投与後にCPRを2分間行う。ただし，胸骨圧迫の中断が最小限となるように注意する。

**「心リズムをチェックする際に，胸骨圧迫の休止が10秒を超えないようにする。」**

高度な気道管理と呼気 $CO_2$ モニターの使用を検討する。

### ショック不適応のリズム

- 「電気活動が存在しない」（心静止）場合は，一連の手順を繰り返す。
- 規則的な電気活動が存在する場合は，脈拍の触知を試みる。脈拍のチェックには5秒以上の時間をかける。ただし10秒を超えないようにする。
- 「脈拍が存在しない」，または脈拍の存在が少しでも疑わしい場合は，ただちに胸骨圧迫から2分間のCPRを再開し，次に一連の手順を繰り返す。
- 脈拍が存在し，リズムに秩序（organized）が認められれば，心拍再開後の治療を開始する。
- 患者の状態と，CPRの実施にかけた時間に基づいて，蘇生処置続行の妥当性を検討する。

図 49. 成人の心停止アルゴリズム，心静止／PEA 治療パス。

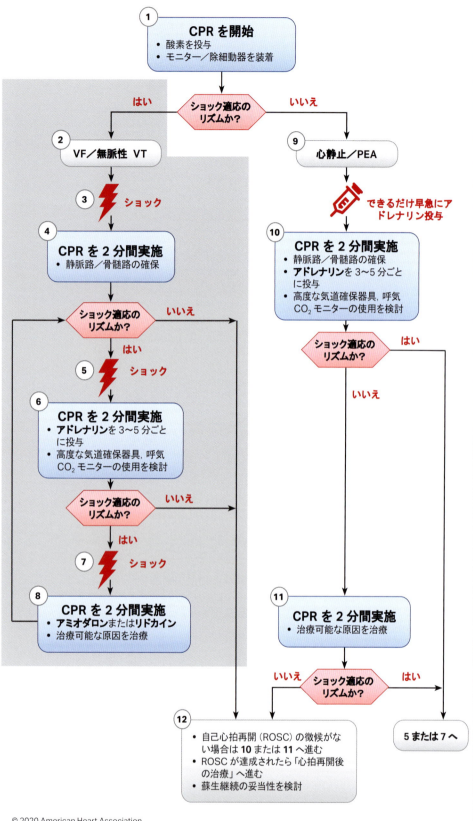

### 「判断のポイント：ショック適応のリズム」
- 心リズムがショック適応リズムであることが判明した場合は，除細動器を充電しながら，胸骨圧迫からCPRを再開する。
- 手順5または7から始まる，アルゴリズムのVF／無脈性VTの手順に切り替える。

### 「心静止／PEAの治療手順」
図49は，PEAおよび心静止で実施するCPR，心リズムのチェック，および薬物投与の推奨手順をまとめたものである。

### 「基にある原因の特定と治療」
心静止／PEAの治療は，アルゴリズムでの介入の範囲を超える。患者を評価する際には，基礎原因を示すエビデンスの有無を確認し，あれば治療する。「この患者は，なぜこの時点でこのような心停止を起こしているのか」という疑問を持ち，考察する。心静止／PEAからの蘇生に成功する可能性をもたらすためには，心静止の治療可能な原因を探り，治療する必要がある。HとTを利用して，心静止／PEAに寄与した可能性がある状況を思い出し，また心静止／PEAの治療可能な原因の中で，最も頻度が高いものが循環血液量減少と低酸素の2つであることに留意する。

### 「判断に迷った場合の処置」
微細なVFであるのか心静止／PEAであるのか判然としない場合は，最初の処置として除細動は妥当である。心停止遷延が原因で，微細なVFが発生することもある。現時点では，除細動を遅らせて，先にCPRを実施することの利点は不明である。EMSシステムのメディカルディレクターは，VFがあることをEMSのスタッフが確認した患者に対し，除細動を準備している間に，EMSの応答スタッフがCPRを実施できるプロトコルの導入を検討してもよい。

## DNAR指示の患者
BLS，ACLS一次，およびACLS二次アセスメントでは，蘇生処置を中止する，あるいは実施しない理由を理解しておく必要がある。例えば，以下のようなことである。

- 死後硬直
- 心肺蘇生法を実施しない（DNAR）ことを示している状態（例，ブレスレット，アンクレット，書面による記録）
- 医療従事者の安全に対する脅威

病院外の医療従事者は，このような状況に適用されるEMS固有の方針とプロトコルを理解しておく必要がある。また，病院内の医療従事者と高い能力を持つチームは，実施する蘇生処置に対する事前指示と特定の制限を理解しておく必要がある。例えば，患者はCPRと除細動には同意するが，挿管や侵襲的治療には同意しない可能性があるため，多くの病院ではこのことをカルテに記録する。DNAR指示が不明瞭または確実ではない場合は，明らかになるまで蘇生を開始して継続する必要がある。

## 蘇生努力の中止

### 「院内」
医療従事者が基礎原因を短時間で特定できず，患者がBLS介入とACLS介入に反応しない場合は，あらゆる蘇生努力の中止を検討する。

蘇生努力の中止は，次に挙げる多数の要因に基づいて，病院の治療担当医師が決定する。

- 卒倒からCPRまでの時間
- 卒倒から最初の除細動試行までの時間
- 併存疾患
- 心停止前の状態
- 心停止の初期リズム
- 蘇生処置に対する反応
- 質の高いCPR後20分の時点でのETCO$_2$が10未満

これらの要因は，単独の場合でも複合の場合でも明確に転帰を予測するものではないが，蘇生努力の実施時間は不良転帰と関連する重要な要因である。患者が神経学的に障害のない状態で生存して退院できる確率は，蘇生努力の実施時間が長くなるほど低下する。「体外循環式CPR」（ECPR）とは，心停止患者の蘇生中に心肺バイパスを開始することである。これは，治療可能と考えられる疾患に対処しながら，末端臓器への灌流をサポートすることを目的としている。これ以上のACLSに対して患者が反応する可能性は低いことを相当な確実性で判断でき，ECPRの適応でない，またはECPRが実施できない場合は，蘇生努力を継続することの妥当性を判断し，蘇生努力を中止する。

### 「院外」

病院外では，次のいずれかの条件が発生するまで，蘇生努力を継続する。

- 患者が有効な自己心拍と自発呼吸を回復した場合
- 上級の救急医療専門家によるケアに患者を委ねる場合
- 信頼できる基準により，不可逆的な死亡が示された場合
- 疲労または危険な環境リスクにより，医療従事者が続行できない場合
- 蘇生の継続により，他者の生命が脅かされる場合
- 有効なDNAR指示がある場合
- 蘇生の中止に関して，メディカルコントロールを行う医師からオンラインで許可が通知された場合，または事前に定められたメディカルプロトコルが存在する場合

### 「蘇生処置の実施時間」

蘇生努力を中止する最終判断は，ただ時間の長さだけで決まるような単純なものではない。時間的な長さにかかわらず，ROSCが得られている場合は，蘇生努力の継続を検討することが妥当である。

病院内および病院外心停止で蘇生努力を中止する判断の基準となるように，専門家により臨床ルールが作成されている。各自の病院またはEMSシステムで規定されている方針またはプロトコルをよく理解しておく。

蘇生努力を続けるかどうかを判断する際には，薬物の過量投与や重度の心停止前低体温症（冷水環境での溺水など）といった，ほかの問題を検討することが適切な場合がある。低体温症，薬物の過量投与，またはそのほかの治療可能な原因による心停止患者では，特別な蘇生治療（ECPRなど）と長時間の蘇生努力が適応となることもある。

### 「倫理規定」

高い能力を持つチームは，患者が蘇生努力を放棄する意思を表明している場合や，患者が明らかに死亡している場合（死後硬直，腐敗，半身切断，頭部切断など）でない限り，誠実さと有能さをもって，CPRとACLSを患者に提供することに努めるべきである（ACLS受講者用リソースのDNARに関する説明を参照）。蘇生努力を中止する最終判断は，ただ時間の長さだけで決まるような単純なものではない。

ACLS受講者用リソースに記載されているCPRの人道的，倫理的，および法的側面のページでは，これらの考慮事項に関して追加情報を提供している。

### 「心停止患者の搬送」

救急医療対応システムは，心停止患者をすべて病院や救急部（ED）に搬送することを現場スタッフに要求してはならない。ただし，院内で可能な介入を院外でスタッフが実施できず，かつそのような介入が特殊な状況（重度の低体温患者に対する心肺バイパスまたは体外循環など）に必要となる場合では，CPRを継続しながら患者を搬送することが妥当である。

院外心停止後にROSCが得られた患者は，迅速な冠動脈インターベンション，神経学的治療，集中治療，低体温療法などを含む，包括的な心拍再開後の治療システムを備えた適切な病院に搬送する。院内の心停止後患者は，包括的な心拍再開後の治療を実施できる適切な集中治療室に搬送する。

## 心停止：特殊な状況の例

### 偶発的低体温における VF／無脈性 VT の治療

重度の偶発的低体温（体温が＜30°C）による VF／無脈性 VT が認められる心停止患者に対しては，除細動が適切である。このような患者が初回ショックに反応しない場合は，積極的に復温を行いながら，BLS ガイドラインに従って，さらに除細動を試行することが妥当である。低体温症患者は薬物代謝率が低下している場合があるため，標準的な投与処方により用量が毒性量にまで蓄積する可能性がある。復温を行いながら，標準的な ACLS アルゴリズムに従って血管収縮薬を投与することを検討するのが妥当である。ただし，心停止状態にある低体温症患者に対する，抗不整脈薬の使用を支持するエビデンスは存在しない。

院内で重度の偶発的低体温が認められた心停止患者に対しては，迅速な体内復温を目標とした ACLS 治療を実施する。

中等度の低体温症（30～34°C）を伴う心停止患者には，CPR を開始し，除細動を試行して，地域のプロトコルに従って薬物を投与する。また院内の場合は，能動的体内復温法を行う。

### オピオイド過量摂取による呼吸停止または心停止

- オピオイドの使用に関連した死亡が増加している。世界保健機関（World Health Organization，WHO）の推定では，2700 万人の人々がオピオイド使用による疾患に苦しんでいる。薬物使用の結果，全世界で毎年約 450 000 人が死亡しており，うち 118 000 人の死亡は，オピオイド使用による疾患に直接関連がある[18]。

- 単離したオピオイドの毒性は中枢神経系（CNS）および呼吸を抑制し，呼吸停止および心停止に進展する可能性がある。オピオイドによる死亡の大部分は，複数の薬物投与や，医学的および精神健康の共存症と関連がある[19~21]。さらに，メタゾンおよびプロポキシフェンは torsades de pointes を引き起こす可能性があり，その他のオピオイドで心毒性が報告されている[22~28]。救助者は，特定の臨床状況（例，医療行為中の意図しないオピオイド過量摂取）を除き，患者の臨床症状はオピオイドの毒性が単独で誘発した中枢神経系および呼吸の抑制であるのかを判断できない。

- ナロキソンは，脳，脊髄および消化器系のオピオイド受容体の拮抗薬である。ナロキソンは優れた安全性プロファイルを有し，オピオイドに関連する緊急蘇生が必要な患者に対し，中枢神経系および呼吸の抑制を速やかに改善することができる。救助者は自身の訓練および臨床状況に基づいて，ナロキソンを静脈内投与[29~32]，筋肉内投与[29, 30, 33]，鼻腔内投与[31, 33-37]，皮下投与[38]したり，ネブライザーでの吸入投与[39, 40]，または気管チューブから気管内への投与[41]を実施できる。

#### オピオイドによる致死的な緊急事態の管理

オピオイドによる致死的な緊急事態を管理するには，「医療従事者のためのオピオイドによる致死的な緊急事態アルゴリズム」（図 50）に記載されている次の手順を参照すること。

- オピオイド中毒が疑われる場合（手順 1）：
  - 反応の有無をチェックする。
  - 大声で周囲に助けを求める。
  - 救急対応システムに通報する。
  - ナロキソンと AED を取ってくる（入手できる場合）。
- 患者は正常に呼吸しているか（手順 2）？
  - はい：
    - 応答のチェック（軽く叩いて大声で呼びかける），気道の確保，姿勢の調整を行い，ナロキソンの使用を検討し，病院に搬送する（手順 3）。
    - 応答と呼吸に関する継続的評価を実施する（手順 4）。

- いいえ。患者には脈拍はあるか（≦ 10 秒の評価）（手順 5）？
  - 患者に脈拍がある場合，医療従事者は気道の確保，姿勢の調整，人工呼吸またはバッグマスク換気の実施，およびナロキソンの投与により換気を支援する（手順 6）。
  - 患者に脈拍がない場合，医療従事者は CPR を開始し，AED を使用し，さらに BLS と ALS プロトコルを参照する必要がある（手順 7）。

**図 50.** 医療従事者向けのオピオイドによる致死的な緊急事態アルゴリズム。

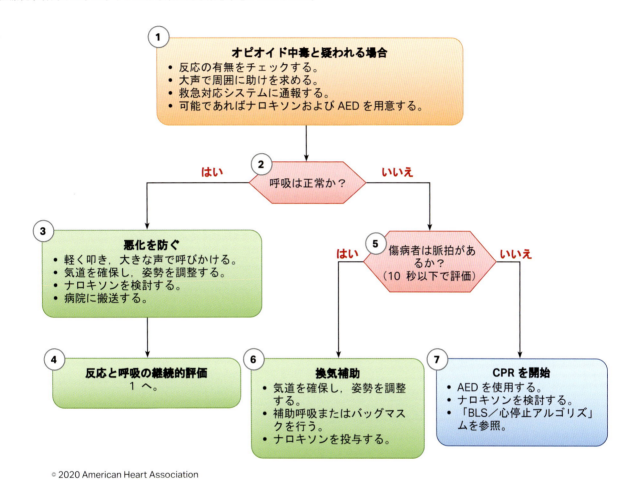

## ECPR（VF／無脈性 VT／心静止／PEA の場合）

ECPR とは，心停止中の静動脈膜型人工肺を意味する。ECPR の技術は適切な血管アクセスおよび専門機器が必要である（図 51）。ECPR を使用することにより，医療従事者は重要な臓器を灌流とガス交換で支援しながら，心停止の治療可能な原因（急性冠動脈閉塞，PE，治療抵抗性 VF，重度の低体温，心外傷，心筋炎，心筋症，鬱血性心不全，薬物中毒など）を治療できる。また ECPR は，LV 補助装置の植え込みまたは心臓移植におけるブリッジとしても利用できる。

**図 51.** ECPR に使用される ECMO 回路の構成部品の概略図。構成部品には，静脈カニューレ，ポンプ，人工肺，および動脈カニューレが含まれる。

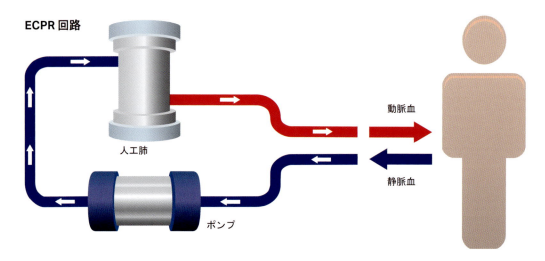

略語：ECMO：体外式膜型人工心肺，ECPR：体外心肺蘇生

現在，ECPR には大口径のカニューレを中心血管系に挿入することによる血管アクセス，専門機器，および ECMO の使用に関する専門知識が必要であるが，難治性心停止の患者に対して ECMO を使用した場合，通常の CPR を実施した場合よりも，生存率および好適な神経学的転帰が改善することを示唆するエビデンスが存在する。

通常の ACLS が奏効せず，治療可能な心停止の原因が認められるか，または疑われる特殊な心停止患者に対しては，必要な設備と訓練を受けたスタッフを迅速に手配できる環境での ECPR を検討する。

## 心室補助人工心臓

「心室補助人工心臓」（VAD）とも呼ばれる機械的循環補助装置により，次の方式で心室機能を支援できる[42]。

- 左室補助人工心臓（LVAD）を装着した左室
- 右室補助人工心臓（RVAD）を装着した右室
- 二心室補助人工心臓を装着した両方の心室

図 52 は，LVAD，RVAD，および二心室補助人工心臓による支援を示している。大半の VAD は，胸腔内／腹腔内（体内，図 53）に植え込む。これらの装置は，筋力が低下した心室から灌流に血液を戻す。LVAD により，血液が左室から装置に入り，中心大動脈灌流に送出され，心臓が補助される[42]。

高い能力を持つチーム

図 52. **A,** LVAD，**B,** RVAD，および **C,** 二心室補助人工心臓による心室補助人工心臓の構成図。

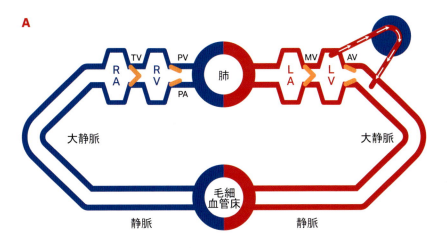

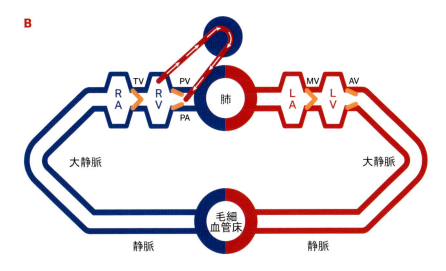

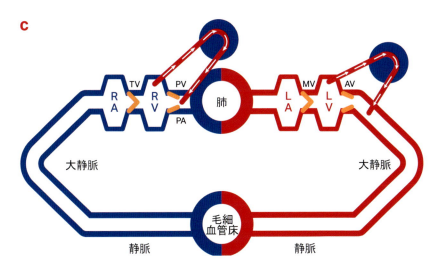

略語：LA：左心房，LV：左室，RA：右心房，RV：右室

図 53. 体内ポンプ。

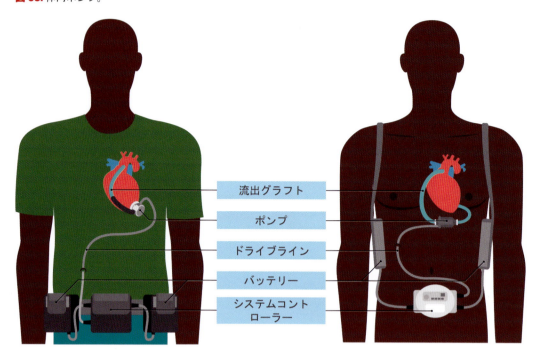

RVADにより，血液は右室または右心房に流入し，肺動脈弁の近傍を通過する主肺動脈から送出される。LVADとRVADを同時に使用している患者は，「二心室補助」利用者または「二心室補助人工心臓」利用者と呼ばれ，両方の心室が機械的補助を受けていること示している。

完全な人工心臓は，心臓そのものに取って代わる。機械的循環補助により退院した患者の大半は，今のところ耐久性に優れたLVADを使用している。

LVADは血流の仕組みが2種類あり，このため生理学的にも異なっている。

- 拍動血流LVAD（旧式の技術で，ほとんど使用されていない）
- 連続血流LVAD（最新世代の装置）

連続血流LVADを使用している患者では，触知可能な脈拍が存在しないことが多いため，身体診察結果に加えて，救助者が無応答患者と意識障害患者とを見分けやすくする（実際には心停止と循環障害による卒倒の区別）方法における違いを理解することが重要である。

ポンプ不全において最も頻度が高い2つの原因とは，電源の接続障害と駆動系の接続障害である。このため，無反応，意識障害，または低血圧性VADの患者を評価する第一段階では，すべての接続に緩みがなく，十分な電源が接続されていることを確認する。コントローラの誤作動，損傷，または接続障害も，ポンプの機能障害または停止につながることがある。すべての患者には，損傷や誤作動が発生した場合の緊急代替用として，予備コントローラと予備バッテリーが装着されている。特にVAD非対応施設などの受け入れ先病院では，交換機器に制限があったり，交換機器が存在しないことがあるため，EMSの医療従事者は常に患者に予備機器を随伴させる必要がある。繰り返しになるが，機械的循環補助を受けている患者をEMSにより搬送する場合は，病院に到着するまで，すべての患者にVAD機器を随伴させ，継続して機械的補助を受けられるようにする必要がある。

コントローラを装置に接続する駆動系は，装置の誤作動につながるおそれがある摩耗，損傷，または変形が発生しやすい。駆動系の配線には，安全対策として冗長性が組み込まれているが，駆動系の損傷は内部損傷を引き起こし，ポンプ不全をもたらす可能性がある。損傷は，切断や衝突による損傷などの急激に発生するものもあれば，駆動系の慢性的な負荷または疲労によるものもある。これらの環境では，ポンプの停止前または停止時に警告音が発生することが多いが，バッテリーの電力がなくなると警告音は停止してしまう。

### 「LVAD 使用患者の管理（図 54）」

LVAD 使用患者を管理するには，「成人の心室補助人工心臓アルゴリズム」（図 54）に記載されている次の手順を参照する。

- 必要に応じて換気を補助し，灌流を評価する（手順 1）。
    - 正常な皮膚色および皮膚温か？
    - 正常な毛細血管再充満時間か？
- 灌流は十分か（手順 2）？
    - 「はい」の場合は，低酸素，血糖値，薬物の過量投与，および脳卒中などの意識障害といった LVAD 以外の原因を評価して治療を行う（手順 3）。
        - 地域の EMS および ACLS プロトコルに従い，VAD センターやメディカルコントロールに通知して搬送する（手順 4 および 5）
    - 「いいえ」の場合は，目視と耳で警告音の有無を確認し，LVAD の振動音を耳で確認することにより，LVAD 機能を評価する（手順 6）。
- LVAD は機能しているか（手順 7）？
    - 「はい」の場合，平均動脈圧が 50 mm Hg を超えていたり，$P_{ETCO_2}$ が 20 mm Hg を超えているか（手順 8）？
        - 「はい」の場合，胸骨圧迫は実施せず（手順 9），地域の EMS および ACLS プロトコルに従い（手順 4），VAD センターやメディカルコントロールに通知して搬送する（手順 5）。
        - 「いいえ」の場合は，体外の胸骨圧迫を実施し（手順 10），地域の EMS および ACLS のプロトコルに従い（手順 4），VAD センターやメディカルコントロールに通知して搬送する（手順 5）。
    - 「いいえ」の場合，LVAD の再起動を試行し，駆動系と電源が接続されていることを確認する。システムコントローラの交換が必要か（手順 11）？
        - LVAD が再起動しない場合は，体外の胸骨圧迫を実施し（手順 10），地域の EMS および ACLS のプロトコルに従い（手順 4），VAD センターやメディカルコントロールに通知して搬送する（手順 5）。
        - LVAD が再起動している場合は，地域の EMS および ACLS のプロトコルに従い（手順 4），VAD センターやメディカルコントロールに通知して搬送する（手順 5）。

機械的循環補助とコード状態の存在を確認することは，初期において重要である。LVAD の永久植え込み治療を受けた患者の中には，合法的に指定された，有効な DNAR 状態となる場合があり，その際はそのように希望するほかの患者と同様に治療を行う。介護者および医療情報 ID または財布内のカード類から情報を取得し，患者の身元を明確に特定する。それぞれの VAD センターが患者の身元を特定する方法を標準化することは，合理的であると考えられる。医療情報が記載されたブレスレットおよびネックレスは，VAD 患者とそのコードまたは挿管状態の特定に役立つため，このような医療情報アクセサリーは，病院への搬送中も患者から離さないようにする必要がある。

患者が LVAD 患者であるかどうかが不明である場合は，標準的な BLS および ACLS プロトコルに従って治療を決定する。必要に応じて，適応があれば酸素補給，気道補助用具，および挿管により呼吸を補助する。

患者が LVAD 患者であると特定されたら，EMS の医療従事者は，患者が疑似 PEA 状態で，脈拍が触知できず，血圧の測定もできないが，灌流が十分であるかどうかを確認する必要がある。意識状態に問題がなければ，医療従事者は左胸／腹部の左上四半領域の聴診で VAD の振動音を確認すること，目と耳により VAD の警告音を確認すること，VAD コントローラの接続部における緩みを確認すること，ならびに VAD の電源が十分であることを確認することにより，VAD の機能を評価する必要がある。VAD センターとそのスタッフ（VAD コーディネーターなど）への迅速な通知を強く推奨する。

図 54. 成人の心室補助人工心臓アルゴリズム。

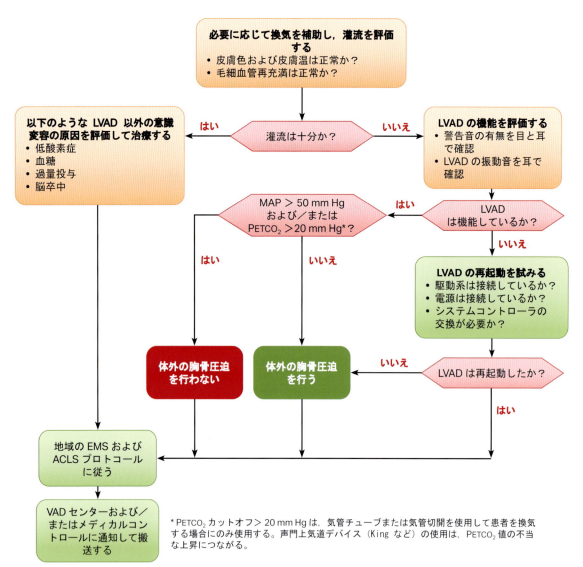

略語：MAP：平均動脈圧

LVAD 患者における臨床的緊急事態，ならびに血流低下，出力スパイク，吸引イベント，および拍動性の警告音などの LVAD 警告音は，LVAD の外部プロセスの結果として発生することが最も多い。LVAD 内でのイベントも発生するが，頻度は低い。LVAD 機能の評価とともに，心臓の構造と機能を包括的に評価することにより，LVAD を使用している急性疾患患者を治療する医師にとって重要な情報を心エコー検査で取得できる。

## 妊娠に関連する心停止

### 「背景」

妊婦の蘇生を試みる場合，医療従事者は母親と胎児という，潜在的に 2 人の患者を扱うことになる。胎児の生存が最も期待できるのは，母体が生存する場合である。危篤状態の妊娠患者に対し，救助者は妊娠による生理学的変化を考慮した適切な蘇生を行わなければならない。

### 「2 人目の患者」

妊婦における心血管緊急事態は，ACLS を行う医療従事者にとって特殊な状況となる。妊婦の心血管に有害事象が発生した場合，常に胎児に配慮する必要がある。妊娠約 20 週以降（これよりも早期の場合もある）において，子宮の大きさが蘇生処置に悪影響を及ぼし始める。妊娠週齢が約 24〜25 週の時点では，胎児が子宮の外で生存できる可能性がある。

### 「帝王切開に関する判断」

母親に心停止が発生した場合は,緊急帝王切開を実施するかどうかの判断を迅速に行う必要がある。緊急帝王切開により,母体と胎児の両方の転帰が改善することがある。

### 「主な介入：妊娠中の心停止予防」

危篤の妊娠患者を治療するには：

- 下大静脈に生じうる圧迫を軽減するために,左側臥位に患者を寝かせる。子宮により静脈還流が阻害されると低血圧を起こすことがあり,危篤状態の患者で心停止を誘発する可能性がある[43,44]。
- 左側臥位の患者を支持する方法は,（1）背もたれに角度がついた椅子を2,3脚使用する,（2）数人の医療従事者が大腿に角度をつけて支持する,の2種類がある。4本足の椅子を上下逆さまにし,椅子の背もたれの上部が床に接触するようにする。最初の椅子の横に1脚または2脚以上の椅子を逆さまに並べ,すべての椅子が同様に傾斜するようにする。女性を左側臥位に寝かせて,胴体が椅子の背もたれと平行になるようにする（図55）。胸骨圧迫が必要な場合では,この姿勢は有用ではないことに留意する。

**図 55.** 左側臥位の患者の支持。

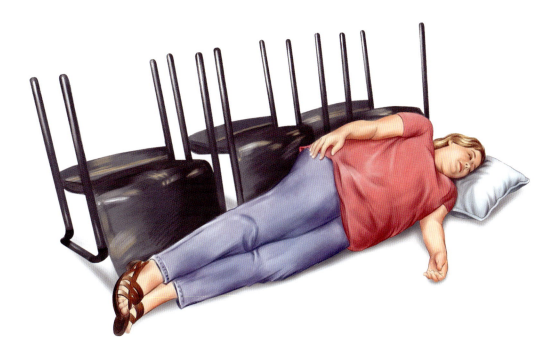

心停止が発生した場合，「妊娠中の院内での心停止 ACLS アルゴリズム」（図 57）に記載されている次の手順を参照する。

- BLS と ACLS を継続する（手順 1）：
  - 質の高い CPR
  - 除細動（必要な場合）
  - ACLS（アドレナリンなど）
- 母体の心停止対応チームを組織する（手順 2）。
- 心停止の原因を検討する（手順 3）。
  - 母体への治療介入を実行する（手順 4）：
    - 気道管理を行う。
    - 100 ％酸素を投与し，過換気を避ける。
    - 横隔膜より頭側に静脈路を確保する。
    - 患者がマグネシウムの静脈内投与を受けている場合は中止し，塩化カルシウムまたはグルコン酸カルシウムを投与する。
- BLS/ACLS を継続する（手順 5）。
  - 質の高い CPR
  - 除細動（必要な場合）
  - そのほかの ACLS 介入（アドレナリン）
- 産科的介入を実施する（手順 6）。
  - 継続的な子宮左方移動を実施する。
  - 胎児モニターを取り外す。
  - 死戦期帝王切開の準備をする。
- 死戦期帝王切開を行う（手順 7）。
  - ROSC が認められない場合は，理想的には心停止後 5 分以内に死戦期帝王切開を完了する。
- 新生児チームが新生児を受け取る（手順 8）。

チームの計画は，産科，新生児，救急，麻酔，集中治療，心停止等の部門と協力して立てられるべきである。心停止の妊婦で優先するのは，質の高い CPR の実施および子宮左方移動による大動静脈圧迫の解除である。

死戦期帝王切開の目標は，母体および胎児の転帰の改善である。人的資源およびその知識，技能によるものの，死戦期帝王切開は 5 分以内に実施することが理想である。

低血圧を評価する。治療を必要とする母体の低血圧は，収縮期血圧＜ 100 mm Hg，またはベースラインの＜ 80 ％と定義されている[45, 46]。母体の低血圧は胎盤灌流の減少を引き起こす[47-49]。心停止していない患者では，晶質液，コロイド溶液のいずれも前負荷を増大することが示されている[50]。

心停止に関して，考えられる原因と治療可能な原因を検討し，蘇生を困難にする可能性がある基礎疾患をすべて特定する。

- 麻酔薬の使用に伴う合併症
- 出血
- 心血管系
- 薬物
- 塞栓症
- 発熱
- 心停止の産科以外の一般的な原因（H と T）
- 高血圧

### 「高度な気道管理器具」

妊婦の場合，通常は気道管理が困難である。経験豊富なプロバイダーを使用すること。気管挿管または声門上の高度な気道管理器具。定量的波形表示呼気 $CO_2$ モニターまたはカプノメトリによる気管チューブの位置の確認およびモニタリングを行う。高度な気道管理器具を装着したら，胸骨圧迫を続行しながら 6 秒ごとに 1 回（1 分あたり 10 回）の人工呼吸を行う。

### 「血行動態を改善する方法」

#### 妊娠子宮の移動

心停止において，母体は妊娠子宮によって静脈還流および心拍出量が減少するため，血行動態面で不利となる。そのため，標準的な胸骨圧迫による有効な冠動脈灌流および脳灌流が減少しうる。したがって，大動静脈が圧迫される場合，胸骨圧迫の効果は限定される可能性がある。

患者を特定の体位に寝かせることは，CPR の質を改善し，結果として圧迫力および心拍出量を向上させる重要な方法として新たに登場した[51]。

#### CPR 中の患者の体位

妊娠子宮は下大静脈を圧迫し，静脈還流を妨げ，それにより 1 回拍出量および心拍出量を減少させうる。一般的に大動静脈圧迫は，単胎児の妊娠において子宮底が臍の高さかそれ以上になる妊娠 20 週頃に起こりうる[52]。左側方に傾斜した体位での胸骨圧迫は，人体模型での研究で実施可能とされているが[53]，仰臥位で可能な圧迫より CPR の質が低下する（弱い胸骨圧迫となる）[54]。用手的子宮左側方移動を行うと，低血圧患者における大動静脈圧迫が有効に軽減される（図 56）[55]。

**図 56. A,** 両手での用手的子宮左側方移動。**B,** 蘇生中における片手での手技。

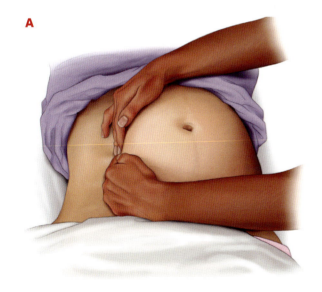
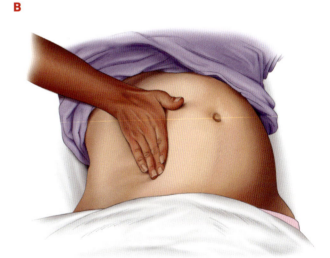

### 用手的子宮左側方移動

妊娠子宮を母体血管の左上方に移動することで，下大静脈および大動脈の圧迫を緩和する。

- 患者の左側に立ち，子宮の高さに合わせる。
- 正中を越えて両手を伸ばし（図56A），妊娠子宮を自分の腹部に向けて左上方に引き寄せる。
- 患者の左側に立つことが不可能な場合は，片手で妊娠子宮を患者の左上方に向けて押す（図56B）。

### 左側方傾斜体位での胸骨圧迫

心停止において，母体は妊娠子宮によって静脈還流が減少するため，血行動態面で不利となる。これにより，胸骨圧迫によって生じる心拍出量が減少する。したがって，大動静脈圧迫がある場合，胸骨圧迫の効果は限定的となる可能性がある。

患者が傾斜した体位での胸骨圧迫は理想的ではない。患者が傾斜した体位での胸骨圧迫は実施可能とされているが[53]，傾斜した体位での胸骨圧迫は，仰臥位の場合と比較して弱くなる[54]。しかしながら，傾斜した体位での胸骨圧迫に関する生理学的データは存在しない。質の高い胸骨圧迫は，蘇生成功の可能性を最大限に高めるために不可欠である。大動静脈圧迫を軽減する代替の方法（用手的移動など）は，蘇生のそのほかすべての側面（質の高い胸骨圧迫，除細動，静脈路の確保，挿管など）を持続的かつ容易に実現できるため，蘇生においてより実用的かつ理想的な方法となりうる。

### 「妊娠女性のためのACLS」

即時のROSCを常に達成できるとは限らないため，妊娠後半期の女性において心停止が認識され次第，緊急帝王切開用の現場の医療資源を招集すべきである[56]。このような複雑でまれなイベントに首尾よく対応するには，体系的な準備とトレーニングが重要である。これらの状況を管理するために招集される可能性のある治療チームは，蘇生治療を円滑に実施できるように，標準的な組織の対応を進展させ実践する必要がある[51]。

妊娠中の院内での心停止ACLSアルゴリズムにリストされている治療には，除細動，薬物投与，および挿管に関する推奨事項が含まれる（図57）。このアルゴリズムは，チームのパフォーマンス，効率性，および成功率を高めるために，母体の蘇生チームと産科／新生児チームの両方の同時蘇生治療を反映する2つの取り組み（母体への治療介入と産科的介入）に分けられる。

高い能力を持つチーム

図 57. 妊娠中の院内での心停止アルゴリズム。

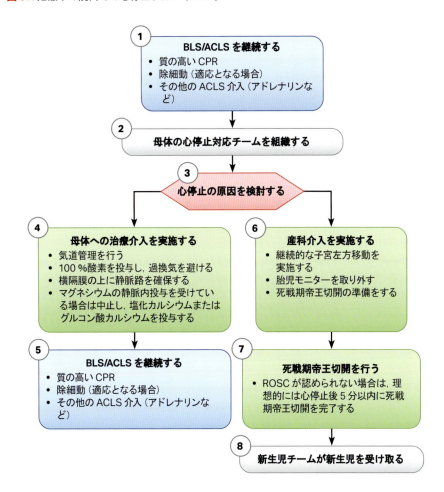

© 2020 American Heart Association

# 心拍再開後の治療

## 概要

ACLS プロバイダーの間では，ROSC 後に体系的な心拍再開後治療を実施することにより，良好な QOL（quality of life）で患者が生存できる可能性が高くなるという認識が高まってきている。実際，複数の研究から，生存の可能性と各病院での心停止症例数との間に正の相関が認められている[57, 58]。また，死亡例のほとんどが心停止からの蘇生後 24 時間以内に死亡することも複数の研究から明らかにされている[59, 60]。そのため，心拍再開後の治療により，血行動態の不安定性が原因となる早期死亡，ならびに，多臓器不全と脳損傷による後遺症および後期死亡が有意に減少する可能性がある[61, 62]。

心停止後に ROSC を得た患者の転帰を改善する治療法の特定と最適化に関する研究は増えつつある[63]。血圧が回復しガス交換が改善するだけでは，生存と機能の回復は保証されず，ROSC 後に重大な心血管機能不全が発現する可能性がある。これらの機能不全では，血管内容量増大，血管作動薬と変力作用薬，および侵襲的装置による処置を含む，血流と換気の積極的支援が必要となる可能性がある。さらに，TTM および心停止の基礎原因の治療は，生存率と神経学的転帰に影響を与える可能性がある。また，血行動態の最適化プロトコルは，生存率改善のための治療法の一部としても役立つ[64~66]。概して，心拍再開後の生理機能を積極的に管理して，臓器の酸素化と灌流を確保し合併症を予防および管理することで，患者の転帰が改善されることがデータによって示唆されている。

このケースでは，ROSC 後の心肺機能および重要臓器への灌流を管理・最適化させることに焦点を当てる。

心拍再開後の治療を確実に成功させるために，初期の安定化段階で必要となる介入，および追加の緊急処置による継続的管理を考慮する必要がある。後述の「成人の心拍再開後治療アルゴリズム」（図 58）に記載されている手順を参照のこと。

**初期の安定化段階：** 蘇生は ROSC 後の段階（手順 1）中も続けられ，これらの処置の多くは，使用可能な医療資源に応じて同時に行うことができる。

ただし，優先順位付けが必要な場合は次の順序に従う（手順 2）。

- 気道を管理する：気管チューブを早期に挿入し，定量的波形表示呼気 $CO_2$ モニターまたはカプノメトリを使用して，気管チューブの挿入を確認し，監視する。
- 呼吸パラメータの管理：1 分間に 10 回（6 秒ごとに 1 回）のテンポで人工呼吸を開始し，$SpO_2$ 92 %～98 %，$PaCO_2$ 35～45 mm Hg を確保する。
- 血行動態パラメータの管理：目標の収縮期血圧 > 90 mm Hg，または平均動脈圧 > 65 mm Hg を達成するために，晶質液および／または血管収縮薬または変力作用薬を投与する。
- 12 誘導心電図を記録する（手順 3）。

**継続的管理および追加の緊急処置：** これらの評価は，目標体温管理（TTM，Targeted Temperature Management）での判断が心臓治療介入における優先順位として高くなるよう，並行して行う必要がある。そのほかの集中治療処置には，深部体温（食道，直腸，膀胱）の継続的モニタリング，酸素正常状態，炭酸正常状態，および正常血糖の維持，継続的または間欠的脳電図（EEG）モニタリングの実施，および肺保護換気の実施が含まれる。

- 次の場合には緊急心臓治療を検討する（手順 4）。
  - STEMI が認められる
  - 患者に不安定な心原性ショックがみられる
  - 機械的循環補助が必要である

- 患者が指示に従うか（手順5）？
  - 昏睡（手順6）：
    - TTM：患者が指示に従わない場合は，できるだけ早くTTMを開始する。フィードバックループ付きの冷却装置を使用して，24時間，32～36℃から始める。
    - 頭部CTを撮影する。
    - EEGモニタリングを実施する。
    - 深部体温の継続的モニタリング，酸素正常状態，炭酸正常状態，および正常血糖の維持，継続的または間欠的EEGモニタリングの実施，肺保護換気など，そのほかの集中治療活動を実施する。
  - 覚醒（手順7）：そのほかの集中治療を検討する。
- 迅速に治療可能な病因を評価して治療し，継続的管理について専門医に相談する（手順8）。

**HとTを検討する。**
- 循環血液量減少（**H**ypovolemia）
- 低酸素症（**H**ypoxia）
- 水素イオン（アシドーシス）（**H**ydrogen ion（acidosis））
- 低／高カリウム血症（**H**ypokalemia/hyperkalemia）
- 低体温症（**H**ypothermia）
- 緊張性気胸（**T**ension pneumothorax）
- 心タンポナーデ（**T**amponade, cardiac）
- 毒物（**T**oxins）
- 肺動脈血栓症（**T**hrombosis, pulmonary）
- 冠動脈血栓症（**T**hrombosis, coronary）

### 「心拍再開後の治療における心リズム」
以下のリズムを認識する必要がある。
- 心拍数：速すぎる，または遅すぎる
- QRS幅：広いまたは狭い

### 「心拍再開後の治療薬」
心拍再開後の治療薬には次のものがある。
- アドレナリン
- ドパミン
- ノルアドレナリン注入

## 心拍再開後の治療へのマルチシステムアプローチ

心拍再開後患者を治療するには，包括的，体系的，かつ複数の専門分野にわたる一貫した治療システムを導入する。治療プログラムには，気道と呼吸および血行動態パラメータの管理，TTM，PCIによる冠動脈血流の回復が適応とされる場合は迅速な冠動脈再灌流，神経学的診断，集中治療，予後予測などが含まれる。

ROSC後の心停止の誘因を治療し，心停止に至らせる要因（心臓，電解質，毒物，肺，神経）を確認して治療に役立つ検査を開始または要請する。

通常，意識のない患者では呼吸を機械的に補助するために高度な気道管理器具が必要となるため，ROSCの直後に気道を適切に確保し，呼吸を補助する。また，脳浮腫，誤嚥，および人工呼吸器関連肺炎の発生率を下げるため，可能であればベッドの頭部を30°挙上する。『AHA心肺蘇生と救急心血管治療のためのガイドラインアップデート2015（2015 AHA Guidelines Update for CPR and ECC）』および『AHA心肺蘇生と救急心血管治療のためのガイドライン2020（2020 AHA Guidelines for CPR and ECC）』に記載されているとおり波形表示呼気$CO_2$モニターを使用して，特に患者の搬送中に高度な気道管理器具の位置をモニタリングするとともに，パルスオキシメトリを使用して患者への酸素供給を継続的にモニタリングする。

蘇生の初期に100％酸素の吸入を行った場合であっても，吸気酸素濃度を調節して，動脈血酸素飽和度を92～98％にするのに必要とされる最低のレベルに保ち，酸素中毒の発生を防止する。蘇生処置中に一般的にみられ，胸腔内圧の上昇を引き起こしうる過換気を回避する。胸腔内圧が上昇すると，前負荷が減少して心拍出量が低下する。また過換気による$PaCO_2$の低下により，直接的に脳血流量が減少する可能性がある。10回/分の速度で換気を開始し，$PaCO_2$ 35～45 mm Hgを達成するよう調整する。

バイタルサインを頻回に再評価し，継続的なECGモニタリングによって不整脈の再発がないかをモニタリングする。患者に低血圧（SBP＜90 mm Hg，または平均動脈圧＜65 mm Hg）がみられる場合は，輸液のボーラス投与を実施してよい。患者の血液量が十分であれば，血管作動薬の投与を開始してもよい。最低SBP≧90 mm Hgまたは平均動脈圧≧65 mm Hgになるように調節する。一部の専門家は，脳血流促進のためにさらに高い平均動脈圧を推奨している。

心停止後の生存を左右する主要な因子は，脳障害および心血管の不安定性である[67]。TTMは，現在のところ，神経学的回復の改善が得られると報告されている唯一の治療であるため，心拍再開後に昏睡状態または言葉による指示に無反応の患者にはこれを考慮する。脳CT検査とEEGモニタリングを実施し，ほかの集中治療を検討する。このような患者は，冠動脈再灌流（PCIなど）やそのほかの目標指向性の心拍再開後の治療に加えて，低体温療法を確実に提供できる施設に搬送する。

ROSC後の心停止を誘発する要因を治療し，患者の評価に役立つ検査を開始または要請する。心停止に至らせる要因（心臓，電解質，毒物，肺，神経）を確認し，治療する必要がある。全体的にみて心停止の最も一般的な原因は，心血管系疾患とそれに伴う冠動脈虚血である[68, 69]。したがって，ST上昇や左脚ブロックを検出するため，できるだけ早期に12誘導心電図を記録する。心原性心停止が疑われ，ECGでST上昇が認められるOHCA患者に対し，（実施しなかったり，入院から時間が経ってから実施したりするのではなく）直ちに冠動脈造影を実施する。AMIの疑いが強い場合は，治療および冠動脈再灌流に関する地域や施設のプロトコルを開始する。心拍再開後の患者が昏睡状態にあるか覚醒しているかを問わず，冠動脈造影の適応があれば，その実施は有益である。STEMIを発症していない心拍再開後患者にとって緊急冠動脈造影が有益かどうかは明らかでない。心停止が原因としてACSの発症が疑われるが，ST上昇が認められない心拍再開後患者において，冠動脈造影およびPCIの最適なタイミングを特定するエビデンスが存在しないため，患者ごとにPCI担当の心臓カテーテル専門医に相談して，地域や施設のプロトコルに基づいて血管造影およびPCIのタイミングを決定する必要がある。PCIとTTMは並行して安全に実施することが可能であり，PCIを受けた昏睡状態の患者において良好な転帰が示されたとの報告がある。

心停止後の患者を治療する集中治療施設では，緊急の心血管治療，TTM，標準化された目標指向性の治療および高度な神経学的モニタリングとケアに対応する包括的な治療計画を行うべきである。ある。TTMを施行しなかった患者では，蘇生後72時間以内は神経学的予後を正確に判定できない。TTMを施行した患者では，患者が正常体温に戻ってから72時間待つ必要がある。臨床所見を使用した予後予測は，鎮静薬または筋弛緩薬の影響を受ける可能性がある。したがって，神経学的予後予測に基づいて生命維持治療の中止を検討する前に，これらの要因を慎重に検討する必要がある。心拍再開当初は昏睡状態であった患者の多くで完全回復の可能性がある[64, 70, 71]。したがって，神経学的な評価と，予後判定の助けとなる適切な検査を専門医が適時に実施できる病院の集中治療室に患者を搬入することが重要である。

### 心拍再開後の治療管理：成人の心拍再開後の治療アルゴリズム

「成人の心拍再開後の治療アルゴリズム」（図58）は，ROSCで心停止から回復した患者を直ちに評価し，管理するための手順をまとめたものである。このケースでは，チームメンバーは，バッグマスク器具や高度な気道管理器具を使用して良好な換気と酸素化の維持

を継続する。また，HとTを活用し，心停止の要因となる条件を検討する。成人の心拍再開後の治療アルゴリズムの症例検討を通して，手順1～8を参照する。これらはアルゴリズムの手順に付けられた番号である。

**図58.** 成人の心拍再開後の治療アルゴリズム。

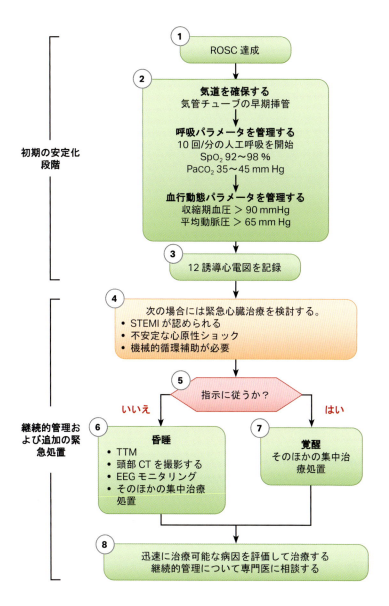

## 成人の心拍再開後の治療アルゴリズムの適用

ACLS プロバイダーは，心停止に陥った後，BLS アセスメントと ACLS 一次アセスメントおよび ACLS 二次アセスメントによって蘇生した患者を評価して治療する。ACLS 一次アセスメントで心リズムのチェック中に，患者の心リズムが秩序のあるものになり，脈拍が検出される（図 58）。チームリーダーは，高い能力を持つ心拍再開後治療チームが「成人の心拍再開後の治療アルゴリズム」の手順を実行するための活動を統括する。

### 「換気および酸素化の最適化」

手順 2 では，ROSC の直後は十分な気道を確保し，呼吸をサポートすることを指示している。意識がない患者や反応がない患者では，呼吸を機械的に補助するために高度な気道管理器具が必要である。

- 定量的波形表示呼気 $CO_2$ モニターで，気管チューブが正しい位置にあることを確認し，モニターする（図 59 および 60）。
- 92～98 %の動脈血酸素飽和度を維持できる範囲で最も低い吸気酸素濃度を使用する。酸素の調節が不可能な場合は（病院外で発生した患者など），患者が救急部に到着するまでの間は 100 %の酸素を使用することが妥当である。
- 過換気は避ける（換気の速度や量を過大にしない）。10 回/分の速度で換気を開始でき，$PaCO_2$ が 35～45 mm Hg になるように調節する。

心停止後に ROSC が得られた成人患者で低酸素血症を予防するために，適切な機器を使用できる場合は，動脈血酸素飽和度または動脈血酸素分圧が測定可能になるまで，最も高い酸素濃度を使用してもよい。酸素飽和度 92～98 %を維持できる場合に酸素飽和度が 100 %であれば，吸気酸素濃度（$FiO_2$）を下げる。

≧ 99 %の酸素飽和度は，およそ 145～500 mm Hg の $PaO_2$ に相当するので，患者が 92～98 %の酸素飽和度を維持できる限り，酸素過剰を回避するために一般的には酸素飽和度 ≧ 98 %から $FiO_2$ をウィーニングするのが適切である。

### 「重要な概念：定量的波形表示呼気 $CO_2$ モニター」

「気管チューブの位置のモニタリングに加え，定量的波形表示呼気 $CO_2$ モニターを使用することで，CPR の質のモニター，胸骨圧迫の最適化，胸骨圧迫中や心リズムチェックのときに秩序あるリズムが判明している場合に ROSC 検出ができる。」

### 「注意：換気中に避けるべき処置」

「高度な気道管理器具を装着している場合は，患者の頸部を取り囲んで脳からの静脈環流を妨げるようなもの（ひも状のものなど）を使用しないようにする。

胸部内圧が上昇したときに血行動態に悪影響を及ぼし，$PaCO_2$ が減少して脳血流が低下する可能性があるため，過換気を回避する。」

### 定量的波形表示呼気 $CO_2$ モニター

$ETCO_2$ は，呼気終末時の呼気に含まれている二酸化炭素の濃度で，通常はミリメートル水銀柱（mm Hg）を単位とする分圧（$P_{ETCO_2}$）で表示される。呼気 $CO_2$ モニター装置には，メインストリームとサイドストリームの 2 種類がある。メインストリームでは，気道で直接 $CO_2$ がサンプリングされ，信号が装置に送られて表示される。サイドストリームでは，気道からガスがサンプリングされ，装置内で $CO_2$ が測定される。大気中では $CO_2$ は微量なので，呼気 $CO_2$ モニターで呼気に検出される $CO_2$ は，体内で生成されて血液循環で肺に運ばれたものである。

肺へ運ばれる $CO_2$ の量を主に決定しているのは心拍出量である。換気が比較的一定であれば，CPR 中の $P_{ETCO_2}$ と心拍出量には高い相関性がある。

気管チューブの位置ずれや脱落に気付かない事態を招かないように，現場，搬送中の車内，病院への到着，および患者のあらゆる移動の後に，換気による呼気 $CO_2$ モニターの連続波形を観察して，気管チューブの位置を確認および監視する。

声門上気道デバイス（ラリンゲアルマスクエアウェイ，ラリンゲアルチューブ，コンビチューブなど）の正しい位置を確認しモニターする呼気 $CO_2$ モニターについては研究が行われていないが，声門上気道デバイスによる換気の効果は，CPR 中および ROSC 後の呼気 $CO_2$ モニター波形に現れる。

**図 59.** 波形表示呼気 $CO_2$ モニター。**A,** 正常範囲（35〜45 mm Hg）。**B,** 20 mm Hg。**C,** 0 mm Hg。

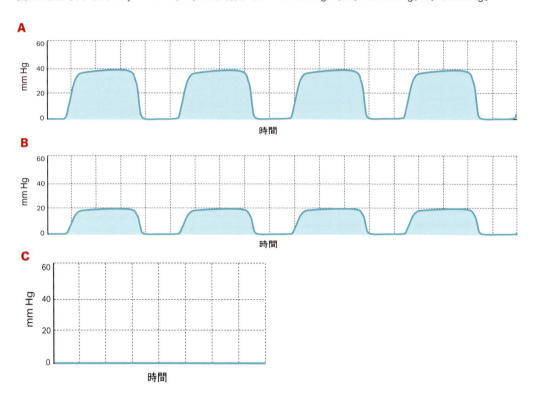

**図 60.** 正常（十分）な換気パターンを示す，気管チューブ挿入時の波形表示呼気 $CO_2$ モニター。$PETCO_2$ 35～45 mm Hg。

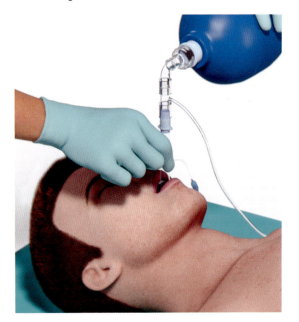

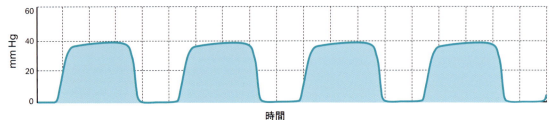

### 「低血圧（SBP ＜ 90 mm Hg）の治療」

手順 2 では，SBP ＜ 90 mm Hg の場合は低血圧を治療することを指示している。静脈路をまだ確保していない場合は確保し，いずれかの静注ラインが開いていることを確認する。ECG モニターは，ROSC 後から，搬送中および ICU での治療中も，臨床的に必要でないと判断されるまで継続的に行う。心停止を引き起こした可能性のある原因が ROSC 後も残存していて，それが治療可能であれば，この段階でその治療を検討する。

次のように低血圧を治療する。

- **ボーラス静注：** 1～2 L の生理食塩水または乳酸加リンゲル液
- **ノルアドレナリン：** 0.1～0.5 μg/kg／分（体重 70 kg の成人：7～35 μg/分）を，最低 SBP ＞ 90 mm Hg または平均動脈圧 ＞ 65 mm Hg になるまで，持続静注する
  - 重度の低血圧（SBP ＜ 70 mm Hg など）と全末梢抵抗の低下があり，ドパミン，フェニレフリン，メトキサミンなどの作用が弱いアドレナリン作動薬に反応しない患者の管理には，ノルアドレナリン（生体に存在する強力な血管収縮薬であり，陽性変力薬）が効果を現すことがある。
- **アドレナリン：** 最低 SBP ＞ 90 mm Hg または平均動脈圧 ＞ 65 mm Hg になるまで，2～10 μg/分を持続静注する
  - アドレナリンは，心停止状態にはないものの，陽性変力薬または血管収縮薬を必要とする患者に使用できる。
- **ドパミン：** 最低 SBP ＞ 90 mm Hg または平均動脈圧 ＞ 65 mm Hg になるまで，5～20 μg/kg/分を持続静注する
  - ドパミンは，カテコルアミンのひとつであり，α- 受容体／ß- 受容体の両方を介して心臓を刺激する，ノルアドレナリンの化学的前駆体である。

### 「STEMI を発症または AMI が強く疑われる」

院内でも院外でも，医療スタッフは可能な限り ROSC 後の患者の 12 誘導 ECG を測定し，その患者が STEMI を発症していないか，また AMI の疑いがないかを見極める必要がある。

EMS 要員は，この療法を確実に実施できる施設に患者を搬送する（手順 4）。

### 「冠動脈再灌流療法」

ROSC 後に STEMI が起こった場合は，昏睡状態や TTM 施行の有無を問わず，PCI による冠動脈再灌流などの積極的な治療を開始する。院外 STEMI の場合は，受け入れ先施設へ到着前に通知する。

### 「指示に従う」

手順 5 では，患者が口答での指示に従うことができるかどうかを調べる。患者が指示に従わない場合は，高い能力を持つチームが TTM の実施，頭部 CT の撮影，EEG モニタリングの実施，そのほかの集中治療活動の実施を検討する必要がある（手順 6）。患者が口答の指示に従うことができる場合は，手順 7 に移る。

### 「目標体温管理（TTM:Targeted Temperature Management）」

TTM は，心拍再開後の神経学的回復を改善できることが証明されている唯一の治療である。TTM の最適期間は 24 時間以上である。成人を対象に TTM の期間を比較した試験は実施されていないが，新生児では 72 時間までは安全に低体温療法が使用された結果がある。

TTM 施行中は，食道体温計，膀胱カテーテル（無尿症ではない患者の場合）または肺動脈カテーテル（ほかの適応により留置されている）を用いて，深部体温をモニターする。腋窩体温，口腔体温，直腸温では，深部体温の変化を十分に測定できない。

PCI と TTM は同時に実施することが可能であり，また安全であることが報告されているので，TTM 施行中でも PCI の実施を躊躇する必要はない。

心停止からの ROSC 後，昏睡状態にある患者に対し，脳とほかの臓器を保護するために，高い能力を持つチームは TTM を開始する。

TTM では，24 時間以上の維持目標体温を 32～36°C の間で選択する。この目標体温を得る最適な方法は不明であるが，氷程度の温度でブドウ糖を含まない等張性輸液の急速投与（30 mL/kg），血管内カテーテル，体表冷却器具，または体表に対する簡単な処置（氷嚢など）を組み合わせることが安全で効果的であると思われる。

TTM の目標体温設定では，各患者の特性により選択すべき体温が異なると考えられる。低めの体温でリスク（出血など）が考えられる患者には高めの体温での管理，高めの体温で悪化しうる臨床的特徴（痙攣，脳浮腫など）を有する患者には低めの体温での管理が望ましいであろう。なお，32°C～36°C での体温管理はいずれの患者についても禁忌ではないため，集中治療が必要なすべての患者が適応となる。

病院搬送前に，ROSC 後の患者に対しルーチンで冷却輸液急速注入による冷却を行ってはならない。最新のエビデンスでは，このような治療介入による転帰への直接的な有益性はなく，病院搬送前の輸液静注は肺浮腫および再心停止を招く可能性があることが指摘されている。院外での体温管理にそのほかの方法または機器が有益かどうかは不明である。

### 「高度な集中治療」

冠動脈の再灌流療法の後，または心拍再開後の患者に ECG で心筋梗塞の所見がなく，疑いもない場合，高い能力を持つチームはその患者を ICU へ移す。

### 「心拍再開後の維持療法」

ROSC に達した患者に抗不整脈薬を予防的に継続投与することを支持するエビデンスは存在しない。

## そのほかの蘇生後のケア

- 血糖管理：心停止後に ROSC を達成した成人患者において，特定の目標範囲を設けた血糖管理の効果は不明である。一般の重篤な集団に対する場合と同じアプローチ（例えば，血糖 150〜180 mg/dL を維持するのに必要な場合のインスリン療法）を用いて心拍再開後患者の血糖値を管理することは妥当である。
- 予防的抗生物質：心拍再開後患者について，予防的抗生物質のルーチン使用の効果は不明である。
- 神経保護薬：ROSC 後に昏睡状態が続く患者について，神経損傷を緩和するために薬剤が有効であるかどうかは不明である。研究が行われた神経保護薬を用いたいずれの臨床転帰にも，差異は認められない。
- ステロイドのルーチン使用：ROSC 後にショックが起こった患者について，ステロイドのルーチン使用の効果は不明である。ROSC 後のステロイドの効果については，確実なエビデンスは存在しない。

## 神経学的予後予測

低酸素虚血性の脳損傷は，OHCA の生存者における合併症および死亡の主要な原因であり，IHCA からの蘇生後の転帰不良において，比較的少ないが重大な部分を占める[67, 72]。心停止後脳損傷に起因する死亡の大部分は，神経学的転帰不良の予測に基づく生命維持治療の能動的な中止によるものである。有意の神経学的回復の可能性がある患者における生命維持治療の不適切な中止を回避するとともに，転帰不良が避けられない場合に効果のない治療を回避するには，正確な神経学的予後予測が重要となる[73]。

神経学的予後予測は，診断的検査結果の解釈，およびこれらの結果と転帰との相関関係に依存する（図 61）。神経学的転帰不良の偽陽性試験は，回復の可能性がある患者における生命維持の不適切な中止につながるおそれがあるため，試験の最も重要な特徴は特異度である。試験の多くは，薬物投与の効果，臓器機能障害，および体温に起因するエラーの影響を受ける。さらに，多くの研究試験には，サンプルサイズが小さい，単一施設デザインである，盲検化されていない，自己実現的な予測である，最大の回復に関連する時点（通常は心停止後 3〜6 ヶ月）ではなく退院時の転帰を使用しているなど，方法論的な制限がある[73]。

神経学的予後予測のいずれの方法にも，エラー発生率が内在しており，交絡の影響を受ける可能性があるため，意思決定の精度を高めるために複数の方法を組み合わせる必要がある。

### 神経学的予後予測の一般的な考慮事項

- 心停止後に昏睡状態が続く患者では，神経学的予後予測に集学的アプローチを採用するべきであり，単一の初見に基づいてはならない。
- 心停止後に昏睡状態が続く患者では，薬物投与効果または一時的な所見不良による交絡を防止するために，適度な時間が経過するまで神経学的予後予測を遅らせる必要がある。
- 昏睡状態にある心停止からの生存者を治療するチームは，神経学的予後予測の想定経時変化および不確実性について，代理人との間で透明性の高い集学的議論を定期的に行う必要がある。
- 心停止後に昏睡状態が続く患者については，個別の予後検査を早期に実施できる場合でも，正常体温に戻ってから ≧ 72 時間経過した後に集学的な神経学的予後予測を実施することが妥当である。

**図 61.** 神経学的予後予測への集学的アプローチの概略図。

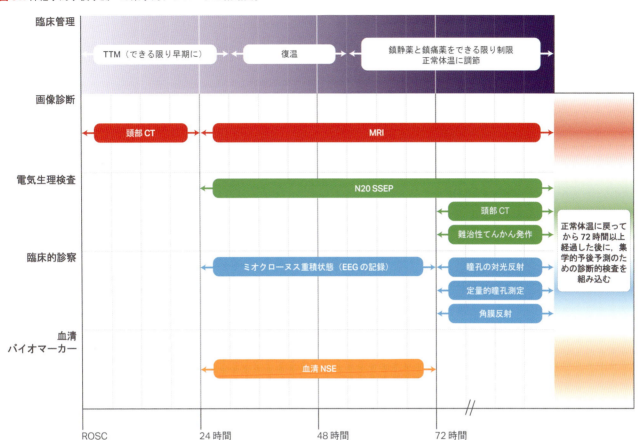

## 参考文献

1. Cheng A, Duff JP, Kessler D, et al; and the International Network for Simulation-based Pediatric Innovation Research and Education (INSPIRE) CPR. Optimizing CPR performance with CPR coaching for pediatric cardiac arrest: a randomized simulation-based clinical trial. Resuscitation.2018;132:33-40. doi: 10.1016/j.resuscitation.2018.08.021

2. Larsen MP, Eisenberg MS, Cummins RO, Hallstrom AP. Predicting survival from out-of-hospital cardiac arrest: a graphic model. Ann Emerg Med.1993;22(11):1652-1658. doi: S0196-0644(05)81302-2 [pii]

3. Valenzuela TD, Roe DJ, Cretin S, Spaite DW, Larsen MP. Estimating effectiveness of cardiac arrest interventions: a logistic regression survival model. Circulation. 1997;96(10):3308-3313.

4. Chan PS, Krumholz HM, Nichol G, Nallamothu BK; and the American Heart Association National Registry of Cardiopulmonary Resuscitation Investigators. Delayed time to defibrillation after in-hospital cardiac arrest. N Engl J Med.2008;358(1):9-17. doi: 10.1056/NEJMoa0706467

5. Stiell IG, Wells GA, Field B, et al; for the Ontario Prehospital Advanced Life Support Study Group. Advanced cardiac life support in out-of-hospital cardiac arrest. N Engl J Med.2004;351(7):647-656. doi: 10.1056/NEJMoa040325

6. Swor RA, Jackson RE, Cynar M, et al. Bystander CPR, ventricular fibrillation, and survival in witnessed, unmonitored out-of-hospital cardiac arrest. Ann Emerg Med.1995;25(6):780-784.

7. Holmberg M, Holmberg S, Herlitz J. Incidence, duration and survival of ventricular fibrillation in out-of-hospital cardiac arrest patients in Sweden. Resuscitation.2000;44(1):7-17.

8. Panchal AR, Berg KM, Kudenchuk PJ, et al. 2018 American Heart Association focused update on advanced cardiovascular life support use of antiarrhythmic drugs during and immediately after cardiac arrest: an update to the American Heart Association guidelines for cardiopulmonary resuscitation and emergency cardiovascular care. Circulation. 2018;138(23):e740-e749. doi: 10.1161/CIR.0000000000000613

9. Kudenchuk PJ, Cobb LA, Copass MK, et al. Amiodarone for resuscitation after out-of-hospital cardiac arrest due to ventricular fibrillation. N Engl J Med.1999;341(12):871-878. doi: 10.1056/NEJM199909163411203

10. Paradis NA, Martin GB, Rivers EP, et al. Coronary perfusion pressure and the return of spontaneous circulation in human cardiopulmonary resuscitation. JAMA.1990;263(8):1106-1113.

11. Levine RL, Wayne MA, Miller CC. End-tidal carbon dioxide and outcome of out-of-hospital cardiac arrest. N Engl J Med.1997;337(5):301-306. doi: 10.1056/NEJM199707313370503

12. Wayne MA, Levine RL, Miller CC. Use of end-tidal carbon dioxide to predict outcome in prehospital cardiac arrest. Ann Emerg Med.1995;25(6):762-767. doi: 10.1016/s0196-0644(95)70204-0

13. Halperin HR, Tsitlik JE, Gelfand M, et al. A preliminary study of cardiopulmonary resuscitation by circumferential compression of the chest with use of a pneumatic vest. N Engl J Med.1993;329(11):762-768. doi: 10.1056/NEJM199309093291104

14. Kern KB, Ewy GA, Voorhees WD, Babbs CF, Tacker WA. Myocardial perfusion pressure: a predictor of 24-hour survival during prolonged cardiac arrest in dogs. Resuscitation.1988;16(4):241-250. doi: 10.1016/0300-9572(88)90111-6

15. Lindner KH, Prengel AW, Pfenninger EG, et al. Vasopressin improves vital organ blood flow during closed-chest cardiopulmonary resuscitation in pigs. Circulation. 1995;91(1):215-221. doi: 10.1161/01.cir.91.1.215

16. Little CM, Angelos MG, Paradis NA. Compared to angiotensin II, epinephrine is associated with high myocardial blood flow following return of spontaneous circulation after cardiac arrest. Resuscitation.2003;59(3):353-359. doi: 10.1016/s0300-9572(03)00239-9

17. Holmberg MJ, Issa MS, Moskowitz A, et al; for the International Liaison Committee on Resuscitation Advanced Life Support Task Force Collaborators. Vasopressin for cardiac arrest: a systematic review and meta-analysis.Resuscitation.2019;139:106-121. doi: 10.1016/j.resuscitation.2019.04.008

18. World Health Organization. Opioid overdose. https://www.who.int/news-room/fact-sheets/detail/opioid-overdose. Accessed September 4, 2020.

19. Paulozzi LJ, Logan JE, Hall AJ, McKinstry E, Kaplan JA, Crosby AE. A comparison of drug overdose deaths involving methadone and other opioid analgesics in West Virginia. Addiction. 2009;104(9):1541-1548. doi: 10.1111/j.1360-0443.2009.02650.x

20. Madadi P, Hildebrandt D, Lauwers AE, Koren G. Characteristics of opioid-users whose death was related to opioid-toxicity: a population-based study in Ontario, Canada. PLoS One. 2013;8(4):e60600. doi: 10.1371/journal.pone.0060600

21. Webster LR, Cochella S, Dasgupta N, et al. An analysis of the root causes for opioid-related overdose deaths in the United States. Pain Med. 2011;12(suppl 2):S26-S35. doi: 10.1111/j.1526-4637.2011.01134.x

22. Krantz MJ, Kutinsky IB, Robertson AD, Mehler PS. Dose-related effects of methadone on QT prolongation in a series of patients with torsade de pointes. Pharmacotherapy. 2003;23(6):802-805. doi: 10.1592/phco.23.6.802.32186

23. Eap CB, Crettol S, Rougier JS, et al. Stereoselective block of hERG channel by (S)-methadone and QT interval prolongation in CYP2B6 slow metabolizers. Clin Pharmacol Ther. 2007;81(5):719-728. doi: 10.1038/sj.clpt.6100120

24. Krantz MJ, Martin J, Stimmel B, Mehta D, Haigney MC. QTc interval screening in methadone treatment. Ann Intern Med. 2009;150(6):387-395. doi: 10.7326/0003-4819-150-6-200903170-00103

25. Stallvik M, NordstrandB, Kristensen Ø, Bathen J, Skogvoll E, Spigset O. Corrected QT interval during treatment with methadone and buprenorphine—relation to doses and serum concentrations. Drug Alcohol Depend. 2013;129(1-2):88-93. doi: 10.1016/j.drugalcdep.2012.09.016

26. Chou R, Weimer MB, Dana T. Methadone overdose and cardiac arrhythmia potential: findings from a review of the evidence for an American Pain Society and College on Problems of Drug Dependence clinical practice guideline. J Pain. 2014;15(4):338-365. doi: 10.1016/j.jpain.2014.01.495

27. Lipski J, Stimmel B, Donoso E. The effect of heroin and multiple drug abuse on the electrocardiogram. Am Heart J. 1973;86(5):663-668. doi: 10.1016/0002-8703(73)90344-x

28. Labi M. Paroxysmal atrial fibrillation in heroin intoxication. Ann Intern Med.1969;71(5):951-959. doi: 10.7326/0003-4819-71-5-951

29. Leach M. Naloxone: a new therapeutic and diagnostic agent for emergency use. J Amer Coll Emerg Phys. 1973;2:21-23.

30. Sporer KA, Firestone J, Isaacs SM. Out-of-hospital treatment of opioid overdoses in an urban setting. Acad Emerg Med. 1996;3(7):660-667. doi: 10.1111/j.1553-2712.1996.tb03487.x

31. Robertson TM, Hendey GW, Stroh G, Shalit M. Intranasal naloxone is a viable alternative to intravenous naloxone for prehospital narcotic overdose. Prehosp Emerg Care.2009;13(4):512-515. doi: 10.1080/10903120903144866

32. Evans LE, Swainson CP, Roscoe P, Prescott LF. Treatment of drug overdosage with naloxone, a specific narcotic antagonist. Lancet.1973;1(7801):452-455. doi: 10.1016/s0140-6736(73)91879-5

33. Kelly AM, Kerr D, Dietze P, Patrick I, Walker T, Koutsogiannis Z. Randomised trial of intranasal versus intramuscular naloxone in prehospital treatment for suspected opioid overdose. Med J Aust. 2005;182(1):24-27.

34. Barton ED, Colwell CB, Wolfe T, et al. Efficacy of intranasal naloxone as a needleless alternative for treatment of opioid overdose in the prehospital setting. J Emerg Med. 2005;29(3):265-271. doi: 10.1016/j.jemermed.2005.03.007

35. Wolfe TR, Braude DA. Intranasal medication delivery for children: a brief review and update. Pediatrics.2010;126(3):532-537. doi: 10.1542/peds.2010-0616

36. Loimer N, Hofmann P, Chaudhry HR. Nasal administration of naloxone is as effective as the intravenous route in opiate addicts. Int J Addict. 1994;29(6):819-827. doi: 10.3109/10826089409047912

37. Doe-Simkins M, Walley AY, Epstein A, Moyer P. Saved by the nose: bystander-administered intranasal naloxone hydrochloride for opioid overdose. Am J Public Health. 2009;99(5):788-791. doi: 10.2105/AJPH.2008.146647

38. Wanger K, Brough L, Macmillan I, Goulding J, MacPhail I, Christenson JM. Intravenous vs subcutaneous naloxone for out-of-hospital management of presumed opioid overdose. Acad Emerg Med.1998;5(4):293-299. doi: 10.1111/j.1553-2712.1998.tb02707.x

39. Baumann BM, Patterson RA, Parone DA, et al. Use and efficacy of nebulized naloxone in patients with suspected opioid intoxication. Am J Emerg Med. 2013;31(3):585-588. doi: 10.1016/j.ajem.2012.10.004

40. Weber JM, Tataris KL, Hoffman JD, Aks SE, Mycyk MB. Can nebulized naloxone be used safely and effectively by emergency medical services for suspected opioid overdose? Prehosp Emerg Care.2012;16(2):289-292. doi: 10.3109/10903127.2011.640763

41. Greenberg MI, Roberts JR, Baskin SI. Endotracheal naloxone reversal of morphine-induced respiratory depression in rabbits. Ann Emerg Med.1980;9(6):289-292. doi: 10.1016/s0196-0644(80)80060-6

42. Peberdy MA, Gluck JA, Ornato JP, et al; for the American Heart Association Emergency Cardiovascular Care Committee; Council on Cardiopulmonary, Critical Care, Perioperative, and Resuscitation; Council on Cardiovascular Diseases in the Young; Council on Cardiovascular Surgery and Anesthesia; Council on Cardiovascular and Stroke Nursing; and Council on Clinical Cardiology Cardiopulmonary resuscitation in adults and children with mechanical circulatory support: a scientific statement from the American Heart Association. Circulation. 2017;135(24):e1115-e1134. doi: 10.1161/CIR.0000000000000504

43. Page-Rodriguez A, Gonzalez-Sanchez JA. Perimortem cesarean section of twin pregnancy: case report and review of the literature. Acad Emerg Med.1999;6(10):1072-1074. doi: 10.1111/j.1553-2712.1999.tb01199.x

44. Cardosi RJ, Porter KB. Cesarean delivery of twins during maternal cardiopulmonary arrest. Obstet Gynecol. 1998;92(4, pt 2):695-697. doi: 10.1016/s0029-7844(98)00127-6

45. Mendonca C, Griffiths J, Ateleanu B, Collis RE. Hypotension following combined spinal-epidural anaesthesia for Caesarean section: left lateral position vs. tilted supine position. Anaesthesia. 2003;58(5):428-431. doi: 10.1046/j.1365-2044.2003.03090.x

46. Rees SG, Thurlow JA, Gardner IC, Scrutton MJ, Kinsella SM. Maternal cardiovascular consequences of positioning after spinal anaesthesia for Caesarean section: left 15 degree table tilt vs. left lateral. Anaesthesia.2002;57(1):15-20. doi: 10.1046/j.1365-2044.2002.02325.x

47. Alahuhta S, Jouppila P. How to maintain uteroplacental perfusion during obstetric anaesthesia. Acta Anaesthesiol Scand Suppl. 1997;110:106-108.

48. Tamás P, Szilágyi A, Jeges S, et al. Effects of maternal central hemodynamics on fetal heart rate patterns. Acta Obstet Gynecol Scand. 2007;86(6):711-714. doi: 10.1080/00016340701252217

49. Abitbol MM. Supine position in labor and associated fetal heart rate changes. Obstet Gynecol.1985;65(4):481-486.

50. Tamilselvan P, Fernando R, Bray J, Sodhi M, Columb M. The effects of crystalloid and colloid preload on cardiac output in the parturient undergoing planned cesarean delivery under spinal anesthesia: a randomized trial. Anesth Analg. 2009;109(6):1916-1921. doi: 10.1213/ANE.0b013e3181bbfdf6

51. Lavonas EJ, Drennan IR, Gabrielli A, et al. Part 10: special circumstances of resuscitation: 2015 American Heart Association Guidelines Update for Cardiopulmonary Resuscitation and Emergency Cardiovascular Care. Circulation. 2015;132(18)(suppl 2):S501-518. doi: 10.1161/CIR.0000000000000264

52. Ueland K, Novy MJ, Peterson EN, Metcalfe J. Maternal cardiovascular dynamics, IV: the influence of gestational age on the maternal cardiovascular response to posture and exercise. Am J Obstet Gynecol. 1969;104(6):856-864.

53. Goodwin AP, Pearce AJ. The human wedge: a manoeuvre to relieve aortocaval compression during resuscitation in late pregnancy. Anaesthesia.1992;47(5):433-434. doi: 10.1111/j.1365-2044.1992.tb02228.x

54. Rees GA, Willis BA. Resuscitation in late pregnancy. Anaesthesia.1988;43(5):347-349. doi: 10.1111/j.1365-2044.1988.tb09009.x

55. Cyna AM, Andrew M, Emmett RS, Middleton P, Simmons SW. Techniques for preventing hypotension during spinal anaesthesia for caesarean section. Cochrane Database Syst Rev. 2006(4):CD002251. doi: 10.1002/14651858.CD002251.pub2

56. Benson MD, Padovano A, Bourjeily G, Zhou Y. Maternal collapse: challenging the four-minute rule. EBioMedicine. 2016;6:253-257. doi: 10.1016/j.ebiom.2016.02.042

57. Callaway CW, Schmicker R, Kampmeyer M, et al; and the Resuscitation Outcomes Consortium (ROC) Investigators. Receiving hospital characteristics associated with survival after out-of-hospital cardiac arrest. Resuscitation.2010;81(5):524-529. doi: 10.1016/j.resuscitation.2009.12.006

58. Carr BG, Kahn JM, Merchant RM, Kramer AA, Neumar RW. Inter-hospital variability in post-cardiac arrest mortality. Resuscitation.2009;80(1):30-34. doi: 10.1016/j.resuscitation.2008.09.001

59. Laurent I, Monchi M, Chiche JD, et al. Reversible myocardial dysfunction in survivors of out-of-hospital cardiac arrest. J Am Coll Cardiol. 2002;40(12):2110-2116.

60. Negovsky VA. The second step in resuscitation—the treatment of the 'post-resuscitation disease'. Resuscitation.1972;1(1):1-7.

61. Neumar RW, Nolan JP, Adrie C, et al. Post-cardiac arrest syndrome: epidemiology, pathophysiology, treatment, and prognostication: a consensus statement from the International Liaison Committee on Resuscitation (American Heart Association, Australian and New Zealand Council on Resuscitation, European Resuscitation Council, Heart and Stroke Foundation of Canada, InterAmerican Heart Foundation, Resuscitation Council of Asia, and the Resuscitation Council of Southern Africa); the American Heart Association Emergency Cardiovascular Care Committee; the Council on Cardiovascular Surgery and Anesthesia; the Council on Cardiopulmonary, Perioperative, and Critical Care; the Council on Clinical Cardiology; and the Stroke Council. Circulation. 2008;118(23):2452-2483. doi: 10.1161/CIRCULATIONAHA.108.190652

62. Safar P. Resuscitation from clinical death: pathophysiologic limits and therapeutic potentials. Crit Care Med.1988;16(10):923-941.

63. Skrifvars MB, Pettilä V, Rosenberg PH, Castrén M. A multiple logistic regression analysis of in-hospital factors related to survival at six months in patients resuscitated from out-of-hospital ventricular fibrillation. Resuscitation.2003;59(3):319-328.

64. Gaieski DF, Band RA, Abella BS, et al. Early goal-directed hemodynamic optimization combined with therapeutic hypothermia in comatose survivors of out-of-hospital cardiac arrest. Resuscitation.2009;80(4):418-424. doi: 10.1016/j.resuscitation.2008.12.015

65. Kirves H, Skrifvars MB, Vähäkuopus M, Ekström K, Martikainen M, Castren M. Adherence to resuscitation guidelines during prehospital care of cardiac arrest patients. Eur J Emerg Med. 2007;14(2):75-81. doi: 10.1097/MEJ.0b013e328013f88c

66. Sunde K, Pytte M, Jacobsen D, et al. Implementation of a standardised treatment protocol for post resuscitation care after out-of-hospital cardiac arrest. Resuscitation.2007;73(1):29-39. doi: 10.1016/j.resuscitation.2006.08.016

67. Laver S, Farrow C, Turner D, Nolan J. Mode of death after admission to an intensive care unit following cardiac arrest. Intensive Care Med. 2004;30(11):2126-2128. doi: 10.1007/s00134-004-2425-z

68. Anyfantakis ZA, Baron G, Aubry P, et al. Acute coronary angiographic findings in survivors of out-of-hospital cardiac arrest. Am Heart J. 2009;157(2):312-318. doi: 10.1016/j.ahj.2008.09.016

69. Spaulding CM, Joly LM, Rosenberg A, et al. Immediate coronary angiography in survivors of out-of-hospital cardiac arrest. N Engl J Med.1997;336(23):1629-1633. doi: 10.1056/NEJM199706053362302

70. Hypothermia after Cardiac Arrest Study Group. Mild therapeutic hypothermia to improve the neurologic outcome after cardiac arrest. N Engl J Med.2002;346(8):549-556. doi: 10.1056/NEJMoa012689

71. Bunch TJ, White RD, Gersh BJ, et al. Long-term outcomes of out-of-hospital cardiac arrest after successful early defibrillation. N Engl J Med.2003;348(26):2626-2633. doi: 10.1056/NEJMoa023053

72. Witten L, Gardner R, Holmberg MJ, et al. Reasons for death in patients successfully resuscitated from out-of-hospital and in-hospital cardiac arrest. Resuscitation.2019;136:93-99. doi: 10.1016/j.resuscitation.2019.01.031

73. Geocadin RG, Callaway CW, Fink EI, et al; for the American Heart Association Emergency Cardiovascular Care Committee. Standards for studies of neurological prognostication in comatose survivors of cardiac arrest: a scientific statement from the American Heart Association. Circulation. 2019;140(9):e517-e542. doi: 10.1161/CIR.0000000000000702

パート 3

# 付録

## テストチェックリストおよび学習ステーションチェックリスト

二次救命処置
# 成人に対する質の高いBLS スキルテストチェックリスト

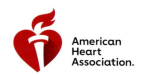

受講者名＿＿＿＿＿＿＿＿＿＿＿＿＿＿＿＿＿＿＿＿　テスト日＿＿＿＿＿＿＿＿＿＿＿＿＿＿＿＿＿

院内シナリオ：「病院，またはクリニックで働いているあなたは，廊下で突然，人が倒れるのを目撃した。そこで現場が安全であることを確認し，患者に近付きました。その次に何を行うかを実演してください」と言う。

病院搬送前のシナリオ：「あなたは心停止が疑われる傷病者のいる現場に到着しました。バイスタンダーによるCPRは実施されていません。現場に近付き，安全であることを確認しました。その次に何を行うかを実演してください」と言う。

### 評価と通報
- ☐ 反応を確認する
- ☐ 大声で助けを呼ぶ／救急対応システムに出動を要請する／AEDを持って来てもらう
- ☐ 呼吸を確認する
- ☐ 脈拍を確認する

「受講者が助けを呼んだら，インストラクターは「私がAEDを取ってきます」と言う。」

### 圧迫　　「正確に行うためには視聴覚的フィードバック装置が必要」
- ☐ 胸骨の下半分の位置に手を置く
- ☐ 胸骨圧迫を2分間続ける（100～120回/分）
- ☐ 少なくとも5 cm 圧迫する
- ☐ 胸壁が完全に元に戻るまで待つ（オプション，フィードバック装置を使用する場合はチェックを入れる）

「救助者2が「AEDを持ってきました。圧迫を替わりますから，あなたがAEDを使ってください」と言う。」

### AED（AEDの指示に従う）
- ☐ AEDの電源を入れる　☐ パッドを正しく装着する　☐ 解析のために傷病者から離れる
- ☐ 安全に電気ショックを実行できるように傷病者から離れる
- ☐ 安全に電気ショックを実行する　　☐ AEDの到着からショックを与えるまでの時間は45秒以内

### 胸骨圧迫を再開する
- ☐ 電気ショックの実施後，直ちに胸骨圧迫を再開する
- 胸骨圧迫を再開するよう受講者がインストラクターに指示を出す，または
- 2人目の受講者が胸骨圧迫を再開する

**テスト終了**

---

**インストラクター向けの注意事項**

- 受講者が正常に完了した手順に対応するボックスにチェックマークを記入する。
- 受講者がすべての手順を正常に完了できなかった場合（つまり，チェックマークのないボックスが残っている場合），その受講者は補習を受ける必要がある。補習を必要とするスキルについて，ここにメモしておくこと（補習については，インストラクターマニュアルを参照）。

| テスト結果　合格の場合は**合格**，補習が必要である場合は**要補習**を○で囲む： | 合格 | 要補習 |
|---|---|---|

インストラクターイニシャル＿＿＿＿＿＿　インストラクター番号＿＿＿＿＿＿＿＿＿＿　日付＿＿＿＿＿＿＿＿＿＿

© 2021 American Heart Association

# 気道管理スキルテストチェックリスト

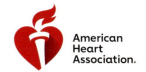

受講者名 _____　試験日 _____

| 重要な能力基準 | 正しく完了した場合はチェックを入れる |
|---|---|
| **BLS アセスメントと治療介入** | |
| 反応の有無をチェック<br>• 肩などを軽くたたき，「大丈夫ですか！」と大きな声で尋ねる | |
| 緊急対応システムに通報する<br>• 近くにいる人たちに助けを求め／救急対応システムの出動を要請し，AED を用意する<br>「または」<br>• 2 人目の救助者に，救急対応システムに出動を要請し，AED を用意するように指示する | |
| 呼吸を確認する<br>• 胸の動きを目で確認する（5〜10 秒間） | |
| 脈拍をチェックする（5〜10 秒間）<br>**呼吸と脈拍のチェックは同時に行うことができる**<br>脈拍があるかどうかに注意する。胸骨圧迫を開始したり，AED を始めないこと | |
| 口咽頭または鼻咽頭エアウェイを挿入する | |
| 酸素を投与する | |
| 効果的なバッグマスク換気を 1 分間行う<br>• 適切なテンポで換気を行う（6 秒ごとに 1 回）<br>• 適切なスピードで換気を行う（1 秒かけて）<br>• 適切な量で換気を行う（換気バッグの約半分） | |

**テスト終了**

---

**インストラクター向けの注意事項**
- 受講者が正常に完了した手順に対応するボックスにチェックマークを記入する。
- 受講者がすべての手順を正常に完了できなかった場合（つまり，チェックマークのないボックスが残っている場合），その受講者は補習を受ける必要がある。補習を必要とするスキルについて，ここにメモしておくこと（補習については，インストラクターマニュアルを参照）。

| **テスト結果**　**合格**の場合は合格，補習が必要である場合は**要補習**を〇で囲む： | **合格** | **要補習** |
|---|---|---|

インストラクターイニシャル _____　インストラクター番号 _____　日付 _____

© 2021 American Heart Association

# メガコードテストチェックリスト：シナリオ 1／3／8
## 徐脈 → 無脈性 VT → PEA → PCAC

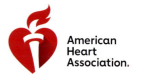

受講者名 _____  試験日 _____

| 重要な能力基準 | 正しく完了した場合はチェックを入れる |
|---|---|
| **チームリーダー** | |
| チームメンバーに役割を割り当てる | |
| 常に質の高い CPR が行われていることを確認する / 胸骨圧迫のテンポ 100〜120 回/分 ☐ / 胸骨圧迫の深さ ≧ 5 cm ☐ / 胸骨圧迫の割合 > 80 % ☐ / 胸郭の戻り（オプション）☐ / 換気（オプション）☐ | |
| チームメンバーが適切にコミュニケーションを取っていることを確認する | |
| **徐脈の管理** | |
| 必要に応じて酸素投与を開始し，モニターを装着して静脈路を確保する | |
| モニターリードを適切な位置に装着する | |
| 症候性徐脈だと認識する | |
| 適切な治療を実施する | |
| 二次治療の準備をする | |
| **無脈性 VT の管理** | |
| 無脈性 VT を認識する | |
| 心リズム解析前とショック施行前に患者から離れる | |
| ショック施行後，ただちに CPR を再開する | |
| 適切な気道管理を行う | |
| 投薬，心リズムのチェック／ショック，CPR を適切なサイクルで施行する | |
| 適切な薬物を適切な用量で投与する | |
| **PEA の管理** | |
| PEA を認識する | |
| PEA の治療可能な原因について口頭で説明する（H と T） | |
| 適切な薬物を適切な用量で投与する | |
| 心リズムのチェック後，ただちに CPR を再開する | |
| **心拍再開後の治療** | |
| ROSC を確認する | |
| 血圧測定と 12 誘導心電図を実施し，酸素飽和度を測定し，気管挿管と波形表示呼気 $CO_2$ モニターの必要性を口頭で説明し，臨床検査を指示する | |
| 目標を設定した体温管理を検討する | |

### テスト終了

| テスト結果　合格の場合は**合格**，補習が必要である場合は**要補習**を〇で囲む： | 合格 | 要補習 |
|---|---|---|

インストラクターイニシャル _____　インストラクター番号 _____　日付 _____

**学習ステーション習熟度**
☐ 徐脈　☐ 頻拍　☐ 心停止／心停止直後の治療　☐ メガコード実習

© 2021 American Heart Association

# メガコードテストチェックリスト：シナリオ 2／5
## 徐脈 → VF → 心静止 → PCAC

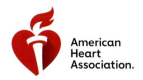

受講者名 _____　試験日 _____

| 重要な能力基準 | | | | | | 正しく完了した場合はチェックを入れる |
|---|---|---|---|---|---|---|
| **チームリーダー** | | | | | | |
| チームメンバーに役割を割り当てる | | | | | | |
| 常に質の高いCPRが行われていることを確認する | 胸骨圧迫のテンポ 100〜120回/分 ☐ | 胸骨圧迫の深さ ≧5 cm ☐ | 胸骨圧迫の割合 ＞80％ ☐ | 胸郭の戻り（オプション） ☐ | 換気（オプション） ☐ | |
| チームメンバーが適切にコミュニケーションを取っていることを確認する | | | | | | |
| **徐脈の管理** | | | | | | |
| 必要に応じて酸素投与を開始し，モニターを装着して静脈路を確保する | | | | | | |
| モニターリードを適切な位置に装着する | | | | | | |
| 症候性徐脈だと認識する | | | | | | |
| 適切な用量のアトロピンを投与する | | | | | | |
| 二次治療の準備をする | | | | | | |
| **VFの管理** | | | | | | |
| VFを認識する | | | | | | |
| 心リズム解析前とショック施行前に患者から離れる | | | | | | |
| ショック施行後，ただちにCPRを再開する | | | | | | |
| 適切な気道管理を行う | | | | | | |
| 投薬，心リズムのチェック／ショック，CPRを適切なサイクルで施行する | | | | | | |
| 適切な薬物を適切な用量で投与する | | | | | | |
| **心静止の管理** | | | | | | |
| 心静止を認識する | | | | | | |
| 心静止の治療可能な原因について口頭で説明する（HとT） | | | | | | |
| 適切な薬物を適切な用量で投与する | | | | | | |
| 心リズムのチェック後，ただちにCPRを再開する | | | | | | |
| **心拍再開後の治療** | | | | | | |
| ROSCを確認する | | | | | | |
| 血圧測定と12誘導心電図を実施し，酸素飽和度を測定し，気管挿管と波形表示呼気$CO_2$モニターの必要性を口頭で説明し，臨床検査を指示する | | | | | | |
| 目標を設定した体温管理を検討する | | | | | | |

### テスト終了

| テスト結果　合格の場合は**合格**，補習が必要である場合は**要補習**を○で囲む： | 合格 | 要補習 |
|---|---|---|
| インストラクターイニシャル _____　インストラクター番号 _____　日付 _____ | | |

**学習ステーション習熟度**
☐ 徐脈　☐ 頻拍　☐ 心停止／心停止直後の治療　☐ メガコード実習

© 2021 American Heart Association

# メガコードテストチェックリスト：シナリオ 4／7／10
# 頻拍 → VF → PEA → PCAC

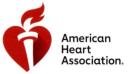

受講者名 _____　試験日 _____

| 重要な能力基準 | 正しく完了した場合はチェックを入れる |
|---|---|
| **チームリーダー** | |
| チームメンバーに役割を割り当てる | |
| つねに質の高いCPRが行われていることを確認する　胸骨圧迫のテンポ 100～120回/分 ☐　胸骨圧迫の深さ ≧5 cm ☐　胸骨圧迫の割合 ＞80％ ☐　胸郭の戻り（オプション）☐　換気（オプション）☐ | |
| チームメンバーが適切にコミュニケーションを取っていることを確認する | |
| **頻拍の管理** | |
| 必要に応じて酸素投与を開始し，モニターを装着して静脈路を確保する | |
| モニターリードを適切な位置に装着する | |
| 不安定だと認識する | |
| 頻拍を原因とする症状を認識する | |
| ただちに同期電気ショックを実施する | |
| **VFの管理** | |
| VFを認識する | |
| 心リズム解析前とショック施行前に患者から離れる | |
| ショック施行後，ただちにCPRを再開する | |
| 適切な気道管理を行う | |
| 投薬，心リズムのチェック／ショック，CPRを適切なサイクルで施行する | |
| 適切な薬物を適切な用量で投与する | |
| **PEAの管理** | |
| PEAを認識する | |
| PEAの治療可能な原因について口頭で説明する（HとT） | |
| 適切な薬物を適切な用量で投与する | |
| 心リズムのチェック後，ただちにCPRを再開する | |
| **心拍再開後の治療** | |
| ROSCを確認する | |
| 血圧測定と12誘導心電図を実施し，酸素飽和度を測定し，気管挿管と波形表示呼気$CO_2$モニターの必要性を口頭で説明し，臨床検査を指示する | |
| 目標を設定した体温管理を検討する | |

**テスト終了**

| **テスト結果**　合格の場合は**合格**，補習が必要である場合は**要補習**を○で囲む： | 合格 | 要補習 |
|---|---|---|

インストラクターイニシャル _____　インストラクター番号 _____　日付 _____

**学習ステーション習熟度**
☐ 徐脈　☐ 頻拍　☐ 心停止／心停止直後の治療　☐ メガコード実習

© 2021 American Heart Association

# メガコードテストチェックリスト：シナリオ 6／11
## 徐脈 → VF → PEA → PCAC

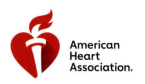

受講者名 _____　試験日 _____

| 重要な能力基準 | | | | | | 正しく完了した場合はチェックを入れる |
|---|---|---|---|---|---|---|
| **チームリーダー** | | | | | | |
| チームメンバーに役割を割り当てる | | | | | | |
| つねに質の高いCPRが行われていることを確認する | 胸骨圧迫のテンポ 100〜120 回/分 ☐ | 胸骨圧迫の深さ ≧ 5 cm ☐ | 胸骨圧迫の割合 > 80 % ☐ | 胸郭の戻り（オプション）☐ | 換気（オプション）☐ | |
| チームメンバーが適切にコミュニケーションを取っていることを確認する | | | | | | |
| **徐脈の管理** | | | | | | |
| 必要に応じて酸素投与を開始し，モニターを装着して静脈路を確保する | | | | | | |
| モニターリードを適切な位置に装着する | | | | | | |
| 症候性徐脈だと認識する | | | | | | |
| 適切な用量のアトロピンを投与する | | | | | | |
| 二次治療の準備をする | | | | | | |
| **VF の管理** | | | | | | |
| VF を認識する | | | | | | |
| 心リズム解析前とショック施行前に患者から離れる | | | | | | |
| ショック施行後，ただちに CPR を再開する | | | | | | |
| 適切な気道管理を行う | | | | | | |
| 投薬，心リズムのチェック／ショック，CPR を適切なサイクルで施行する | | | | | | |
| 適切な薬物を適切な用量で投与する | | | | | | |
| **PEA の管理** | | | | | | |
| PEA を認識する | | | | | | |
| PEA の治療可能な原因について口頭で説明する（H と T） | | | | | | |
| 適切な薬物を適切な用量で投与する | | | | | | |
| 心リズムのチェック後，ただちに CPR を再開する | | | | | | |
| **心拍再開後の治療** | | | | | | |
| ROSC を確認する | | | | | | |
| 血圧測定と 12 誘導心電図を実施し，酸素飽和度を測定し，気管挿管と波形表示呼気 $CO_2$ モニターの必要性を口頭で説明し，臨床検査を指示する | | | | | | |
| 目標を設定した体温管理を検討する | | | | | | |

### テスト終了

| テスト結果　合格の場合は**合格**，補習が必要である場合は**要補習**を〇で囲む： | 合格 | 要補習 |
|---|---|---|

インストラクターイニシャル _____　インストラクター番号 _____　日付 _____

**学習ステーション習熟度**
☐ 徐脈　☐ 頻拍　☐ 心停止／心停止直後の治療　☐ メガコード実習

© 2021 American Heart Association

# メガコードテストチェックリスト：シナリオ 9
## 頻拍 → PEA → VF → PCAC

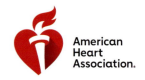

受講者名 _____  試験日 _____

| 重要な能力基準 | | | | | | 正しく完了した場合はチェックを入れる |
|---|---|---|---|---|---|---|
| **チームリーダー** | | | | | | |
| チームメンバーに役割を割り当てる | | | | | | |
| 常に質の高い CPR が行われていることを確認する | 胸骨圧迫のテンポ 100〜120 回/分 ☐ | 胸骨圧迫の深さ ≧ 5 cm ☐ | 胸骨圧迫の割合 > 80 % ☐ | 胸郭の戻り（オプション）☐ | 換気（オプション）☐ | |
| チームメンバーが適切にコミュニケーションを取っていることを確認する | | | | | | |
| **頻拍の管理** | | | | | | |
| 必要に応じて酸素投与を開始し，モニターを装着して静脈路を確保する | | | | | | |
| モニターリードを適切な位置に装着する | | | | | | |
| 頻拍を認識する（特定診断） | | | | | | |
| 頻拍を原因とする症状がないことを認識する | | | | | | |
| 適切な初回の薬物療法を検討する | | | | | | |
| **PEA の管理** | | | | | | |
| PEA を認識する | | | | | | |
| PEA の治療可能な原因について口頭で説明する（H と T） | | | | | | |
| 適切な薬物を適切な用量で投与する | | | | | | |
| 心リズムと脈拍のチェック後，ただちに CPR を再開する | | | | | | |
| **VF の管理** | | | | | | |
| VF を認識する | | | | | | |
| 心リズム解析前とショック施行前に患者から離れる | | | | | | |
| ショック施行後，ただちに CPR を再開する | | | | | | |
| 適切な気道管理を行う | | | | | | |
| 投薬，心リズムのチェック／ショック，CPR を適切なサイクルで施行する | | | | | | |
| 適切な薬物を適切な用量で投与する | | | | | | |
| **心拍再開後の治療** | | | | | | |
| ROSC を確認する | | | | | | |
| 血圧測定と 12 誘導心電図を実施し，酸素飽和度を測定し，気管挿管と波形表示呼気 $CO_2$ モニターの必要性を口頭で説明し，臨床検査を指示する | | | | | | |
| 目標を設定した体温管理を検討する | | | | | | |

### テスト終了

| テスト結果　合格の場合は**合格**，補習が必要である場合は**要補習**を○で囲む： | 合格 | 要補習 |
|---|---|---|

インストラクターイニシャル _____　インストラクター番号 _____　日付 _____

**学習ステーション習熟度**
☐ 徐脈　☐ 頻拍　☐ 心停止／心停止直後の治療　☐ メガコード実習

© 2021 American Heart Association

# メガコードテストチェックリスト：シナリオ 12
## 徐脈 → VF → 心静止／PEA → PCAC

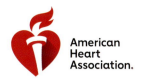

受講者名 _____   試験日 _____

| 重要な能力基準 | 正しく完了した場合はチェックを入れる |
|---|---|
| **チームリーダー** | |
| チームメンバーに役割を割り当てる | |
| 常に質の高い CPR が行われていることを確認する　胸骨圧迫のテンポ 100〜120 回/分 ☐　　胸骨圧迫の深さ ≧ 5 cm ☐　　胸骨圧迫の割合 > 80 % ☐　　胸郭の戻り（オプション）☐　　換気（オプション）☐ | |
| チームメンバーが適切にコミュニケーションを取っていることを確認する | |
| **徐脈の管理** | |
| 必要に応じて酸素投与を開始し，モニターを装着して静脈路を確保する | |
| モニターリードを適切な位置に装着する | |
| 症候性徐脈だと認識する | |
| 適切な用量のアトロピンを投与する | |
| 二次治療の準備をする | |
| **VF の管理** | |
| VF を認識する | |
| 心リズム解析前とショック施行前に患者から離れる | |
| ショック施行後，ただちに CPR を再開する | |
| 適切な気道管理を行う | |
| 投薬，心リズムのチェック／ショック，CPR を適切なサイクルで施行する | |
| 適切な薬物を適切な用量で投与する | |
| **心静止と PEA の管理** | |
| 心静止と PEA を認識する | |
| 心静止と PEA の治療可能な原因について口頭で説明する（H と T） | |
| 適切な薬物を適切な用量で投与する | |
| 心リズムのチェック後，ただちに CPR を再開する | |
| **心拍再開後の治療** | |
| ROSC を確認する | |
| 血圧測定と 12 誘導心電図を実施し，酸素飽和度を測定し，気管挿管と波形表示呼気 $CO_2$ モニターの必要性を口頭で説明し，臨床検査を指示する | |
| 目標を設定した体温管理を検討する | |

### テスト終了

| テスト結果　合格の場合は**合格**，補習が必要である場合は**要補習**を○で囲む： | 合格 | 要補習 |
|---|---|---|

インストラクターイニシャル _____　インストラクター番号 _____　日付 _____

**学習ステーション習熟度**
☐ 徐脈　☐ 頻拍　☐ 心停止／心停止直後の治療　☐ メガコード実習

© 2021 American Heart Association

# 成人の心停止の学習ステーションチェックリスト（VF／無脈性 VT）

## 成人の心停止アルゴリズム（VF／無脈性 VT）

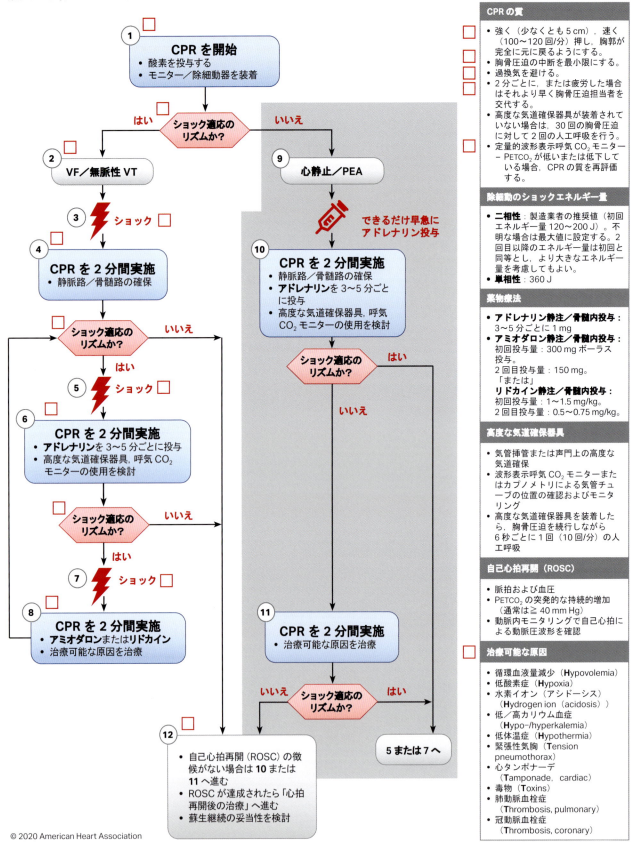

© 2020 American Heart Association

# 成人の心停止の学習ステーションチェックリスト（心静止／PEA）

## 成人の心停止アルゴリズム（心静止／PEA）

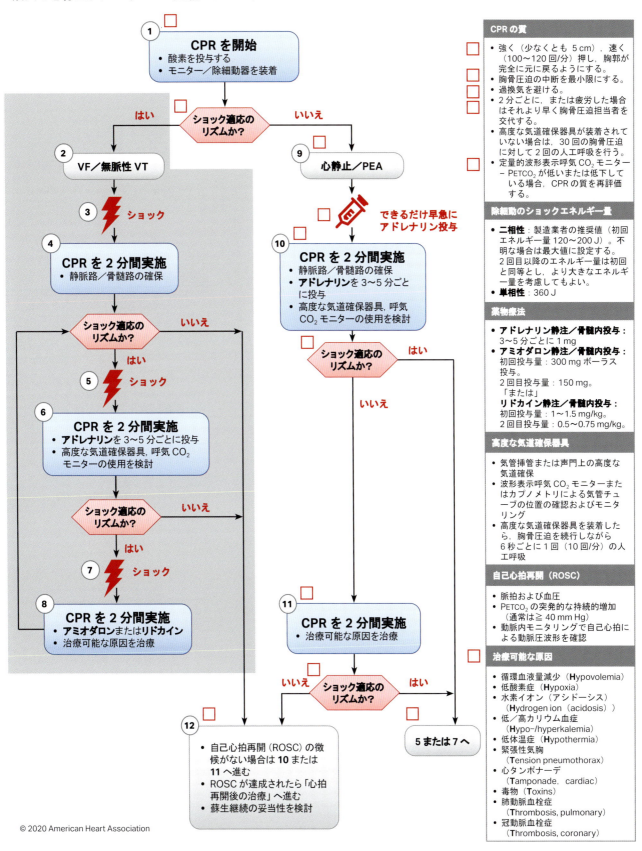

© 2020 American Heart Association

# 成人の徐脈の学習ステーションチェックリスト

**成人の徐脈アルゴリズム**

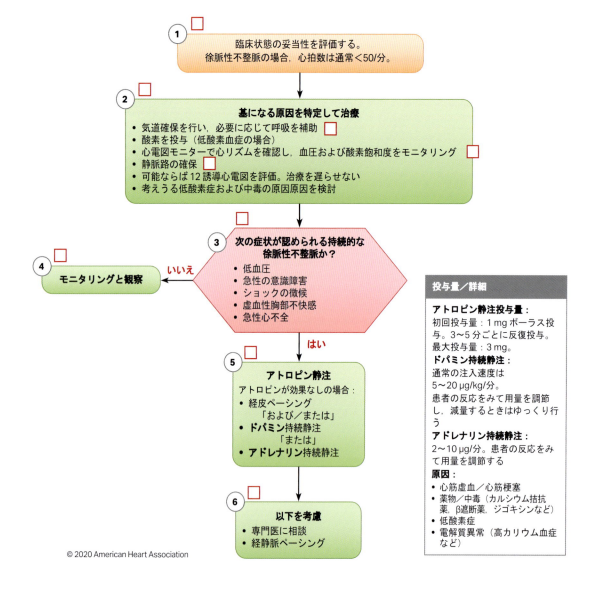

# 成人の脈拍のある頻拍の学習ステーションチェックリスト

## 成人の脈拍のある頻拍アルゴリズム

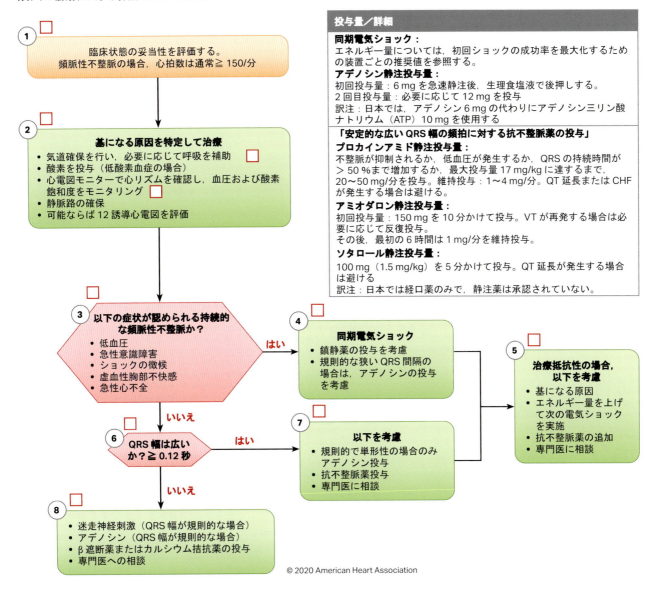

# 成人の心拍再開後の治療の学習ステーションチェックリスト

## 成人の心拍再開後の治療アルゴリズム

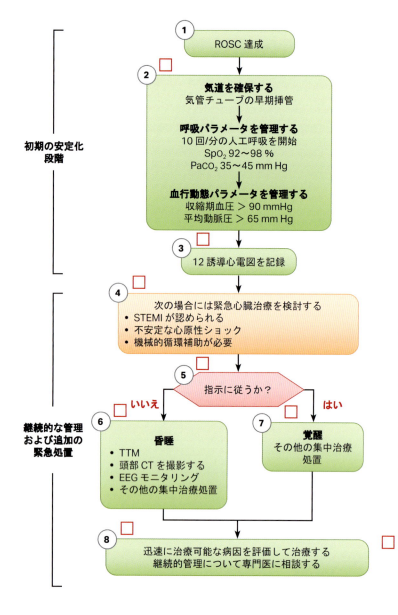

# 成人の心停止の学習ステーションチェックリスト（VF／無脈性 VT／心静止／PEA）

## 成人の心停止アルゴリズム（VF／無脈性VT／心静止／PEA）

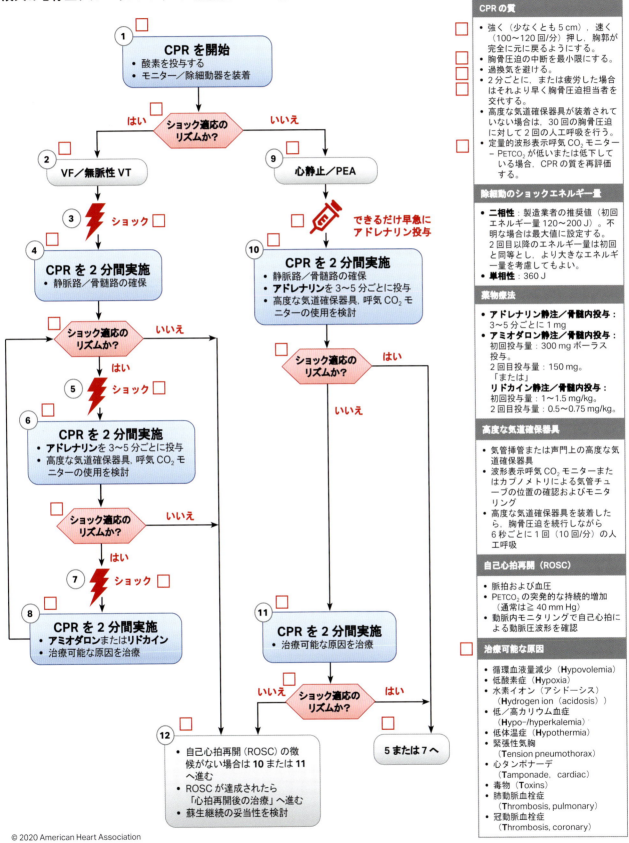

© 2020 American Heart Association

# 妊娠中の院内での心停止の ACLS 学習ステーションチェックリスト

## 妊娠中の院内での心停止 ACLS アルゴリズム

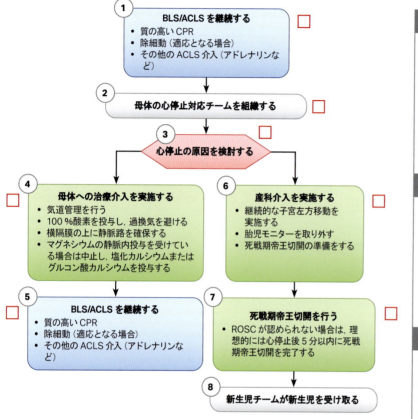

# 成人の心室補助装置の学習ステーションチェックリスト

## 成人の心室補助人工心臓アルゴリズム

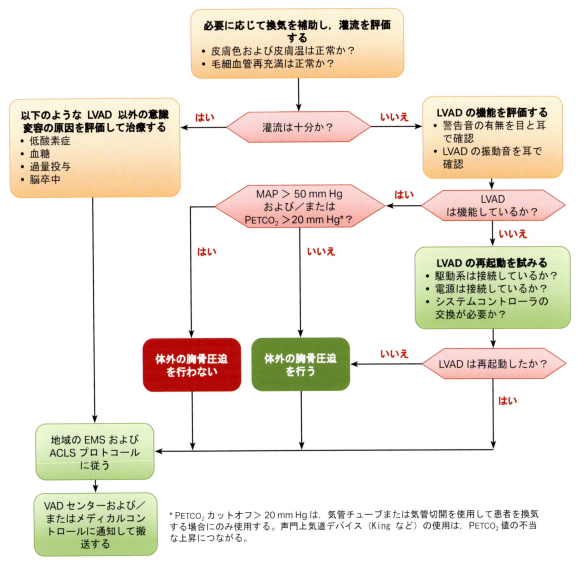

# ACLS Pharmacology（ACLS 薬理）の要約表

この表は，ACLS で使用される一般的な薬物に関する情報を示している。

| 薬剤 | 適応 | 注意事項と禁忌 | 成人投与量 |
|---|---|---|---|
| **アデノシン**<br><br>訳注 1：日本では SVT への使用は承認されていないため，アデノシン三リン酸ナトリウム（ATP）が使用されることが多い。ただし，ATP の SVT に対する使用も日本では保険適用外である（2016 年 8 月現在）。 | • ほとんどの形態の安定した狭い QRS 幅の上室性頻拍（SVT）に対する第一選択薬。房室結節，洞結節を含むリエントリーを原因とする SVT を停止させるのに有効<br>• 電気ショックの準備をしているあいだに，不安定な狭い QRS 幅のリエントリー性頻拍に対して考慮してもよい。<br>• リエントリー性 SVT と推定される，または以前にリエントリー性 SVT と確診された，規則的な単形性の広い QRS 幅の頻拍。<br>• 心房細動，心房粗動，VT を停止させることはない。<br>• 診断に用いる：安定した狭い QRS 幅の SVT を鑑別する。 | • 毒物／薬物起因性の頻拍，2 度または 3 度の房室ブロックには禁忌<br>• 一過性の副作用として，顔面紅潮，胸痛，絞扼感，短時間の心静止または徐脈，心室性期外収縮などがある<br>• テオフィリンまたはカフェイン服用患者では，効果が出にくい（高用量が必要となる可能性がある）<br>• ジピリダモールまたはカルバマゼピンを投与されている患者，心臓移植患者，あるいは中心静脈路に投与する場合では，初回投与量を 3 mg まで減らす<br>• 不規則な多形性の広い QRS 幅の頻拍や VT に対して投与すると，低血圧などの状態悪化を引き起こすおそれがある<br>• 一過性の洞性徐脈と心室性期外収縮が SVT の停止後にしばしば出現する<br>• 妊婦に投与しても安全かつ有効 | **急速ボーラス注射静注**<br>• 投薬前に患者を緩やかな（頸部挙上）逆トレンデレンブルグ体位にする<br>• まず 6 mg を 1〜3 秒かけて急速にボーラス投与する。次に生理食塩液 20 mL をボーラス投与し，投与肢を挙上する<br>• 必要に応じて，1〜2 分後に 2 回目の投与（12 mg）を行うことができる<br>**静注方法**<br>• 投与中は心電図を記録する<br>• アデノシンと静注用生理食塩液を別々のシリンジに吸わせて用意する。2 つのシリンジを患者に最も近い同じ三方活栓，または直接隣接する三方活栓に取り付ける。アデノシンを患者に近い側にする。三方活栓より上流の点滴ラインをクランプする<br>• アデノシンを可能な限り急速に静注投与する（1〜3 秒）。<br>• アデノシン注入後は，アデノシン静注プランジャーへの圧を維持したまま，生理食塩液を可能な限り急速に投与する。<br>• 点滴ラインのクランプを解除する。 |
| **アミオダロン**<br><br>訳注 2：日本では，ニフェカラントも用いられる。生命に危険のある VT/VF で他の抗不整脈薬が無効か使用できない場合，成人には 1 回 0.3 mg/kg を単回静注する。単回静注が有効で効果の維持を期待する場合には，0.4 mg/kg/時間を等速度で心電図の連続監視下に維持静注する。 | 投与する場合は副作用に十分考慮する必要があるため，致死的不整脈患者に適切なモニタリング下で投与する場合適応となる。<br>• 電気ショック，CPR，血管収縮薬に反応しない VF／無脈性 VT<br>• 再発性の血行動態が不安定な VT。<br>専門医に相談のうえ，一部の心房不整脈および心室不整脈に投与してもよい。<br>**注意：多数の複雑な薬物相互作用** | • 急速注入すると低血圧を引き起こすおそれがある<br>• 臨床試験では，複数回投与する場合，累積投与量が 24 時間で ＞ 2.2 g になると著しい低血圧を生じることが報告されている<br>• QT 時間を延長させる他剤（プロカインアミドなど）と併用しない<br>• 体外への排泄は非常に遅い（半減期は 40 日に及ぶ） | **CPR，ショック，および血管収縮薬に反応しない VF／無脈性 VT 心停止**<br>• 初回投与量：300 mg を急速静注／骨髄内投与<br>• 2 回目投与量（必要な場合）：150 mg を急速静注／骨髄内投与<br>**致死的不整脈**<br>**最大累積投与量：**2.2 g を 24 時間かけて静注。以下のように投与する。<br>• **急速注入**：最初に 150 mg を 10 分かけて静注（15 mg/分）。必要に応じて 10 分ごとに 150 mg の急速静注を繰り返してもよい<br>• **緩徐投与**：360 mg を 6 時間かけて静注（1 mg/分）<br>• **維持投与**：540 mg を 18 時間かけて静注（0.5 mg/分） |

（続き）

| 薬剤 | 適応 | 注意事項と禁忌 | 成人投与量 |
|---|---|---|---|
| **アトロピン**<br>経気管チューブ投与可 | • 症候性洞性徐脈では第一選択薬である<br>• 房室結節ブロックが存在する場合，有益となることがある。**II 型 2 度または 3 度房室ブロック，もしくはブロック部位が非結節組織である場合は効果的である可能性が低い**<br>• PEA または心静止中のルーチン使用は，治療的な有益性が見込まれない<br>• 有機リン（神経ガスなど）中毒：超大量の投与が必要となる場合もある | • 心筋虚血と低酸素症の存在下では慎重に投与する。心筋酸素需要量を増加させる<br>• 低体温による徐脈に対しては効果がある可能性が低い<br>• 房室結節より下位での（II 型）房室ブロック，および新規の広い QRS 幅の 3 度房室ブロックに対しては効果がある可能性が低い（これらの患者では逆に徐脈を助長することがある。ペーシング，あるいはカテコラミン投与を準備する）<br>• 心臓移植患者には投与しないこと | **徐脈（ACS の有無にかかわらず）**<br>• 必要に応じて 1 mg を静注。総投与量が 0.04 mg/kg（合計 3 mg）を超えないように 3〜5 分ごとに反復投与する<br>**有機リン中毒**<br>超大量の投与（≧ 2〜4 mg）が必要となる場合もある |
| **ドパミン**<br>持続静注 | • （アトロピン投与後の）症候性徐脈に対する第二選択薬<br>• ショックの自他覚症状を伴う低血圧（収縮期血圧 ≦ 70〜100 mm Hg）に使用する | • ドパミン投与開始前に，循環血液増量薬で循環血液量減少を是正する。<br>• CHF を伴う心原性ショックには慎重に投与する。<br>• 頻脈性不整脈や過度の血管収縮の原因となることがある。<br>• 炭酸水素ナトリウムと混合しない。 | **静注投与**<br>通常の注入速度は 5〜20 µg/kg/分。<br>患者の反応をみて用量を調節し，減量するときはゆっくり行う。 |
| **アドレナリン**<br>（Adrenaline, Epinephrine）<br>経気管チューブ投与可<br>使用可能な濃度：<br>1：10 000 および<br>1：1000<br>訳注：日本では<br>0.1%（1mg/mL） | • **心停止**：VF, 無脈性 VT, 心静止, PEA<br>• **症候性徐脈**：アトロピンの投与後に，ドパミンの代替薬として考慮できる<br>• **重度の低血圧**：ペーシングおよびアトロピンで効果が得られない場合，徐脈を伴う低血圧，またはホスホジエステラーゼ阻害薬による低血圧に対して使用できる<br>• **アナフィラキシー, 重度のアレルギー反応**：大量輸液，副腎皮質ステロイド薬，抗ヒスタミン薬と併用 | • 血圧上昇と心拍数増加が心筋虚血，狭心症，および心筋酸素需要量の増大を引き起こすことがある<br>• 高用量投与は生存率や神経学的予後を改善せず，蘇生後の心筋機能不全の一因となることがある。<br>• 毒物／薬物起因性のショックに対しては，高用量が必要となる「ことがある」 | **心停止**<br>• **静注／骨髄内投与**：蘇生時は 1 mg（10,000 倍希釈液 10 mL）を 3〜5 分ごとに投与する。毎回の投与後に 20 mL の生理食塩液で後押しし，投与後 10〜20 秒間腕を挙上する<br>• **高用量**：特殊な適応（β 遮断薬またはカルシウム拮抗薬の過量投与）に対しては，高用量（0.2 mg/kg まで）を使用してもよい<br>• **持続注入**：初期の注入速度：0.1〜0.5 µg/kg/分（体重 70 kg の患者：7〜35 µg/分）とする。患者の反応をみて用量を調節する<br>• **気管内投与**：10 mL の生理食塩液に 2〜2.5 mg を希釈して投与する<br>**重度の徐脈, 低血圧**<br>2〜10 µg/分で注入。患者の反応をみて用量を調節する |

（続き）

| 薬剤 | 適応 | 注意事項と禁忌 | 成人投与量 |
|---|---|---|---|
| リドカイン<br>経気管チューブ投与可 | • VF／無脈性 VT による心停止においては，アミオダロンの代替薬となる<br>• 心室機能が保持された，安定した単形性 VT<br>• 虚血が治療され，電解質バランスが是正されている状態で，ベースラインのQT時間が正常で，左室機能が保持されている安定した多形性 VT<br>• Torsades de pointes が疑われる場合，ベースラインのQT時間延長を呈する安定した多形性 VT に使用できる | • 禁忌：AMIでの予防的使用は禁忌である<br>• 肝機能障害，左室機能不全がある患者では維持量を減量する（負荷用量は変更しない）<br>• 中毒の徴候が出たらただちに投与を中止する | **VF／無脈性 VT による心停止**<br>• 初回エネルギー量：1〜1.5 mg/kg を静注／骨髄内投与<br>• 治療不応性 VF に対してはさらに 0.5〜0.75 mg/kg を急速静注してもよい。5〜10 分ごとに反復投与する。最大 3 回投与または総投与量は 3 mg/kg<br>**血行動態の保たれた不整脈**<br>安定した VT, 分類されない広い QRS 幅の頻拍，心室性期外収縮の頻発に対して以下のように使用する：<br>• 0.5〜0.75 mg/kg から 1〜1.5 mg/kg まで投与してもよい<br>• 0.5〜0.75 mg/kg を 5〜10 分ごとに反復投与する。最大総投与量：3 mg/kg<br>**維持投与**<br>1〜4 mg/分<br>（30〜50 μg/kg/分） |
| 硫酸マグネシウム | • Torsades de pointes の場合または低マグネシウム血症が疑われる場合に限り，心停止に対する使用が勧められる。<br>• ジギタリス中毒による致死的な心室不整脈。<br>• AMI で入院中の患者へのルーチンの投与は推奨されない | • 急速投与により血圧が低下することがある。<br>• 腎不全がある場合には慎重に投与する | **心停止（低マグネシウム血症または torsades de pointes が原因）**<br>1〜2 g（50％溶液では 2〜4 mL を 5％ブドウ糖液または生理食塩水 10 mL に溶かして静注／骨髄内投与）<br>**脈拍のある torsades de pointes または低マグネシウム血症を伴った AMI**<br>• 負荷用量として，1〜2 g を 5％ブドウ糖液または生理食塩水 50〜100 mL に加えて，5〜60 分かけて静注<br>• その後は 0.5〜1 g/時で静注（torsades de pointes をコントロールするよう用量を調節する） |

# サイエンス要約表

この表は，2015年と2020年のトピックを比較して，二次救命処置のサイエンスにおいて今までと違う点，新しい点のクイックリファレンスを示している。

| ACLSのトピック | 2015 | 2020 |
|---|---|---|
| 換気 | ・呼吸停止では，バッグマスク器具を使用し，5〜6秒ごとに人工呼吸1回<br>・換気では，高度な気道管理を行いながら，6秒ごとに人工呼吸1回 | ・呼吸停止では高度な気道管理の有無に関係なく，心停止では高度な気道管理を行いながら，6秒ごとに人工呼吸1回（地域や施設のプロトコルで心停止について継続的な胸骨圧迫と非同期換気が示されている場合は，バッグマスク器具を使用してこの速度を実現する） |
| 徐脈 | ・アトロピン投与量：0.5 mg<br>・ドパミン投与量：2〜20 µg/kg/分<br>・アトロピンは，すべての徐脈に対し，第一選択薬である | ・アトロピン投与量：1 mg<br>・ドパミン投与量：5〜20 µg/kg/分<br>・心臓移植患者を除き，すべての徐脈患者に対し，アトロピンを第一選択薬として投与する。心臓移植患者に対しては，ペーシングおよび/またはドパミンもしくはアドレナリンを使用する |
| 頻拍 | ・同期電気ショックの推奨される初回エネルギー量：<br>　– 狭いQRS幅，規則的なリズム：50〜100 J<br>　– 狭いQRS幅，不規則なリズム：120〜200 J<br>　– 広いQRS幅，規則的なリズム：100 J<br>・広いQRS幅，不規則なリズム：除細動エネルギー量（非同期） | ・初回電気ショックの成功を最大限に高めるために個々の装置で推奨されるエネルギー量に従う<br>・広いQRS幅，不規則なリズム：除細動エネルギー量（非同期） |
| 心拍再開後の治療 | ・酸素飽和度を≧94％に調節する | ・酸素飽和度を92〜98％に調節する |
| 成人の救命の連鎖 | ・両方の連鎖（IHCAとOHCA）を構成する5つの鎖 | ・両方の連鎖（IHCAとOHCA）を構成する6つの鎖：両方の連鎖の最後にリカバリーの鎖を追加 |
| 静脈路／骨髄路の確保 | ・静脈路の確保と骨髄路の確保は同等である | ・静脈路を確保できない（次に骨髄路の確保に進んでよい）場合を除き，骨髄路の確保よりも静脈路の確保が優先される |

| ACLSのトピック | 2020 |
|---|---|
| 心停止 | ・3〜5分ごと，または中間点として4分ごとに（つまり，2分おきに心リズムチェック），アドレナリン1 mg<br>・アミオダロンとリドカインは同等の治療効果がある（どちらを使用してもよい）<br>・母体の心停止の情報およびアルゴリズムを追加（院内）<br>・心室補助人工心臓の情報（VAD：LVADとRVAD）およびアルゴリズムを追加<br>・新しい予後予測の図および情報を追加<br>・波形表示呼気$CO_2$モニターとバッグマスク器具の併用を推奨 |
| 脳卒中 | ・脳卒中アルゴリズムを改訂<br>・EMS搬送先に関する新しい脳卒中トリアージアルゴリズム<br>・すべての医療従事者について大規模な血管閉塞（LVO）に重点を置く<br>・血管内療法：治療時間は最大24時間（以前は最大6時間）<br>・時間基準と適応基準が満たされた場合，アルテプラーゼと血管内療法の両方を投与／実施<br>・EMSに，救急部を迂回して画像検査室（CT/MRI）に直接行ってもらうことを検討する。初期評価をそこで実施して時間を節約できる<br>・酸素飽和度を＞94％に調節する |

## 用語集

この表では，ACLS で使用されるいくつかの一般的な用語が定義されている。

| E | |
|---|---|
| ECG（Electrocardiogram） | 心電図 |

| い | |
|---|---|
| 一次救命処置（Basic Life Support，BLS） | 心肺蘇生および緊急心血管治療による心停止傷病者の救急治療 |
| 遺伝子組み換え組織プラスミノゲンアクチベータ（Recombinant Tissue Plasminogen Activator，rtPA） | 血管壁の細胞によって自然に産生される血栓溶解物質 |

| か | |
|---|---|
| 冠動脈血栓症（Coronary thrombosis） | 血栓による心臓の冠動脈の閉塞 |

| き | |
|---|---|
| 気管挿管（Endotracheal (ET) intubation） | 気道の維持のため，チューブを鼻または口から気管に通すこと |
| 急性（Acute） | 突然発症し，病状の進行が速いこと |
| 急性冠症候群（Coronary syndrome） | 急性心筋虚血に併発する一連の臨床症状。「冠動脈疾患（coronary heart disease）」とも呼ばれる |
| 急性心筋梗塞（Acute Myocardial Infarction，AMI） | 冠動脈の閉塞による心筋組織壊死の早期の危機的段階 |
| 緊張性気胸（Tension pneumothorax） | 胸壁の創傷を原因とする気胸で，創部が弁として機能してしまい胸腔内に空気を進入させるが，排出することができない |

| け | |
|---|---|
| 軽度の低体温症（Mild hypothermia） | 患者の深部体温が 34〜36°C の状態 |
| 血栓（Thrombus） | 血管内で形成される血塊 |

| こ | |
|---|---|
| 口咽頭エアウェイ（Oropharyngeal airway） | 口と咽頭との間に自由な空気の通路を確保するために使用するチューブ |
| 高カリウム血症（Hyperkalemia） | 血液中のカリウム濃度が非常に高い状態。「カリウム過剰血症（Hyperpotassemia）」と呼ばれる場合もある |
| 呼気 $CO_2$ モニター（Capnography） | 赤外線分光法による気道の $CO_2$ 濃度の測定およびグラフィック表示を行う装置 |
| 骨髄内（Intraosseous，IO） | 骨髄内（投与） |
| コンビチューブ（食道気管チューブ）（Esophageal-tracheal tube） | 中咽頭および食道から中咽頭を封鎖する空気注入式バルーンカフ付きの二管式チューブで，気道管理のために使用される |

## し

|  |  |
|---|---|
| 失神（Syncope） | 短時間，意識を失うこと。原因は脳内の一時的な酸素不足 |
| 自動体外式除細動器（Automated External Defibrillator，AED） | 電気的除細動を心電図の自動解析で施行可能な携帯型装置 |
| 重度の低体温症（Severe hypothermia） | 患者の深部体温が＜30°Cの状態 |
| 循環（Perfusion） | 体の特定の臓器または部位（心臓など）に液体（血液など）を通すこと |
| 循環血液量減少（Hypovolemia） | 循環血液量が低下した状態 |
| 静脈内（Intravenous，IV） | 静脈内（投与） |
| 徐脈（Bradycardia） | 生理的または病的な遅い心拍 |
| 心室細動（Ventricular Fibrillation，VF） | 心室の収縮が協調性を失い，小刻みに震えること |
| 心室頻拍（Ventricular Tachycardia，VT） | 心臓のいずれかの心室から発生する高速な心拍 |
| 心静止（Asystole） | 心臓の電気的活動および機械的活動がない状態 |
| （心）タンポナーデ（Tamponade（cardiac）） | 心臓と心膜の間に液体が貯留したために発生した状態で，心臓に過剰な圧力がかかる。これにより，心臓が十分な量の血液を送出する能力が損なわれる |
| 心停止（Cardiac arrest） | 一時的または永続的な心拍の停止 |
| 心肺蘇生（Cardiopulmonary Resuscitation，CPR） | 救命処置の基本的な緊急手順で，主に手動による胸骨圧迫と複数回の人工呼吸で構成される |
| 心房細動（Atrial fibrillation） | 心房細動では，心房が無秩序に「振動」し，心室の拍動が不規則になる |
| 心房粗動（Atrial flutter） | 心房興奮の異常による，急速で規則的な心房収縮 |

## す

|  |  |
|---|---|
| 水素イオン（アシドーシス）（Hydrogen ion（acidosis）） | 血液および体組織における酸と水素イオン（アシドーシス）の蓄積，またはアルカリ予備量（重炭酸塩含有量）の消耗のことで，pHを低下させる |

## せ

|  |  |
|---|---|
| 声門上（Supraglottic） | 声門の上にある，または声門の上で起きる |

## ち

|  |  |
|---|---|
| 中等度の低体温症（Moderate hypothermia） | 患者の深部体温が30～34°Cの状態 |

## て

|  |  |
|---|---|
| 低カリウム血症（Hypokalemia） | 血液中のカリウムイオン濃度が非常に低い状態。「低カリウム血症（Hypopotassemia）」と呼ばれる場合もある |
| 低血糖（Hypoglycemia） | 血液中のグルコース濃度が非常に低い状態 |
| 低酸素症（Hypoxia） | 体の組織に届く酸素の不足 |
| 低体温症（Hypothermia） | 患者の深部体温が＜36°Cの状態 |

## と

| 同期電気ショック（Synchronized cardioversion） | センサーを使用して，QRS 波のピークと同期した電気ショックを与えること |
|---|---|
| 洞調律（Sinus rhythm） | 洞結節からのインパルスによって生じる心臓のリズム |

## に

| 二次救命処置（Advanced Cardiovascular Life Support，ACLS） | BLS での CPR に続いて，薬物投与，静脈内輸液などが行われる緊急の医療処置 |
|---|---|

## は

| 肺水腫（Pulmonary edema） | 肺に液体が蓄積している状態 |
|---|---|

## ひ

| 鼻咽頭（Nasopharyngeal） | 鼻と咽頭に関係する部分 |
|---|---|
| 非同期電気ショック（Unsynchronized shock） | オペレータが［ショック］ボタンを押すと直ちに放電される電気ショック。そのため，心周期のどの段階でもショックが与えられる可能性がある |
| 頻拍（Tachycardia） | 心拍数の増加，通常 ≧ 100/分 |

## ほ

| 房室（AV）ブロック（Atrioventricular（AV）block） | 心臓を鼓動させる電気的刺激の伝導に発生する房室結節での遅延 |
|---|---|

## む

| 無脈性電気活動（Pulseless Electrical Activity，PEA） | 実質的に機械的な機能が失われた状態での心臓の継続的な電気的周期性 |
|---|---|

## よ

| 予防（Prophylaxis） | 疾患の防止または疾患からの保護 |
|---|---|

# 索引

1 回換気量
　　注意，101
2 度房室ブロック，66
ABC，35
ACLS 一次アセスメント，15，20-21，190
　　拡張された体系的なアプローチ，16
　　呼吸停止，102
　　脈拍のある頻拍，86
ACLS 二次アセスメント，15，16，22-24
　　「SAMPLE」と覚える，22
　　脈拍のある頻拍，86
ACLS 二次アセスメント，198
ACLS プロバイダーコース
　　概要，1-25
　　学習ステーションチェックリスト，174-181
　　教材，3-5
　　構成，2
　　修了の要件，5
　　内容と目的，1
　　前提条件と準備，2-3
　　目標，1
ACLS プロバイダーマニュアル，3
　　「注意」ボックス，4
　　「重要な概念」ボックス，3
ACLS 受講者用リソース，4
ACLS 受講前自己評価，3
ACLS（「二次救命処置」を参照）
AED（「自動体外式除細動器」を参照）
AHA 心肺蘇生と救急心血管治療のためのガイドライン 2020，5
Abciximab，61
BLS（「一次救命処置」を参照）
Bivalirudin
　　ACS，30
　　STEMI，42
β 遮断薬
　　ACS，30
　　STEMI，42
　　頻拍，88
CARES（Cardiac Arrest Registry to Enhance Survival），12
CPR コーチ，94，95
CPR（「心肺蘇生」を参照）
CPSS（Cincinnati プレホスピタル脳卒中スケール），51，52
CQI（「継続的な質向上」を参照）

Cardiac Arrest Registry to Enhance Survival（CARES），12
Cincinnati プレホスピタル脳卒中スケール（CPSS），51，52
Clevidipine
　　維持，100
　　脳卒中患者の高血圧，65
EC クランプ法，105
EMS
EVT（「血管内療法」を参照）
Get With The Guidelines の脳卒中患者管理ツール，55
Get With The Guidelines-Resuscitation プログラム，12
Glycoprotein IIb/IIIa 阻害薬
　　ACS，30
　　STEMI，42
H と T
　　VF／無脈性 VT，117
　　心停止，22-23，循環アルゴリズム，125
　　心拍再開後の治療，151，153
　　心静止／PEA，134
HMG-CoA 還元酵素阻害薬，30
IHCA（「院内での心停止」を参照）
J 点上昇，39
LVAD（「左室補助人工心臓」を参照）
Los Angeles プレホスピタル脳卒中スクリーン，51
MET
MRI（「磁気共鳴画像法」を参照）
Mobitz I 型房室ブロック，66，67
Mobitz II 型 2 度房室ブロック，66，67
NIH 脳卒中スケール，44，55，57
OHCA（「院外での心停止」を参照）
P2Y$_{12}$ 阻害薬
　　ACS，30，32，33，39
　　脳卒中，44
　　STEMI，42
PCAC（「心拍再開後の治療」を参照）
PEA（「無脈性電気活動」を参照）
QRS 幅
　　狭い QRS 幅の頻拍（SVT），85，88
　　多形性，81
　　広い QRS 幅の頻拍，85，アルゴリズム，79，不規則，88，安定的，79，80，治療，80-81，87，不安定，80-81
　　幅の確認，84

# 索引

RRT
RVAD（「右室補助人工心臓」を参照）
　「SAMPLE」と覚える，22
ST上昇型心筋梗塞（STEMI）
　薬物相互作用，36
　アルゴリズム，32，33
　前壁，38
　救命の連鎖，13，30
　薬物，36，37
　心電図所見，38，39
　薬物追加治療，42-43
　特定，37
　介入戦略，41
　管理，40-43
　病態生理，31
　薬物侵襲戦略，41
　心拍再開後，157
　心停止の予防，29
　プライマリー PCI，41
　推奨事項に基づき EMS が取るべき行動，37
　再灌流療法の目標，37
　再灌流療法，40-41
　レスキュー PCI，41
　治療システム，13
　治療，40
ST偏位
　患者の分類，39-40
　測定，38
STEMIの警告，13
STEMI（「ST上昇型心筋梗塞」を参照）
T波の陰転，40
Target: Stroke イニシアチブ，44
　ベストプラクティス戦略，55
　時間目標，44
VAD（「心室補助人工心臓」を参照）
Wenckebach 現象，66
アシドーシス（水素イオン），187
アスピリン（アセチルサリチル酸）
　ACS，13，29，32，33，34，35，39
　禁忌，39
　脳卒中，44
アデノシン
　血栓溶解療法，41-42
　要約情報，182
アトロピン
　徐脈，68，70，2015年と2020年の科学の比較，185，アルゴリズム，69，学習ステーションチェックリスト，176，治療手順，71
　要約情報，183
アドレナリン（Adrenaline，Epinephrine）
　心静止／PEA，130，アルゴリズム，134，重要な概念，133，学習ステーションチェックリスト，175

　徐脈，68，70，72-73，74，アルゴリズム，69，学習ステーションチェックリスト，176
　心停止：2015年と2020年の科学の比較，185，アルゴリズム，125
　CPR中，133
　低血圧，156
　要約情報，183
　VF／無脈性 VT，117，123，174
　VF／無脈性 VT／心静止／PEA，179
アミオダロン
　心静止／PEA，134，175
　心停止，125
　要約情報，182
　頻拍，78，85，87，アルゴリズム，79，177，重要な概念，88，投与量，88
　VF／無脈性 VT，117，124，174
　VF／無脈性 VT／心静止／PEA，179
アメリカ国立神経疾患・脳卒中研究所，46
アメリカ脳卒中協会（ASA）
　脳卒中救命の連鎖，46
　Target: Stroke イニシアチブ，44，55
アルゴリズム
　急性冠症候群アルゴリズム，32，33-34
　成人の徐脈アルゴリズム，68，69-73
　成人の心停止アルゴリズム，116
　成人の心停止アルゴリズム，心静止／PEA 治療パス，116，132-135，175
　成人の心停止アルゴリズム，VF／無脈性 VT 治療パス，116，117，適用，118-125，学習ステーションチェックリスト，174
　成人の心停止アルゴリズム，VF／無脈性 VT／心静止／PEA 治療パス：学習ステーションチェックリスト，179，超音波検査，129
　成人の脳卒中が疑われる場合のアルゴリズム，46-47，48，50-53
　成人の脈拍のある頻拍アルゴリズム，78-79，86，高度な手順，89，安定状態の患者に適用，86-89，不安定状態の患者に適用，79-81
　救急医療サービスの急性期脳卒中経路，49
アルテプラーゼ
　有害事象，62
　禁忌，60-61，65
　薬物相互作用，61
　静注の時間枠延長，62
　適応患者における高血圧の管理，64
　適応，59
　動脈内，63
　脳卒中，44，55，59-61，63
アレルギー，22
アンジオテンシン変換酵素阻害薬，30
　鞍状肺塞栓症，24
一次救命処置（BLS）
　定義，186
　必要条件と準備，2

# 索引

一次救命処置（BLS）アセスメント，15，16，17-20
　　成人の脈拍のある頻拍，86
　　呼吸停止，102
　　行動の調整，19
　　方法と行動，18
一次脳卒中センター（PSC），53，54
　　遺伝子組み換え組織プラスミノゲンアクチベータ
　　　　（rtPA），187
　　イベント，22
院外での心停止（OHCA）
　　救命の連鎖，9
　　迅速対応，30
　　近年の生存率データ，5
　　治療システム，8，9，10，12
　　蘇生努力の中止，136
院内での心停止（IHCA）
　　救命の連鎖，9
　　妊娠中，148-149，アルゴリズム，149，学習ステー
　　　　ションチェックリスト，180
　　迅速対応，27
　　近年の生存率データ，5
　　治療システム，8，9，10，11，12
右室（RV）梗塞，36
右室補助人工心臓（RVAD），140，141
エナラプリル，65
オピオイド過量投与，138-139
回復，心拍再開後，8
外傷患者，113-114
概要，1-25
拡張された体系的なアプローチ，16
学習ステーション，2
　　チェックリスト，174-181
　　頭文字「DOPE」，113
カテーテル，軟性と硬性，111
カナダ神経学的スケール，44，57
下壁心筋梗塞，36
過量投与，24
　　オピオイド，138-139
換気
　　2015年と2020年の科学の比較，185
　　ACLS 一次アセスメント，21
　　高い能力を持つ，91-163
　　バッグマスク，105
　　基本的な，105
　　注意，154
　　重要な概念，102
　　気管チューブ，113
　　過剰な，102
　　ラリンゲアルマスクエアウェイ，113
　　ラリンゲアルチューブ，113
　　オピオイドによる緊急事態，139
　　最適化，154-155
　　心拍再開後の治療，154-155
　　呼吸停止，102

患者の体位
　　CPR 中，147-148
　　妊娠子宮の移動，147
　　頭部後屈―あご先挙上法，103，104
　　左側臥位，145
　　左側方傾斜体位，148
　　用手的子宮左側方移動，147，148
冠症候群，186（「急性冠症候群（ACS）」も参照）
冠動脈血栓症，186
冠動脈灌流圧（CPP），19，20，119-120
　　モニタリング，126
顔面下垂，52
灌流，187（「再灌流療法」も参照）
　　アセスメント，70
　　冠動脈灌流圧（CPP），19，20，119-120，モニタ
　　　　リング，126
　　心拍再開後の冠動脈の再灌流療法，157
灌流画像診断，57
気管（ET）挿管，186
　　頭文字「DOPE」，113
　　薬物療法，129
　　実施手順，113
　　吸引手順，112
　　換気，113
　　VF／無脈性 VT，117
　　波形表示呼気 $CO_2$ モニター，155，156
気胸，緊張性，24，188
　　技術的な問題，131
気道の構造，104
気道の評価と管理
　　ACLS 一次アセスメント，21
　　補助用具：注意，111，鼻咽頭エアウェイ
　　　　（NPA），109，111，口咽頭エアウェイ
　　　　（OPA），106-107，108，111
　　高度な気道管理器具，112-113
　　心静止／PEA，134，175
　　心停止，125
　　気道管理技術，103
　　心拍再開後の治療，150，153，154
　　妊娠中，147，149，180
　　呼吸停止，102，103
　　スキルテストチェックリスト，167
　　チームの役割，95
　　換気，105
　　VF／無脈性 VT，117，174
　　VF／無脈性 VT／心静止／PEA，179
気道閉塞
　　原因，103
　　舌および喉頭蓋，104
吸引，111-112
吸気酸素，濃度（$FIO_2$），154
吸気酸素濃度（$FIO_2$），154
救急医
　　神経学的評価，56

# 索引

　　STEMI，13
　　脳卒中，54
救急医療サービス（EMS）
　　ACS，13，37
　　出動要請，8，13，18
　　要素，13
　　継続的な質向上（CQI），6
　　重大な評価と行動，51
　　出動，13
　　病院ベースの要素，13
　　事前通知，55
　　行動についての推奨事項，37
　　STEMI，13，37
　　脳卒中，50，51，54
救急医療サービス（EMS）による搬送，50
救急医療サービスの急性期脳卒中経路，49
救急医療チーム（MET），28
救急心血管治療（ECC），vii
救急部（ED）
　　ACS，37-38
　　STEMIに対するプロトコール，13
急性冠症候群（ACS），29-43
　　ACLS二次アセスメント，24
　　アルゴリズム，32，33-34
　　薬物，29-30，35-37
　　心電図カテゴリー，29，40
　　救急部／心カテ室での一般的治療，39
　　救急部での評価と治療，37-39
　　EMSによる評価，ケア，および病院の準備，13，35-37
　　最初の10分，39
　　患者に関する目標，29-30
　　管理，33-34
　　非ST上昇（「非ST上昇型ACS」を参照）
　　病態生理，30-32
　　リファレンスカード，4
　　リズム，29
　　示唆する症状，34
急性冠症候群アルゴリズム，32，33-34
急性期脳卒中，44-65（「脳卒中」も参照）
　　動脈性高血圧の治療選択肢，65
　　評価するための重要な行動，56
　　血管内療法，63-64
　　血栓溶解療法，59-62
　　一般的な治療，64-65
　　早期管理についてのガイドライン，59
　　院内治療，44
　　院外治療，44
急性期脳卒中の院外治療，44，152
急性期脳卒中の院内治療，44
急性期脳卒中経路，49
急性期脳卒中対応病院（ASRH），53，54
急性心筋梗塞（AMI）（「心筋梗塞（MI）」も参照）
　　定義，186

　　低マグネシウム血症を伴った，184
　　心拍再開後の治療，157
救命の連鎖
　　2015年と2020年の科学の比較，185
　　心停止，8-10
　　STEMI，13，30
　　脳卒中，46
狭心症，寛解／安定，31
　　凝血異常，61
胸骨圧迫
　　CPRコーチ，94
　　左側方傾斜体位，148
　　中断を最小限に抑える，19，118-120，123，133
　　チームの役割，95
胸骨圧迫の割合（CCF），115
　　計算，119
　　増加させる方法，92
　　胸骨圧迫の深さ，19
虚血，32，34
虚血性胸部不快感
　　緩和のための薬物追加治療，43
　　管理，37
虚血性脳卒中，45，59
緊張性気胸，24，188
　　筋力低下，一側上肢，52
　　偶発的低体温，138
くも膜下出血，60
くも膜下脳卒中，45
クロピドグレル，42
経胸腔インピーダンス，123
継続的な質向上（CQI），6，7
　　継続的波形表示呼気$CO_2$モニター，113
頸椎損傷，114
　　頸動脈の脈拍，18
経皮ペーシング（TCP）
　　徐脈，71-72，73
　　適応，73
　　注意事項，73
　　方法，73
　　治療手順，71-72
経皮的冠動脈インターベンション（PCI）
　　心拍再開後の治療，152
　　プライマリー，41
　　推奨される時間枠，41
　　レスキュー，41
　　STEMI，41
血圧管理，65
血管収縮薬，123
血管内療法（EVT），45，63-64
血行動態の保たれた不整脈，184
血行動態障害，73
血栓，58，188
血栓バスター，41-42
血栓回収療法，63

血栓回収療法対応の脳卒中センター（TCSC），53，54
血栓症，冠動脈，186
血栓溶解療法
　　ACS，29
　　有害事象，62
　　考慮事項，41-42
　　禁忌，42，45
　　適応評価とリスク分類，59-62
　　評価，59-62
　　推奨事項に基づき EMS が取るべき行動，37
　　推奨される時間枠，41
　　STEMI，41-42
　　脳卒中，44，45，47，59-62，64，一般的な脳卒中治療，64
血糖値のモニタリング，64
　　言語，障害，52
建設的介入，96，97
口咽頭エアウェイ（OPA），106-107，187
　　注意，107，111
　　装置，108
　　挿入の手順，107
口咽頭吸引，111
挿入の手順，109
　　高カリウム血症，187
高血圧
　　注意，109，111
　　装置，110
　　喉頭蓋，104
　　硬性カテーテル，111
　　抗生物質，予防的，158
口頭での指示，157
広範肺塞栓症または鞍状肺塞栓症，24
抗不整脈薬
　　安定的な広い QRS 幅の頻拍，79
　　VF／無脈性 VT，123-124
高度な気道管理
　　ACLS 一次アセスメント，21
　　心静止／PEA，134，175
　　心停止，125
　　注意，113
　　心拍再開後の治療，154
　　妊娠中，147，149，180
　　呼吸停止，102
　　換気，112-113
　　VF／無脈性 VT，117，174
　　VF／無脈性 VT／心静止／PEA，179
高度な集中治療，157
高度な蘇生介入，8
高リスクの NSTE-ACS，39
　　高度な気道管理器具，112-113
　　薬物追加治療，43
　　　　アルテプラーゼ適応患者，64
呼気 $CO_2$ モニター（Capnography）
　　継続的波形表示，113

　　定義，186
　　メインストリーム装置，155
　　定量的波形表示：バッグマスクの併用，112，重要な概念，154，心拍再開後の治療，155-156
　　サイドストリーム装置，155
　　波形表示：CPR 中，126，127，128，気管チューブ挿入時，155，156，正常な，155，156
呼気終末 $CO_2$（$ETCO_2$），155
　　CPR 中，11
　　分圧（$PETCO_2$），155，モニタリング，126，心拍再開後の治療，155，VAD 学習ステーションチェックリスト，181
　　心拍再開後の治療，155
呼吸，死戦期，20，118
呼吸（Breathing）
　　異常な，100
　　死戦期呼吸，20，118
　　正常な，100
呼吸障害
　　心拍再開後の治療，150，153
　　重症度による，100
呼吸停止，100-114
　　ACLS 一次アセスメント，102
　　BLS アセスメント，102
　　重要な概念，102
　　定義，101
　　薬剤，100
　　介入，103
　　管理，103
　　オピオイド過量投与，138-139
　　酸素療法，103
　　外傷，113-114
呼吸の評価，18，21
呼吸窮迫，100
呼吸不全，101
骨髄路（IO）
　　2015 年と 2020 年の科学の比較，185
　　薬物の投与経路，128
　　チームの役割，95
　　VF／無脈性 VT，122
固定観念によるエラー，97
　　固定具，114
コミュニケーション
　　明確なメッセージ，98-99
　　クローズドループ，98
　　知識の共有，97
　　再評価，97-98
　　ショックを行う警告，122
　　要約，97-98
昏睡状態，心拍再開後，151，153
コンビチューブ（食道気管チューブ），186
コンピュータ断層撮影（CT）
　　急性期脳卒中，56，57
　　直接搬送，55

# 索引

コンピュータ断層撮影（CT）血管造影検査，57
コンピュータ断層撮影（CT）灌流画像，57
再灌流療法
    急性期脳卒中の治療，44
    遅れ，40
    早期，40–41
    目標，32，37，44
    STEMI，40–41
    最後に摂取した食事，22
再評価，97，98
左室補助人工心臓（LVAD），140
    アルゴリズム，144
    構成図，141
    連続血流，142
    学習ステーションチェックリスト，181
    患者の管理，143–144
    拍動血流，142
酸素化
    ACLS 一次アセスメント，21
    吸気酸素濃度（$FIO_2$），154
    最適化，154–155
酸素療法
    ACS，29，33，35，39
    心拍再開後の治療，152，154–155
    呼吸停止，100
    時間管理／記録係，95
子宮，妊娠：移動，147
死戦期リズム，131
死戦期呼吸，20，118
磁気共鳴画像法（MRI）
    急性期脳卒中，56，57
    直接搬送，55
自己心拍再開（ROSC），24
    心静止／PEA，134
    心停止，125
    VF／無脈性 VT，117，129
自己評価，3
    舌：気道閉塞，104
自他覚症状，22
自動体外式除細動器（AED），18，186
    推奨事項，119
    行動の調整，19
    テストチェックリスト，166
    VF／無脈性 VT，120，121
失神，187
質向上（「継続的な質向上（CQI）」を参照）
主幹動脈閉塞（LVO），57，58
受講者用リソース，4
集中治療，151，153
出血性脳卒中，45，57
出動，13，34
循環，21
循環血液量減少，23，187
静脈路（IV）

2015 年と 2020 年の科学の比較，185
    急性期脳卒中，56
    薬物の投与経路，128
    安定した頻拍，86
    チームの役割，95
    VF／無脈性 VT，122
徐呼吸，100
徐脈，66–74
    2015 年と 2020 年の科学の比較，185
    有害な自他覚症状，70
    アルゴリズム，68，69–73
    原因，70
    重要な概念，70
    定義，66，186
    薬物，68，アドレナリン，183
    補充調律，74
    特定，69
    学習ステーションチェックリスト，176
    管理，66，68–74
    メガコードテストチェックリスト，168，169，171，173
    ニトログリセリン使用上の注意，36
    概要，66–68
    循環の評価，70
    重度の，183
    リズム，66–67
    自他覚症状，68，70
    ペーシングの待機，74
    症候性，68
    経皮ペーシング，73
    治療に対する反応の評価，73-74
    治療手順，70–73
    不安定な，68
徐脈性不整脈，持続的，70
除細動
    心静止／PEA，134，175
    BLS アセスメント，18
    心停止，125
    早期，8，121
    事前充電，92
    粘着性パッド，123
    方法と行動，18
    VF／無脈性 VT，117，120–122，174
    VF／無脈性 VT／心静止／PEA，179
消化管系悪性腫瘍，60
消化管出血，60
上肢の下降，52
上室性頻拍（SVT）
    リズム，75，85
    治療，88
情報共有，97
    ショックを行う警告，122
治療システム，7–14
    ベンチマーク，12

# 索引

心停止と心拍再開後の治療, 7-12
　変化, 12-13
　フィードバック, 12
　測定, 10-12
　発生ポイント, 10
　STEMI, 13
　脳卒中, 14, 64
　　　　　分類, 7
シルデナフィル, 36
ジルチアゼム, 88
　「重要な概念」ボックス, 3
心（膜）タンポナーデ, 24
心カテ室での一般的治療, 39
神経学的評価, 21, 56-58
神経学的予後予測, 158, 159
神経血管専門医への相談, 56
　神経保護薬, 158
心タンポナーデ, 24, 188
心リズムチェック
　心静止／PEA, 133
　VF／無脈性 VT, 123
心筋梗塞（MI）
　急性（AMI）, 186, 低マグネシウム血症を伴っ
　　　た, 184, 心拍再開後の治療, 157
　下壁, 36
　右心室（RV）, 36
　ST 上昇（「ST 上昇型心筋梗塞」を参照）
　示唆する症状, 32, 34
心室細動（Ventricular Fibrillation, VF）
　偶発的低体温, 138
　定義, 188
　ECPR, 139-140
　メガコードテストチェックリス
　　　ト, 169, 170, 171, 172, 173
　持続性, 123
　リズム, 115, 116
　超音波検査, 129
　VF／無脈性 VT による心停止, 115-
　　　129, 182, 184, 偶発的低体温, 138, ア
　　　ルゴリズム, 116, 117, アルゴリズムの適
　　　用, 118-125, 循環アルゴリズム, 125, 薬物療
　　　法, 116, 128-129, 学習ステーションチェック
　　　リスト, 174, 管理, 116, 測定, 115, 治療手
　　　順, 124, CPR, ショック, および血管収縮薬に
　　　反応しない, 182, 血管収縮薬, 123
　VF／無脈性 VT／心静止／PEA による心停
　　　止：ECPR, 139-140, 学習ステーションチェッ
　　　クリスト, 179, 超音波検査, 129, 基礎原
　　　因, 23
心室頻拍（Ventricular Tachycardia, VT）
　定義, 188
　単形性：リズム, 75, 76, 治療, 80-81
　多形性：リズム, 75, 76, 治療, 81
　無脈性（「無脈性心室頻拍（無脈性 VT）」を参照）

心室補助人工心臓（VAD）, 140-144
　アルゴリズム, 144
　構成図, 141
　学習ステーションチェックリスト, 181
心静止（リズムの欠如）
　成人の心停止, 心静止／PEA 治療パス, 130-137,
　　　アルゴリズム, 134, 学習ステーションチェッ
　　　クリスト, 175
　アプローチ, 131
　定義, 186
　薬剤, 130
　ECPR, 139-140
　エンドポイント, 131
　例, 130
　管理, 132-135
　メガコードテストチェックリスト, 169, 173
　心リズムチェック, 133
　リズム, 130
　治療手順, 135
　超音波検査, 129
　VF／無脈性 VT／心静止／PEA による心停
　　　止：ECPR, 139-140, 学習ステーションチェッ
　　　クリスト, 179, 超音波検査, 129, 基礎原
　　　因, 23
迅速対応チーム（RRT）, 17-20, 28
身体診察, 56
心停止, 183
　2015 年と 2020 年の科学の比較, 185
　高度な蘇生介入, 8
　心静止／PEA, 130-137, アルゴリズム, 116, 学習
　　　ステーションチェックリスト, 175, 179
　救命の連鎖, 8-10
　重要な概念, 102
　定義, 186
　薬物療法, 116, 投与経路, 128-129
　生存率の増大に関係する要因, 6, 8
　H と T, 22-23, 125
　低マグネシウム血症または torsades de pointes, 184
　院内（「院内での心停止」を参照）
　学習ステーションチェックリスト, 174, 179
　オピオイド過量投与, 138-139
　院外（「院外での心停止」を参照）
　心拍再開後の治療（「心拍再開後の治療」を参照）
　妊娠中, 144-149, アルゴリズム, 149, 院内学習ス
　　　テーションチェックリスト, 180
　予防, 27-90
　近年の生存率データ, 5
　リファレンスカード, 4, 5
　特殊な状況, 138-149
　治療システム, 7-12
　患者の搬送, 136-137
　基礎原因, 23
　VF／無脈性 VT, 115-129, 偶発的低体温, 138,
　　　アルゴリズム, 116, 117, アルゴリズムの適

195

# 索引

　　　用，118-125，循環アルゴリズム，125，薬物療法，116，128-129，182，184，学習ステーションチェックリスト，174，管理，116，測定，115，治療手順，124，CPR，ショック，および血管収縮薬に反応しない，182，血管収縮薬，123

　　VF／無脈性 VT／心静止／PEA：ECPR，139-140，学習ステーションチェックリスト，179，超音波検査，129，基礎原因，23

心停止患者の搬送，136-137

心電図（ECG）
　　12 誘導，37
　　ACS，29
　　死戦期リズム，131
　　心静止（リズムの欠如），130
　　徐脈，66-67，74
　　主要な ACLS リズム，3
　　定義，186
　　補充調律，74
　　PEA，130
　　心拍再開後，151，152
　　必要条件と準備，3
　　推奨事項に基づき EMS が取るべき行動，37
　　安定した頻拍，85，86
　　脳卒中，56
　　不安定な頻拍，75-76
　　VF／無脈性 VT，115，116

心肺蘇生（Cardiopulmonary Resuscitation，CPR）
　　ACLS 一次アセスメント，21
　　心静止／PEA：アルゴリズム，134，学習ステーションチェックリスト，175
　　CPR コーチ，94
　　定義，186
　　薬物投与，133
　　体外循環補助を用いた（ECPR），136
　　ハンズオンリー，122
　　質の高い，8，17，115
　　複数救助者の連携による，122
　　オピオイドによる緊急事態，139
　　患者の体位，147
　　パフォーマンスの測定，10-12
　　生理学的モニタリング，125-127
　　質，19
　　行動の調整，19
　　胸骨圧迫と人工呼吸の比率（30：2），122
　　VF／無脈性 VT，118，122，アルゴリズム，117，学習ステーションチェックリスト，174
　　VF／無脈性 VT／心静止／PEA，179
　　波形表示呼気 $CO_2$ モニター，126，127，128
　　脈拍を明確に確認できない場合，20

心拍再開後の維持療法，158
心拍再開後の冠動脈の再灌流療法，157
心拍再開後の治療（PCAC），150-159
　　2015 年と 2020 年の科学の比較，185

　　高度な集中治療，157
　　アルゴリズム，152-153，適用，154-158
　　救命の連鎖の要素，8
　　継続的管理，150-151，153
　　薬物，151
　　緊急活動，150-151，153
　　低血圧の治療，156
　　初期の安定化段階，150，153
　　学習ステーションチェックリスト，178
　　維持療法，158
　　メガコードテストチェックリスト，168，169，170，171，172，173
　　マルチシステムアプローチ，151-152
　　優先順位付け，150
　　定量的波形表示呼気 $CO_2$ モニター，155-156
　　リズム，151
　　治療システム，7-12

心拍再開後の治療における血行動態，150，153
心拍再開後症候群，8
心拍出量（CO），85
心房細動（Atrial fibrillation）
　　定義，186
　　早期興奮性：避けるべき薬物，88，89
　　リズム，75
心房粗動，75
迅速対応，27-28
　　利点，28
　　成人患者に対する基準，27
迅速対応システム
　　要素，27
　　設置，28
水腫，肺，187
水素イオン（アシドーシス），187
　　頭蓋内出血，60
スタチン療法，30
ステロイド，158
ステントリトリーバー，63
成人に対する質の高い BLS スキルテストチェックリスト，166
成人の徐脈の学習ステーションチェックリスト，176
成人の徐脈アルゴリズム，68，69-73
成人の心停止アルゴリズム，116
　　心静止／PEA 治療パス，116，132-135，175
　　VF／無脈性 VT／心静止／PEA 治療パス：学習ステーションチェックリスト，179，超音波検査，129
　　VF／無脈性 VT 治療パス，116，117，適用，118-125，学習ステーションチェックリスト，174
成人の脳卒中が疑われる場合のアルゴリズム，46-47，48，50-53
成人の脈拍のある頻拍の学習ステーションチェックリスト，177
成人の脈拍のある頻拍アルゴリズム，78-79，86
　　安定状態の患者に適用，86-89

不安定状態の患者に適用，79-81
　　　手順，79
　　　重要な質問，79
　　　高度な手順，89
声門上気道管理，117
脊椎固定器具，114
全身観察，21
全般的評価
　　　即時，56-58
　　　　　　脳卒中，56-58
挿管（「気管（ET）挿管」を参照）
相談，神経血管，56
総合脳卒中センター（CSC），53，54
促進型心室固有調律（AIVR），74
測定，10-12
組織プラスミノゲンアクチベータ，遺伝子組み換え
　　　（rtPA），187
蘇生におけるトライアングル，95
蘇生介入
　　　高度な，8
　　　建設的，96，97
　　　努力の実施時間，136
　　　測定，10-12
　　　蘇生後のケア，158
　　　努力の中止，135-137
蘇生後のケア，158
蘇生不要指示（DNAR），135
ソタロール，79，87，177
　　　尊重，相互，99
体外循環補助を用いたCPR（ECPR），136，139-140
体外膜型人工肺（ECM），139，140
体系的なアプローチ，15-24
　　　拡張された，16
体内ポンプ，142
大脳動脈の閉塞，58
第Xa因子阻害薬，61
タイミングと時間の管理，91
　　　ベストプラクティス戦略，55
　　　目標，44
　　　高い能力を持つチーム，91-163（「チーム」も参
　　　　　照）
タンポナーデ
　　　心，24，188
　　　心（膜），24
チーム
　　　6名，95
　　　MET，28
　　　RRT，17-20，28
　　　クローズドループコミュニケーション，98
　　　建設的介入，96，97
　　　重要な概念，93
　　　効果的なダイナミクス，95-99
　　　頻拍，79，87，177
　　　重要分野，91，92

　　　リーダーシップの役割，95
　　　メンバーの限界，96
　　　メンバーの配置，95
　　　メンバーの役割，93，94，95-96，97
　　　メンバーの作業，96，97，98，99
　　　蘇生における役割のトライアングル，95
　　　役割とダイナミクス，93-99
　　　脳卒中チーム，54，55，56，出動要請，55，56，即
　　　　　時の神経学的評価，56-57，通知，55
　　　シミュレーションとイベントの際に推奨される配
　　　　　置，95
チームリーダー
　　　限界，96
　　　役割と責任，93，95，96，97，98
　　　作業，96，97，98，99
チェックリスト，165-181
チカグレロル，42
知識の共有，97
　　　「注意」ボックス，4
超音波検査，129
鎮静薬の投与
　　　電気ショック，83，84
　　　一般的なアプローチ，72
　　　ペーシング，72
鎮痛効果，36
　　　鎮痛薬，29，36
低カリウム血症，187
低マグネシウム血症，184
低換気，100
低血圧
　　　母体，146，用手的子宮左側方移動，147，148
　　　ニトログリセリン使用上の注意，36
　　　心拍再開後の治療，156
　　　治療，156，183
低血糖，187
低酸素症，187
低体温，187
　　　偶発的，138
　　　軽度，187
　　　中等度，187
　　　重度，187
低分子ヘパリン（LMWH）
　　　ACS，29
　　　薬物相互作用，61
　　　STEMI，42
停止
　　　心臓（「心停止」を参照）
　　　呼吸（「呼吸停止」を参照）
定量的波形表示呼気$CO_2$モニター
　　　バッグマスクの併用，112
　　　重要な概念，154
　　　心拍再開後の治療，155-156
帝王切開，145，149
テストチェックリスト，165-173

# 索引

電気ショック
　　アルゴリズム，83
　　即時（緊急），81，83
　　適応，77
　　推奨事項，82
　　同期，81，187，アルゴリズム，83，即時（緊急），81，推奨事項，82，脈拍のある頻拍，78，79，80-81，82-84，177
　　頻拍，81-82
　　非同期，81，82
　　電気ショック，非同期，188
頭部外傷，60
頭部後屈―あご先挙上法，103，104
　　投与，91
動脈拡張期圧，126
動脈性高血圧，65
同期電気ショック，81＆アルゴリズム，83
　　定義，187
　　学習ステーションチェックリスト，177
　　潜在的な問題点，81
　　推奨事項，82
　　手順，82-83
洞性徐脈，67
洞性頻脈，84-85
　　注意，77
　　リズム，75
洞調律，187
特殊な状況，138-149
　　毒物曝露，24
トリアージ，迅速な，55
トルサ・デ・ポアン（心室頻拍）
　　心停止の原因，184
　　治療，81
トロンビン阻害薬，61
ドパミン（Dopamine）
　　徐脈，68，70，74，2015年と2020年の科学の比較，185，アルゴリズム，69，学習ステーションチェックリスト，176，治療手順，72-73
　　低血圧，156
　　要約情報，183
ナロキソン，138
　　軟性カテーテル，111
ニカルジピン，44，65
二酸化炭素（$CO_2$），呼気終末（「呼気終末$CO_2$（$ETCO_2$）」を参照）
二次救命処置（ACLS），5-6
　　定義，186
　　心電図（ECG）リズムの判読，3
　　最適化，6
　　妊婦，148-149
　　プロバイダーコース（「ACLSプロバイダーコース」を参照）
　　体系的なアプローチ，15-24
　　治療システム，7-14

二心室補助，142
　　二心室補助人工心臓，140，141，142
ニトログリセリン（三硝酸グリセリン）
　　ACS，29，32，33，35-36，39
　　注意，36
　　禁忌，39
　　適応，42
　　鎮痛効果，36
　　STEMI，42-43
　　治療目標，43
妊娠
　　妊娠女性のためのACLS，148-149
　　高度な気道管理器具，147
　　心停止，144-149，原因，149，院内でのアルゴリズム，148-149，院内学習ステーションチェックリスト，180，主な介入，145-146
　　妊娠子宮の移動，147
　　用手的子宮左側方移動，147，148
　　母体の低血圧の治療が必要とされる場合，146
　　CPR中の患者の体位，147-148
　　2人目の患者，144-145
　　母体の血行動態を改善する方法，147-148
　　妊娠子宮：移動，147
　　粘着性パッド，123
脳画像検査，55，57（「具体的な方法」も参照）
脳卒中
　　2015年と2020年の科学の比較，185
　　急性期，44-65
　　急性期脳卒中経路，49
　　成人の脳卒中が疑われる場合のアルゴリズム，46-47，48，50-53
　　治療に対するアプローチ，45-46
　　評価ツール，51-52
　　ベストプラクティス戦略，55
　　救命の連鎖，14，46
　　合併症，64
　　重大なEMSの評価と行動，51
　　重要な時間枠，46-47
　　薬剤，44
　　脳卒中治療の8つのD，46
　　救急医療サービスの急性期脳卒中経路，49
　　一般的な治療，64-65
　　治療の目標，46-47
　　出血性，45，57
　　認定病院，53，54
　　脳内出血，45
　　虚血性，45
　　入院前スクリーニング，52
　　リファレンスカード，4
　　自他覚症状，50
　　くも膜下出血，45
　　治療システム，14，64
　　チームベースのアプローチ，55
　　治療の目標，54

# 索引

　　　　種類，45
脳卒中センター，53-54
脳卒中チーム，54
　　　　出動要請，56
　　　　急性期脳卒中，56
　　　　即時の神経学的評価，56-57
　　　　通知，55
　　　　1回の連絡で招集，55
脳卒中ツール，55
脳卒中ユニット，53-54
脳卒中重症度スコア，53
　　　　脳内脳卒中，45
ノルアドレナリン，156
肺塞栓症（PE），広範または鞍状，24
肺水腫，43，187
波形表示呼気 $CO_2$ モニター
　　　　CPR 中，126，127，128
　　　　気管チューブ挿入時，155，156
　　　　正常な，155，156
　　　　定量的：バッグマスクの併用，112，重要な概念，154，心拍再開後の治療，155-156
バッグマスク換気，105
　　　　注意，101
　　　　定量的波形表示呼気 $CO_2$ モニター，112
　　　　2人の救助者による使用，105，106
パフォーマンスの測定，10，11
パルスオキシメトリ，112
　　　　バルデナフィル，36
反応の有無をチェック，18
非 ST 上昇型 ACS（NSTE-ACS），29
　　　　アルゴリズム，32
　　　　薬物，36
　　　　ECG の特徴，39-40
　　　　高リスク，32，39-40
　　　　低または中リスク，32，40
　　　　病態生理，31
鼻咽頭エアウェイ（NPA），109
予防的抗生物質，158
　　　　非ステロイド系抗炎症薬，37
左脚ブロック（LBBB），39，41-42
左側臥位，145
　　　　左側方傾斜体位，148
　　　　非同期電気ショック，188
ヒドララジン，65
評価
　　　　ACLS 一次アセスメント，15，20-21
　　　　　　（「ACLS 一次アセスメント」も参照）
　　　　ACLS 二次アセスメント，15，16，22-24
　　　　　　（「ACLS 二次アセスメント」も参照）
　　　　ACLS 受講前自己評価，3
　　　　気道（「気道の評価と管理」を参照）
　　　　一次救命処置（BLS）アセスメント，15，16，17-20
　　　　　　（「一次救命処置（BLS）アセスメント」も参照）

　　　　神経学的評価，21
　　　　拡張された体系的なアプローチ，16
　　　　全身観察，21
　　　　初期，15
　　　　脳卒中，56-58，ツール，51-52
　　　　体系的なアプローチ，15-24
病院
　　　　ACS に対する準備，35-37
　　　　EMS の要素，13
　　　　即時の神経学的評価，56-57
　　　　急性期脳卒中の院内治療，44
　　　　院内での心停止（IHCA）（「院内での心停止」を参照）
　　　　到着前通知，37
　　　　STEMI 治療，13
　　　　脳卒中センターおよび脳卒中ユニット，53-54
　　　　脳卒中認定，53，54
　　　　蘇生努力の中止，135-136
病歴，22，56
頻呼吸，100
頻拍，75-90
　　　　2015 年と 2020 年の科学の比較，185
　　　　高度な管理手順，89
　　　　アルゴリズム，78-79，高度な手順，89
　　　　電気ショック，81-82
　　　　分類，85
　　　　定義，76，188
　　　　電気ショックのアルゴリズム，83
　　　　例，75-76
　　　　学習ステーションチェックリスト，177
　　　　メガコードテストチェックリスト，170，172
　　　　狭い QRS 幅（SVT），85，88
　　　　ニトログリセリン使用上の注意，36
　　　　持続的，80-81
　　　　分類の判定ポイント，85
　　　　重篤な自他覚症状，78-79，80-81
　　　　洞性，75，77，84-85
　　　　安定，80，84-85，アルゴリズム，86，アプローチ，85，薬物，85，管理，86-89，分類の判定ポイント，85，リズム，85
　　　　症候性，76
　　　　同期電気ショック，82-84
　　　　治療，80-81，87
　　　　不安定：アプローチ，76-77，原因，80，重要な概念，80，薬物，76，管理，78-79，病態生理，77，迅速な認識，77，リズム，75-76，重篤な自他覚症状，78-79，自他覚症状，77
　　　　広い QRS 幅，85，アルゴリズム，79，不規則，88，安定的，79，80，治療，80-81，87，不安定，80-81
フィードバック，12，55，115
不整脈
　　　　致死的，182
　　　　血行動態の保たれた，184

199

# 索引

リファレンスカード，4
ブドウ糖
　蘇生後のケア，158
　脳卒中治療，44，56
プラスグレル，42
　フラットライン，131
プロカインアミド，79，87，177
ヘパリン
　ACS，29
　薬物相互作用，61
　STEMI，42
ベストプラクティス戦略，55
ベッドサイド検査，55
ベラパミル，88
ベンチマーク，12，115
ペーシング
　鎮静薬，72
　待機，74
　経皮，71–72，73
ペーシングの待機，74
ペナンブラの画像診断，57
　ボーラス静注（IV），156
房室（AV）ブロック，186
　例，67
　1度，66，67
　2度，66，67
　3度（完全），66，67
　房室（AV）結節伝導抑制薬，89
ホスホジエステラーゼ阻害薬，36
補充調律，74
母体の低血圧，146
　用手的子宮左側方移動，147，148
母体心停止，144–149
　原因，149
　院内，148–149，アルゴリズム，149，学習ステーションチェックリスト，180
　主な介入，145–146
　血行動態を改善する方法，147–148
　麻酔，83，84
未分画ヘパリン（UFH）
　ACS，29
　STEMI，42
脈拍チェック，18
　呼吸停止，102
　VF／無脈性 VT，123
無脈性心室頻拍（無脈性 VT）
　偶発的低体温，138
　ECPR，139–140
　メガコードテストチェックリスト，168
　持続性，123
　超音波検査，129
　VF／無脈性 VTによる心停止，115–129，偶発的低体温，138，アルゴリズム，116，117，アルゴリズムの適用，118–125，循環アルゴリズム，125，薬物療法，116，128–129，182，184，学習ステーションチェックリスト，174，管理，116，測定，115，治療手順，124，CPR，ショック，および血管収縮薬に反応しない，182，血管収縮薬，123
　VF／無脈性 VT／心静止／PEAによる心停止：ECPR，139–140，学習ステーションチェックリスト，179，超音波検査，129，基礎原因，23
無脈性電気活動（PEA），187
　心静止／PEAによる心停止，116，130–137，アルゴリズム，134，学習ステーションチェックリスト，175
　原因，23
　説明，130
　鑑別診断，131
　薬剤，130
　ECPR，139–140
　管理，132–135
　メガコードテストチェックリスト，168，170，171，172，173
　心リズムチェック，133
　リズム，130
　治療手順，135
　超音波検査，129
　VF／無脈性 VT／心静止／PEAによる心停止：ECPR，139–140，学習ステーションチェックリスト，179，超音波検査，129，基礎原因，23
メガコードテストチェックリスト，168-173
メガコード評価ステーション，2
　目標体温管理（TTM），150–151，152，153，157
モルヒネ（Morphine）
　ACS，29，32，33，36，39
　注意，39
　禁忌，39
　適応，36
薬物，22（「薬物の過量投与，薬物療法」）も参照
　薬物侵襲戦略，41
薬物の過量投与，24
　オピオイド，138–139
薬物療法（「特定の薬物」も参照）
　ACLS 二次アセスメント，22
　ACS，29–30，35–37
　心静止，130
　房室結節伝導抑制薬，89
　徐脈，68
　心停止，125
　CPR 中，133
　投与量，vii
　不規則で広いQRS幅の頻拍がみられる患者に対して避けるべき薬物，88
　気管内投与，129

# 索引

　　骨髄内投与，128
　　静脈内投与，128
　　PEA，130
　　末梢静脈路，128
　　薬物侵襲戦略，41
　　心拍再開後の治療，151
　　蘇生後のケア，158
　　必要条件と準備，3
　　予防的抗生物質，158
　　呼吸停止，100
　　投与経路，128–129
　　安定した頻拍，85
　　要約表，182–184
　　チームの役割，95
　　不安定な頻拍，76
　　VF／無脈性 VT，116，117
薬理（「薬物療法」も参照）
　　必要条件と準備，3
　　要約表，182–184
有機リン中毒，183
輸液の投与，129
　　用手的子宮左側方移動，147，148
　　要約，97，98
予防，187
予防と準備，8
　　心停止，27–90
　　蘇生後のケア，158
予防的抗生物質，158
ラベタロール，44，65
ラリンゲアルチューブ，113
ラリンゲアルマスクエアウェイ，113
リーダーシップ，チーム，93，95
リドカイン
　　心静止／PEA，175，アルゴリズム，134
　　心停止，125
　　要約情報，184
　　VF／無脈性 VT，124，アルゴリズム，117，学習ス
　　　　テーションチェックリスト，174
　　VF／無脈性 VT／心静止／PEA，179
リファレンスカード，4–5
硫酸マグネシウム
　　要約情報，184
　　VF／無脈性 VT，124
倫理規定，136
臨床検査
　　心カテ室での一般的治療，39
　　ベッドサイド，55
　　迅速な，55
臨床的悪化，27–28
臨床評価，79
輪状軟骨圧迫法，113